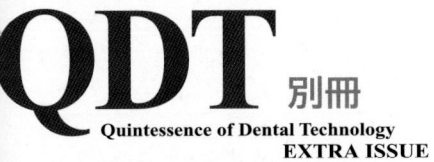

システム別にみる
CAD/CAM・オールセラミック修復

監修　山﨑長郎

クインテッセンス出版株式会社

執筆者一覧

飯島俊一	I.T. デンタルクリニック
市川俊也	市川歯科技工研究所
大谷一紀	日本大学 歯学部 歯科補綴学教室Ⅲ講座
	大谷歯科クリニック
小濱忠一	小濱歯科医院
風間龍之輔	松本歯科大学 総合歯科医学研究所 健康増進口腔科学部門
上林 健	ナチュラルセラミック
木村健二	協和デンタルラボラトリー
小峰 太	日本大学 歯学部 歯科補綴学教室Ⅲ講座
桜井保幸	(有)ファイン
貞光謙一郎	貞光歯科医院
髙辻威志	J．ジョー．クラフト
田中敏之	デンタルプラッツ
中村隆志	大阪大学大学院 歯学研究科 顎口腔機能再建学講座
根岸由紀子	Show Dental
別部尚司	別部歯科・オーラルヘルスケア＆クリニック
星 晴夫	ほし歯科医院
南 昌宏	南歯科医院
三輪武人	協和デンタルラボラトリー
山﨑長郎	原宿デンタルオフィス
山田和伸	カナレテクニカルセンター
山本尚吾	Show Dental
山本裕一	J．ジョー．クラフト
Siegbert Witkowski	University Hospital Freiburg, School of Dentistry

(敬称略)

序

　新しいオールセラミック材料によるメタルフリー修復は、良好な生体親和性、物性(強度)の向上、接着性レジンセメントおよびCAD/CAM機器の開発などにより、MI時代の歯冠修復法として注目を浴びている。

　また、審美性に対する患者のより高い欲求を考えるとき、現在のオールセラミック材料はメタルフリーゆえの自然観を再現でき、今後の審美修復において、なくてはならないマテリアルの一つとなっていくと思われる。

　私が2005年のケルンメッセを訪れた際、CAD/CAM機器を出展しているブースは20社を超え、どこも人であふれ返っていた。この光景は、世界の補綴の潮流がここにあり、今後のセラミックワークがCAD/CAMによるオールセラミック修復へとシフトしていくであろうことを私に確信させた。

　欧州では平均17%前後、とくに普及率がもっとも高いアメリカでは、この3年の間に3%の伸びを示し、現在では25%に達しているといわれており、欧米でのマーケットは年々拡大を見せているといっていい。

　しかし日本の現状を見た場合、膨大な数のセラミックワーク全体におけるオールセラミックスの占める割合はわずか2.2%といわれており、長期にわたり歯冠修復の主流であったメタルセラミック修復に肩を並べるには至っていない。

　では、なぜ日本でオールセラミックスが普及しないのか。私はその要因の一つに、オールセラミックスの料金設定があると考えている。日本の歯科医師の多くは、既存のマテリアルよりもオールセラミックスの価格設定を高くしているのが現状ではないだろうか。セラミック修復は、適応症によってマテリアルが選択されるべきもので、同一のクオリティー・料金であるべきだと私は考えている。さもなければ、歯科医療の本質から大きく逸脱することとなろう。歯科技工士も、CAD/CAM機器により作業効率を上げることで、従来のメタルセラミックスと同様の料金体制が維持できるはずである。

　各種オールセラミックス・CAD/CAM機器の特徴はシステムによってさまざまである。歯科医師・歯科技工士の読者諸氏が、本書により自身の臨床および経営スタイルに合ったオールセラミックシステムを選択され、患者により高い審美性を享受していただくきっかけとなれば幸いである。

2005年8月
山﨑長郎

QDT別冊　システム別にみるCAD/CAM・オールセラミック修復

目次

グラビア
- **メタルセラミックス VS. オールセラミックス** ……………… 6
  小濱忠一

プロローグ

CAD/CAMとオールセラミック修復は歯科臨床をどう変えるのか ……………… 10
中村隆志

第1章 各種CAD/CAMシステムの概要とその臨床応用

- CADとCAMを完全に切り離した
  Procera ……………………………… 18
  小濱忠一／上林 健

- より高い審美性を追求した
  Cerec in-Lab ……………………… 26
  山田和伸

- パウダースリップ築盛法でコーピング製作
  WOL-CERAM ……………………… 36
  高辻威志／山本裕一

- 国産の安心感と使いやすさ
  GN-I ……………………………… 46
  山本尚吾／小峰 太

- ProCADによる「エンジェルクラウン」の製作
  DECSYシステム ………………… 56
  田中敏之

- 臨床治験結果が示す信頼性
  CERCON smart ceramics ……… 66
  三輪武人／飯島俊一／木村健二

- 接触式計測法で高度な適合精度を実現
  Cadim105 ………………………… 74
  星 晴夫

- 歯科医院でできるCAD/CAMオールセラミック修復
  Cerec 3Dシステム ……………… 82
  風間龍之輔

- 酸化ジルコニウム専用のフレームワーク製造マシン
  LAVA™ オールセラミックシステム …… **90**
  山﨑長郎

- フルマウスの症例に対応
  デンタ CAD システム …………… **98**
  山﨑長郎

- 歯科技工士の最良のパートナー
  KaVo Everest® ………………… **106**
  市川俊也／別部尚司

第2章 ハンドメイドタイプによる オールセラミックスの概要とその臨床応用

- 加圧成形型セラミックス
  Empress／Empress 2 ………… **118**
  貞光謙一郎／南 昌宏／桜井保幸

- ガラス浸透型セラミックス
  In-Ceram ………………… **128**
  大谷一紀／山本尚吾／根岸由紀子

第3章 オールセラミックスの将来展望

- 基礎研究・臨床経過の蓄積が待たれる
  ジルコニアセラミックスで何が変わるのか ……… **140**
  風間龍之輔

- ヨーロッパにおける CAD/CAM の現状（翻訳論文）
  歯科技工における（CAD-）CAM ………………… **148**
  Siegbert Witkowski
  （翻訳：小峰 太／白土壽香）

付録

メタルフリー修復における支台歯形成の臨床的配慮事項 ………… **114**
山﨑長郎

オールセラミックスの適応にあたって ………… **137**
山﨑長郎

グラビア

メタルセラミックス VS. オールセラミックス
―こんなに違う審美性―

小濱忠一
小濱歯科医院

はじめに

　オールセラミックスは、メタルセラミックスに比べて光学的特性に優れ、より高度な審美性が回復できることは、以前より認識されていた。しかし、陶材の強度不足による破折や、接着システムが今と比べて不十分で脱離の危険性を伴っていたために、必ずしも信頼されて広く応用されてはいなかった。
　しかし、近年の強度を伴ったコーピング材の開発は、プレス（加圧成型）タイプのオールセラミックスが具備する優れた光透過性に加えて、支台歯のマスキング効果をも確保した。これらによって生活歯のみならず根管治療歯にもその適応範囲は広がり、その信頼性も増している（表1）。
　以下、4症例を供覧することにより、メタルセラミックスの審美的な面での限界と、オールセラミックスの優位性を解説したい。

天然支台の優位性

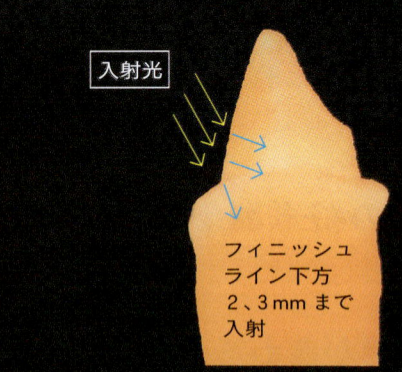

図1　着色のない支台歯に唇側から光を照射した場合、フィニッシュライン下方2～3 mmまで入射光が歯を透過するためシャドウは発現しない。

症例1　メタルセラミックスによって生じやすい問題点

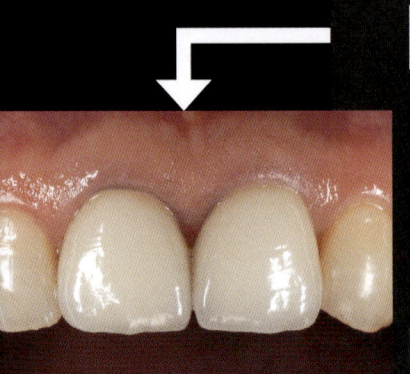
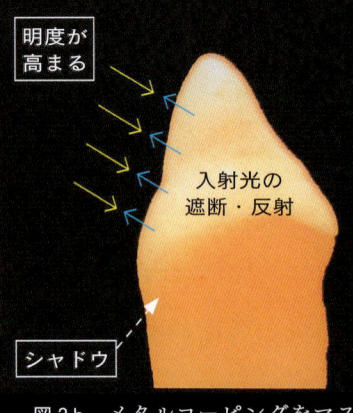
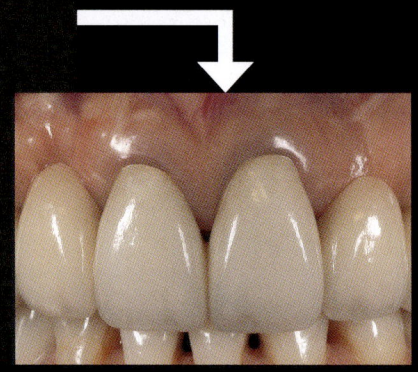

図2a　メタルコーピングをマスキングするオペーク材の利用は、光を遮断・反射するために、補綴物の明度を高める。

図2b　メタルコーピングをマスキングするオペーク材は、光を遮断・反射するため、補綴物の明度を高めるとともに造影現象が生じ、シャドウを発現しやすい。

図2c　メタルコーピングのマージン下部約2、3 mmにはシャドウが生じる。その影響は、薄く・明るい歯肉の場合には顕著に現れる。

メタルセラミックス VS. オールセラミックス

表1 根管治療歯の変遷

従来
メタルダウエルコア
↓
メタルセラミックス

問題点：①歯根破折
②メタルコアの脱離
③シャドウ
④明度のコントロールが難しい

現在
接着性ポスト＆コア
↓
オールセラミックス

長所：①適切な色調回復
②支台歯周囲の審美性の回復

症例2　メタルセラミックスによる適切な色調および支台歯周囲の審美性の回復

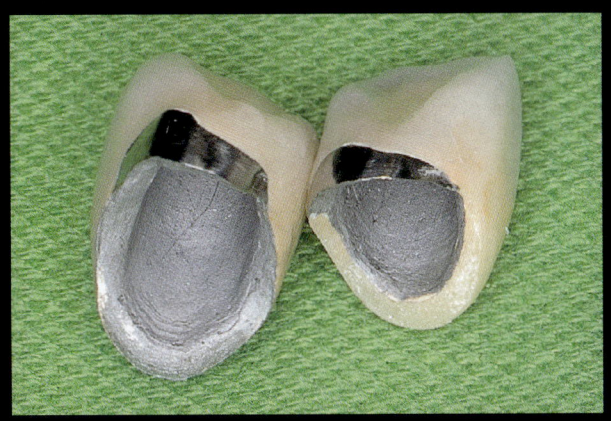
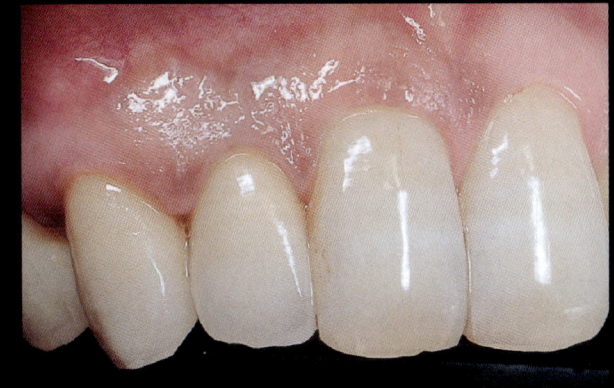

図3a、b　歯肉が厚く、暗い（メラニン色素沈着）場合は、造影現象の影響が歯肉色に同調されシャドウとして認めにくい（は従来型ポーセレンマージン、はディスアピアリングマージンを与えた）。

a｜b

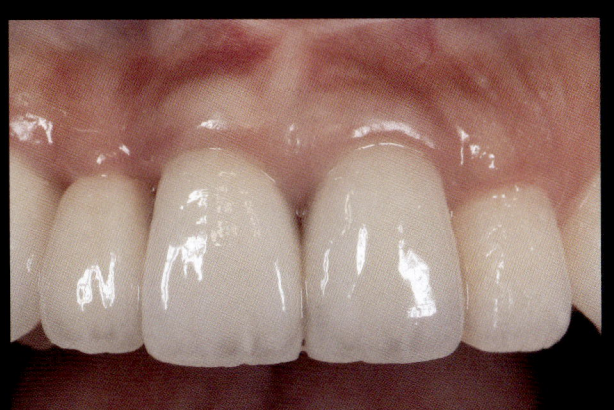
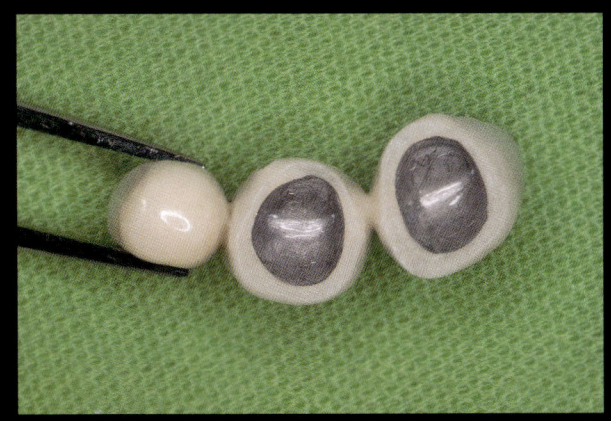

図3c、d　歯肉が明るく、薄い患者で、回復する色調に透明感と明るさが要求される場合、症例1で解説したメタルセラミックス構造上の影響が生じやすい。本症例では、明度を高めないための十分量の支台歯形成とモディフィケーションマージンの応用、さらには高度な技工テクニックにより審美的な修復結果が得られる。

c｜d

グラビア

症例3　ブリーチシェードへのオールセラミックスの応用

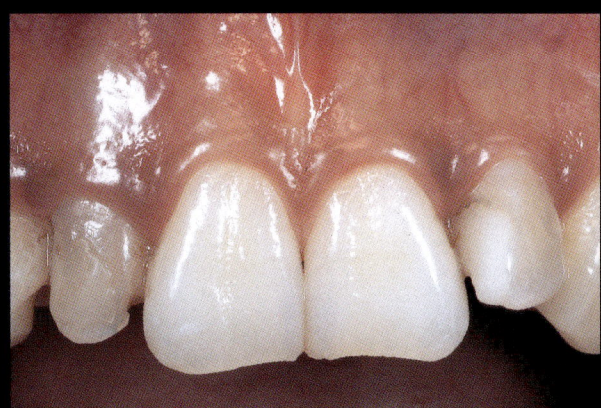

図3a　術前。患者は両側側切歯に白く美しい歯を希望。

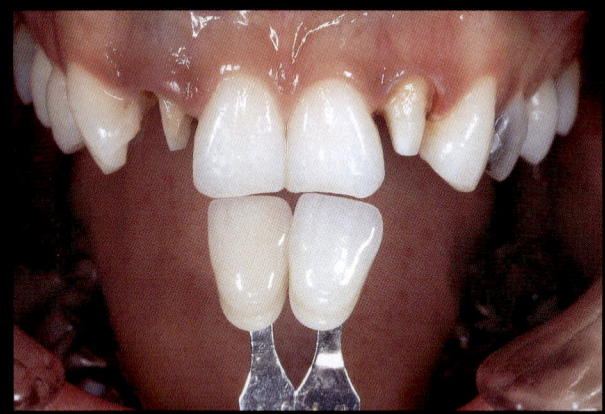

図3b　両側中切歯の天然歯のシェードから考えると、A1よりも白いブリーチシェードの回復が要求される。

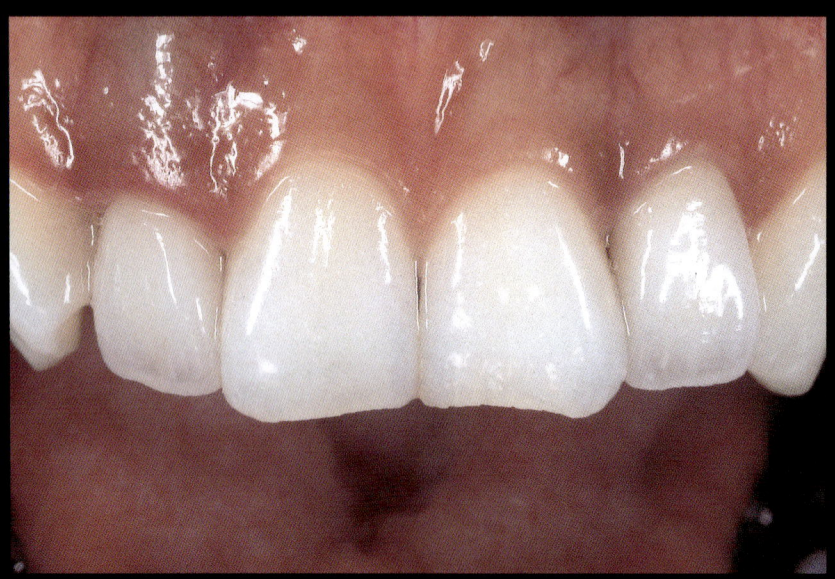

図3c　オールセラミックコーピングのもつ高い光透過性によって、メタルセラミックスでは再現不可能な色調に回復された。

症例4 ディスカラレーション歯へのオールセラミックスの応用

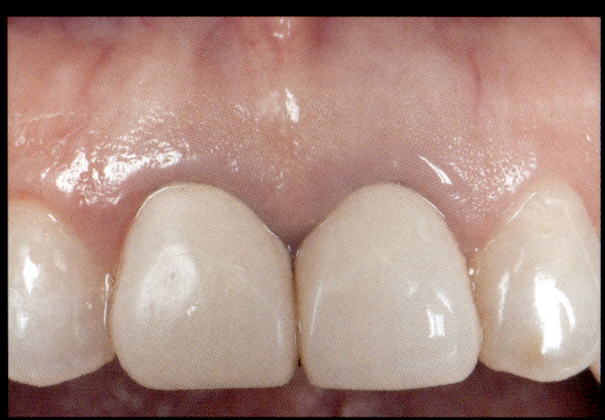

図4a シャドウ、ブラックマージンを認めるメタルセラミックスが装着された術前。

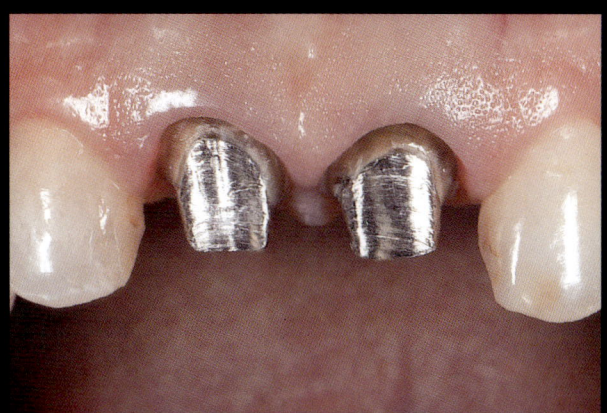

図4b フィニッシュライン部には、著しいディスカラレーションが認められる。

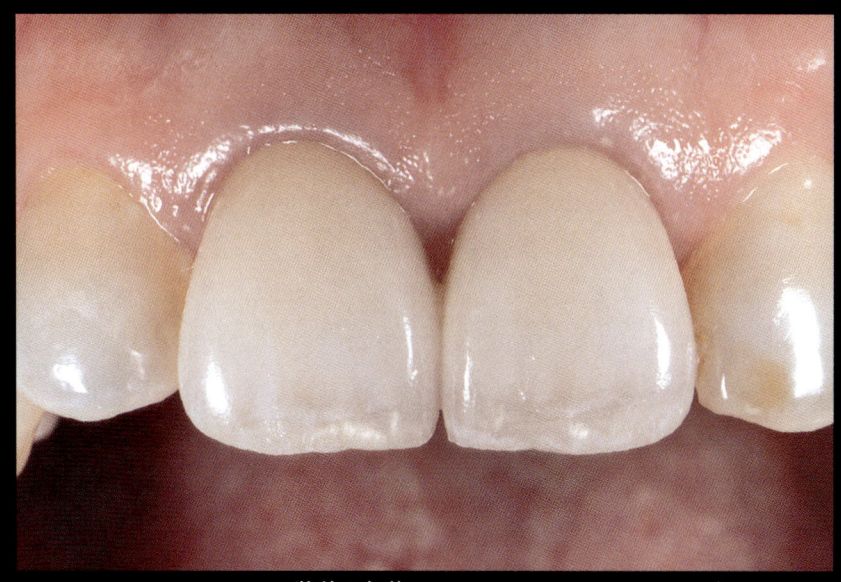

図4c オールセラミックス装着2年後。オールセラミックコーピングのマスキング効果によって、支台歯周囲組織の審美性が回復された。

プロローグ

CAD/CAMとオールセラミック修復は歯科臨床をどう変えるのか

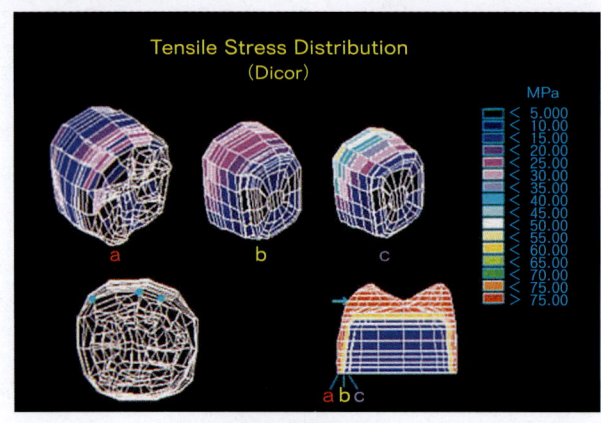

中村隆志

大阪大学大学院 歯学研究科 顎口腔機能再建学講座
大阪府吹田市山田丘1-8

はじめに

患者の審美性に対する要求が高まり、天然歯と同様な透過性をもった明るく白い歯が求められるようになった。このように高度な審美性を実現するのにもっとも適しているのは、光を遮る金属を使用しない、オールセラミック修復であろう。

オールセラミック修復の普及率はアメリカで22%、ヨーロッパで16%といわれている。ところが日本における普及率はわずかに2%程度と、残念ながら臨床で普及しているとはいいがたい。これは、セラミックスの硬くてもろい性質ばかりが強調され、破折を生じやすいイメージがあるためではないだろうか。

しかし実際には、セラミック材料の改良は進み、さらに歯質への確実な接着操作を行うことで、強度に対する信頼性が大幅に向上している。また、臨床でもっとも一般的なメタルセラミッククラウンの生存率が、オールセラミッククラウンと差がないことも報告されている[1]。これらの正しい知識が広まれば、オールセラミック修復の普及率はもっと高まることが推測される。

オールセラミック修復に関して、強度の向上と並んで注目すべきポイントは、CAD/CAMシステムの応用である。従来は、煩雑で時間のかかる技工操作を要したセラミックスの加工へCAD/CAMシステムが応用されたことで、短時間に、しかも熟練を必要とせず、セラミックスの補綴物が製作できるようになった。アメリカやヨーロッパにおけるオールセラミック修復の普及には、CAD/CAMシステムの発達が大きな役割を担っている。

本稿では、オールセラミック修復の概要について説明し、さらにCAD/CAMシステムの歴史やその進化を述べつつ、これらが今後の歯科の臨床をどのように変えていくかを考えていきたい。

I. オールセラミック修復の概要

1. すぐれた審美性・生体親和性

オールセラミック修復の利点としては、まず卓越した審美性が挙げられる。天然歯と同様に透過性

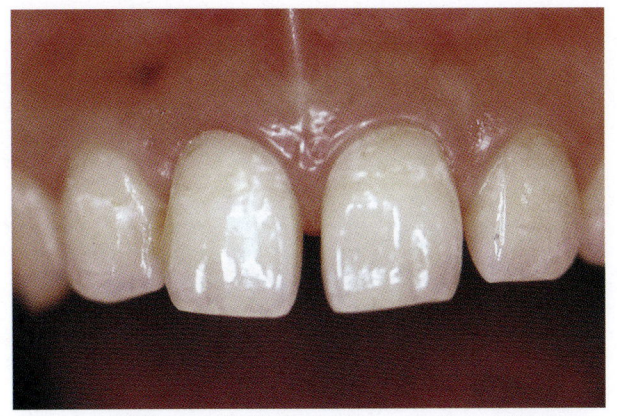
図1 正中離開の症例。隣接面の形成をせずに、隣接面にセラミックスを接着することにより治療することにした。

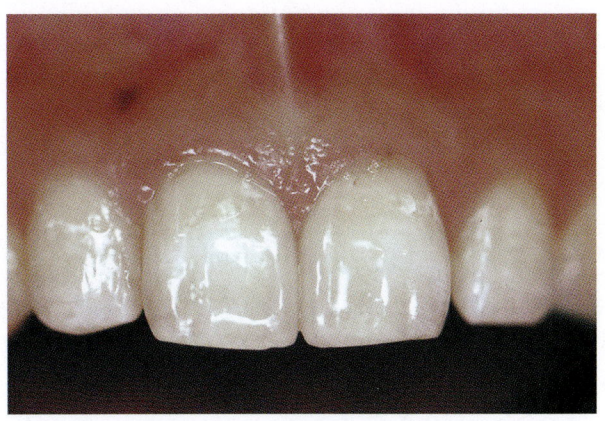
図2 図1の症例の術後。生活歯で症例を選べば、ほとんど形成なしにオールセラミック修復が可能となる。

をもつ材料であるセラミックスだけで構成されるため、高度な審美性の再現が可能となっている。さらに、使用する材料が生体親和性にすぐれたセラミックスのみであるため、歯肉や歯周組織にも悪影響がなく、金属アレルギーの症例にも使用できる。加えて、金属による修復では頭部のCTやMRIの撮影の際にアーチファクトが生じることがあるが、オールセラミック修復ではこのような心配もない。

オールセラミック修復の適応症には、ラミネートベニア・インレー・アンレー・クラウンなどが挙げられる。オールセラミック修復は近年、高強度セラミックス材料の開発が進むにつれて登場してきたといえる。しかし、この方法が臨床で信頼性をもつようになったのは、セラミックスと歯質の両者に高い接着強さをもつ接着技法によるところが大きい。すなわち、セラミックスに対する表面処理（シランカップリング処理）と接着性のレジンセメントの発達なしには、臨床での普及は考えられなかったであろう。

2．生活歯・失活歯への適応

最近では、ミニマルインターベンション（Minimal Intervention＝MI）のコンセプトに基づき、できるだけ健全な歯質を削除しない治療が求められるようになった。このようなMIの考え方に基づくオールセラミック修復としては、ラミネートベニアを挙げることができる。ラミネートベニアは通常、生活歯を対象として、唇側や頬側のエナメル質のみを形成して修復を行うので、セラミック修復ではもっとも歯質の保存にすぐれている。

このようなラミネートベニアを発展させたものとして、正中離開の症例などで、必要な部分のみにセラミックスを接着させる方法も臨床応用されるようになった（図1、2）。また、セラミックスのインレーやアンレーも、変色のない生活歯を対象として適用される場合が多い。

こういった部分的な歯冠修復とは異なり、オールセラミッククラウンは多くの場合、失活歯（根管治療歯）を対象としている。歯冠部に健全歯質が少なくても、適切な支台築造を行えば、審美性にすぐれたオールセラミッククラウンによる修復も十分可能である。

従来、強度と審美性が要求される場合には、メタルセラミッククラウンを適応するのが一般的であったが、歯頸部の不透明感や歯肉の変色など、メタルに起因する問題点があった。このような問題点を解決するのが、透過性にすぐれたセラミックスを使用するオールセラミッククラウンであり、高度な審美性が要求される症例には特に有効となる。

II．オールセラミック修復の変遷

セラミックスは100年以上も前から、ポーセレンジャケットクラウンの形で用いられていたといわれている。しかしながら、一般に臨床応用が行われるようになったのは、1960年代のアルミナスポーセレン開発以後のことであろう。

当時のポーセレンジャケットクラウンは、審美性

プロローグ

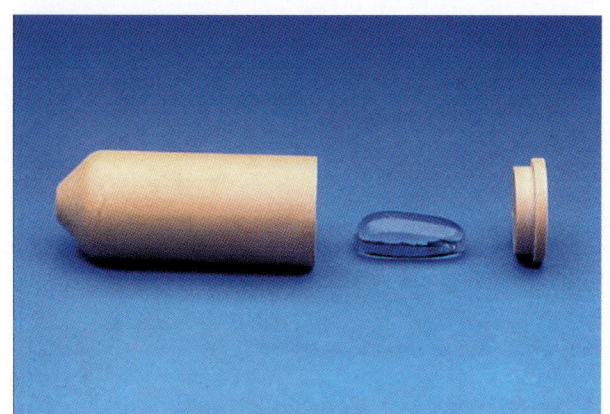

図3 ガラスを鋳造成形するDicor。透過性がきわめて高い材料である。

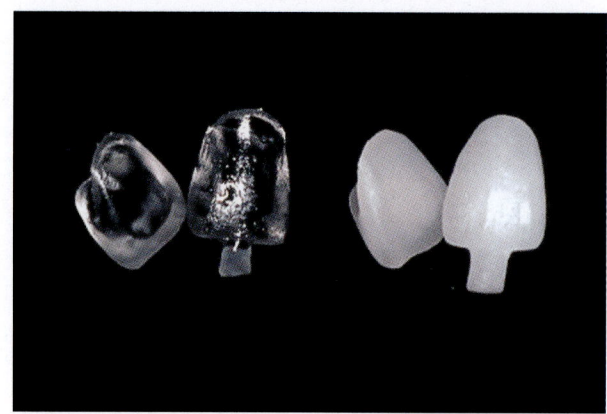

図4 アズキャストのDicorクラウン（左）と結晶化熱処理後のクラウン（右）。強度の確保のために結晶化熱処理が必要であった。

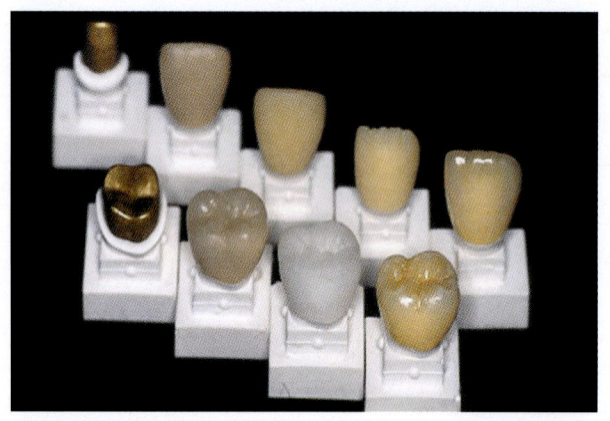

図5 Empressでは、ステイニングテクニック（前列）とレイヤリングテクニック（後列）の2種類の製作方法が選べる。

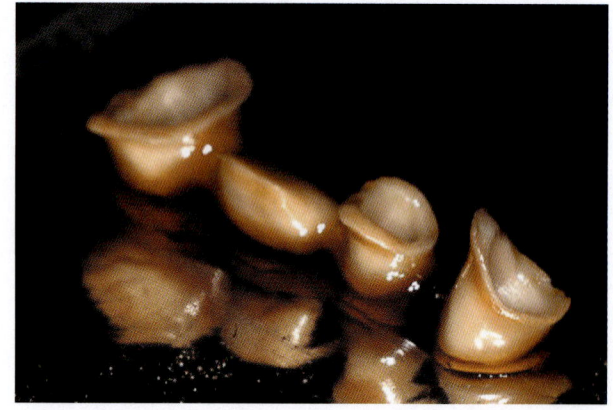

図6 In-Ceramは高強度のコア（コーピング）を製作するシステムである。アルミナを焼結してから図のようにガラス浸潤が必要であるので、技工操作が長時間に及ぶ。

にはすぐれるものの、支台歯模型に金属箔を圧接した後に陶材の築盛・焼成を行っていたため、適合が悪く、破折しやすいという大きな問題があった。ところが、1960年代後半には金属に陶材を焼き付けるメタルセラミッククラウンが実用化され、現在に至るまで、審美性の要求される症例ではこの方法がスタンダードとなっている。

このようなメタルセラミックスに代わるオールセラミック修復の発生は、1980年代以降に開発されたセラミックスの材料や成形法によるところが大きい。ここでは、以下、1980年代以降のセラミック修復の変遷を三つの世代に分けて述べる。

1. 第一世代（1980年代）―新しいオールセラミック修復の登場―

1980年代になると、オールセラミック修復の先駆的な存在ともいえる二つのシステムが登場した。すなわち、①ガラスセラミックスを鋳造成形して補綴物を製作するDicor（Dentsply）、②セラミックスの射出成形によりクラウン内層のコアを製作するCerestore（Johnson & Johnson）、である。

とくにキャスタブルガラスセラミックスと呼ばれるDicorは、材料の透過性に加え、メタルと同じロストワックス法を使用することで、良好な形態再現性をもつことが特徴となっている[2]。Dicorはインレーやアンレーだけでなくクラウンにも用いられ、メタルセラミックスに代わるものとして臨床で大きな注目を集めた（図3、4）。Dicorに代表される各種のキャスタブルガラスセラミックスは、今もオールセラミック修復に応用されている。

2. 第二世代（1990年代）―基本となる二つのシステム―

1990年代には、現在のオールセラミック修復の

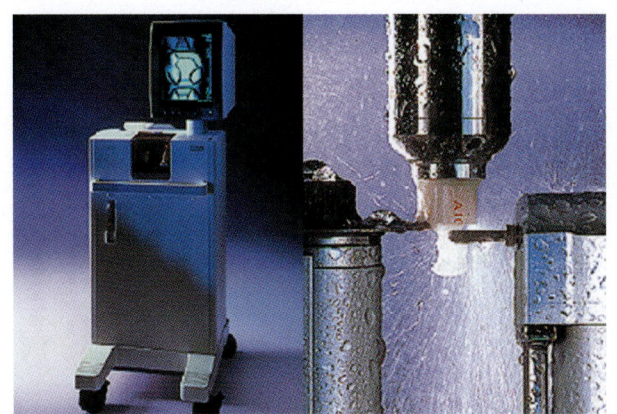

図7　Cerec 2のシステムとセラミックブロックの切削。Cerecは最初セラミックスのインレーやアンレーが適応であったが、Cerec 2になりクラウンも製作できるようになった。

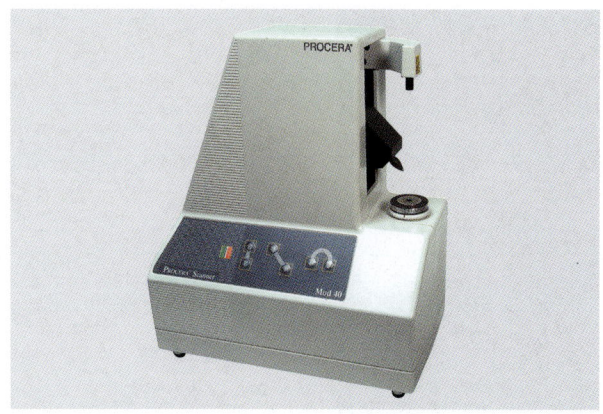

図8　初期のProceraのスキャナ。Proceraでは、模型の計測部分と、セラミックコアの製作センターがまったく分離されているのが特徴である。

基本ともいえるIPS Empress(Ivoclar Vivadent)とIn-Ceram(VITA)の二つのシステムが登場した。

　Empressはセラミックスを加圧成形するシステムである。特に、象牙色のセラミックインゴットを加圧成形した後に、エナメルポーセレンを焼成して色調再現を行うレイヤリングテクニックを応用すると、天然歯に近い色調と透過性が再現できる(図5)。

　一方、In-Ceramは酸化アルミナの高強度コアを製作するシステムで、クラウンだけでなく、前歯部の3ユニットブリッジに使用可能な強度をもつ(図6)。

　EmpressとIn-Ceramの最大の相違点はコアの有無である。そのため、透過性が求められる症例ではEmpressを、強度が求められる症例ではIn-Ceramを使用するのが望ましい。EmpressとIn-Ceramはともに市場に登場してから10年以上が経過し、さまざまな改良がなされているが、現在でも臨床において多用されている[3]。

3．第三世代(2000年代)―コンピュータの応用―

　EmpressやIn-Ceramの大きな問題点としては、長時間にわたる技工操作が挙げられた。そこで、コンピュータの応用により、オールセラミック修復物の製作時間の大幅短縮を可能にしたのが、歯科用CAD/CAMシステムである。

　最初に実用化されたCAD/CAMシステムは、Cerec(Siemens後にSirona)である。1987年に登場したCerecは、CCDカメラにより口腔内の支台歯を撮影し(光学印象)、システム上で設計を行い、セラミックブロックから補綴物を切削加工するものである。このシステムは、チェアサイドでオールセラミック修復物が製作できるのが特徴である。当初はセラミックインレーが対象であったが、Cerec 2、Cerec 3とシステムが進化するに従い(図7)、ベニアやクラウンへと適応範囲が拡大され、適合精度も向上した[4]。現在では、チェアサイドで用いるCerec 3以外に、ラボサイド専用のCerec inLabも発売され、使用するセラミックブロックの種類も増えた。

　2000年代に入り、オールセラミッククラウンの分野でもっとも成功したのはProcera(Nobel Biocare)システムであろう。Proceraは、オールセラミッククラウンのコーピング製作に用いるシステムであるが、従来のCAD/CAMシステムとは異なり、計測や設計を行う部分と、セラミックコーピングを製作する部分がまったく切り離されている(図8)。実際には、タッチプローブ式の計測器で測った支台歯データを基に決定したコーピングのデザインを、インターネット経由でスウェーデンあるいはニュージャージー(アメリカ)のセンターに送信するだけで、数日後に完成したコーピングが送られてくる。歯科技工士は、このコーピング上に歯冠色のポーセレンを築盛すればよい。

　In-Ceramといえば耐火模型の製作から始めなければならなかったことを考えると、時間が大幅に節約されただけでなく、コーピングの強度も従来より

プロローグ

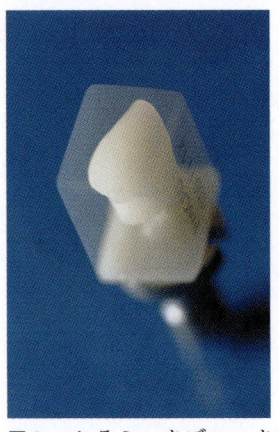

図9　セラミックブロック(ProCAD)を切削して製作したクラウン(Decsy)。製作コストが低いので、比較的安価にオールセラミック修復が行える。

はるかに高くなった[5]。アメリカでは、数年前からProceraクラウンが従来型のEmpressクラウンを抜いて、オールセラミッククラウンの使用率においてトップを占めるようになり、すでに1000万本以上のコーピングが製作されたといわれている。

さらに最近では、Cercon(Dentsply)、Lava(3M)、Everest(KaVo)など、アルミナよりもはるかに強度の高いジルコニアのコーピングを製作できる各種のシステムが実用化された。ジルコニアでコーピングを製作することにより、従来は不可能であったオールセラミックスのロングスパンブリッジが可能になったといわれている。

III. CAD/CAMシステムによる対応

1. コア材を使用するオールセラミッククラウン

オールセラミック修復の中でももっとも使用頻度が高いのは、オールセラミッククラウンであろう。

オールセラミッククラウンはその構造により大きく2種に大別できる。一つは、メタルセラミッククラウンのメタルに相当するクラウン内層の部分を、アルミナやジルコニアといったきわめて高い強度をもつコア材で製作し、そのコア(コーピング)上に歯冠色のポーセレンを焼成するクラウン。もう一つは特別なコア材を使用しないクラウンである。

前者は強度にすぐれるが、一般にコア材の透過性が低い。いずれのクラウンもCAD/CAMシステムを使用して製作が可能である。アルミナをコア材として用いるシステムにはCerec inLab、Proceraなどがあり、ジルコニアをコア材として用いるものには、前述のCerec inLab、Procera以外にCercon、Lava、Everestなどが挙げられる。

ジルコニアの最大の特徴は900MPaを超える曲げ強度[6]であり、従来は禁忌であった臼歯部のブリッジやロングスパンのブリッジにも応用可能であるといわれている。CAD/CAMシステムでジルコニアのコアを製作する場合は、ジルコニアのブロックを機械切削した後に高温で焼結する方法が用いられることが多いが、その際の収縮が大きいことが問題点であろう。収縮をうまく補正しないと、適合性の劣った補綴物ができてしまう。また、ジルコニアのブロックが比較的高価なことも欠点であろう。

2. コア材を使用しないオールセラミッククラウン

コア材を使用しないものは、クラウン全体が従来のメタルセラミック用の材料よりも強度にすぐれたセラミック材で構成されている。CAD/CAMシステムを利用するものはCerec 3、Decsy(Media/Digital Process)などである。コア材を使用しないCAD/CAMクラウンは、既製のセラミックブロックを切削加工してクラウンを製作するので、手作業の必要が少なく、比較的安価である(図9)。個性的な色調が必要な場合には、表面にステインポーセレンを焼成すればよい。

同じようにコア材を使用しないクラウンとしては、1980年代に開発された前述のDicorが挙げられる。Dicorの予後に関しては、大臼歯の修復における破折が多いことが報告されている[7]。これは、大臼歯部の修復には少し強度が不足していたことに加え、当初は合着にリン酸セメントが使用されていたことが大きな原因であると考えられている。また、CAD/CAMクラウンの予後については、前歯部クラウンの生存率について、コア材を使用するものとコア材を使用しないものの間に有意差がないことが報告されている。

3．それぞれの適応症

これらの結果を考えると、コア材を使用しないCAD/CAMクラウンの適応は、前歯あるいは小臼歯が望ましいこと、そしてレジンセメントによる合着を行うことの2点が重要であろう。

これに対して、コア材を使用するCAD/CAMクラウンの適応は、従来のメタルセラミッククラウンと同様と考えてよい。臼歯部クラウンやロングスパンのブリッジにも使用可能である。ただし、メタルセラミッククラウンと同様、コア材（コーピング）の厚みの確保できない歯冠長の短い歯や薄い歯では、使用する際に注意が必要となる。また、オールセラミッククラウンに共通した注意として、グラインディング（ブラキシズム）などセラミック修復物に側方からの非生理的な咬合力が加わる症例では、破折の危険性が高くなることを忘れてはならない[8]（図10）。

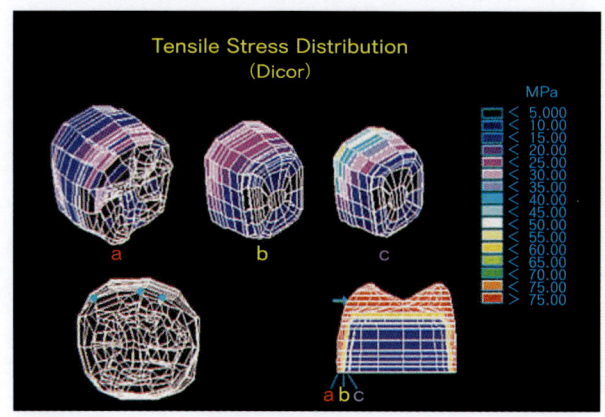

図10　水平方向から加わる非生理的な咬合力は、クラウン内面の歯頸部に破折につながる大きな引っ張り応力を発生させるので、注意が必要である。

おわりに

最近では、患者の歯科治療に対するニーズが多様なものとなっている。審美性や生体親和性を求めるのはもちろんであるが、短時間に終了する治療、よりコストの低い治療、あるいはコストは関係なしにできるだけ天然歯に近い色調の再現が可能な治療など、患者の希望はさまざまである。CAD/CAMシステムを用いたオールセラミック修復は、このような多様なニーズに応えるのにきわめて有効な手段となる。

セラミックブロックを切削加工して補綴物を製作するCAD/CAMシステムでは、従来よりも安い治療費でオールセラミック修復が可能であるし、場合により即日の処置も可能である。また、高強度のコア（コーピング）をCAD/CAMにより製作するシステムでは、コア上に歯冠色陶材を築盛・焼成することにより、透過性をもつセラミックスの特徴を活かした、天然歯と同様の審美性の再現が可能となる。

このようなシステムでは、CAD/CAMシステムにより安定した強度をもつコアが製作できるようになったことで、歯科技工士は色調再現に必要なポーセレンワークに専念できることになり、結果としてより審美性にすぐれた修復が行えるようになった。このように、現在のオールセラミック修復は、CAD/CAMシステムなしには成り立たないとさえいえる。

今後は、システム・材料ともにさらに進化することが予想され、オールセラミック修復が日本でも欧米並みに普及することが期待される。

参考文献

1. Odman P, Andersson B. Procera AllCeram crowns followed for 5 to 10.5 years: a prospective clinical study. Int J Prosthodont 2001；14(6)：504-509.
2. Grossman DG. Cast glass ceramics. Dent Clin North Am 1985；29(4)：725-739.
3. Pallis K, Griggs JA, Woody RD, Guillen GE, Miller AW. Fracture resistance of three all-ceramic restorative systems for posterior applications. J Prosthet Dent 2004；91(6)：561-569.
4. Nakamura T, Dei N, Kojima T, Wakabayashi K. Marginal and internal fit of Cerec 3 CAD/CAM all-ceramic crowns. Int J Prosthodont 2003；16(3)：244-248.
5. Andersson M, Razzoog ME, Oden A, Hegenbarth EA, Lang BR. Procera: a new way to achieve an all-ceramic crown. Quintessence Int 1998；29(5)：285-296.
6. Tinschert J, Zwez D, Marx R, Anusavice KJ. Structural reliability of alumina-, feldspar-, leucite-, mica- and zirconia-based ceramics. J Dent 2000；28(7)：529-535.
7. Malament KA, Socransky SS. Survival of Dicor glass-ceramic dental restorations over 14 years: Part I. Survival of Dicor complete coverage restorations and effect of internal surface acid etching, tooth position, gender, and age. J Prosthet Dent 1999；81(1)：23-32.
8. Imanishi A, Nakamura T, Ohyama T, Nakamura T. 3-D Finite element analysis of all-ceramic posterior crowns. J Oral Rehabil 2003；30(8)：818-822.

KaVo Everest® CAD/CAM System

医療用具許可番号 27BY0017

KaVo. Dental Excellence.

ラボラトリーの最高峰へ

正確なスキャンのための超微細グリッド

Everest®スキャン技術は超微細の裂溝をも読み取ります。マルチバンドライト記録法では、モデルが光学的に高精度で15のポジション内に記録されます。ターンテーブルはその垂直軸および水平軸を中心として旋回し、複雑な形状や非常に微細な境目でも信頼性に富む測定を行います。

狭くなっていくグリッド：ブリッジモデルの記録

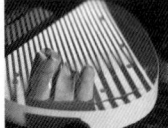 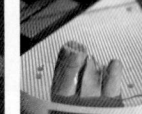 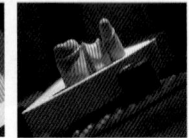

ポジション8から9へ変化　　ポジション11　　ポジション12

KaVo Everest® スキャン

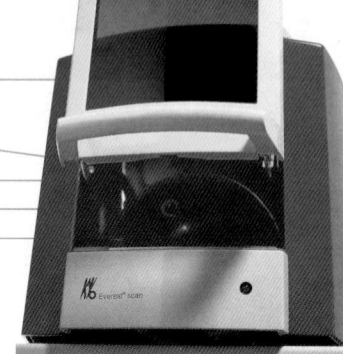

- ■片手の操作で簡単に開く扉
- ■CCDカメラ
- ■マルチバンド・ライトプロジェクター
- ■測定サイズ　40×60mm
- ■着脱式テーブル

KaVo Everest® エンジン

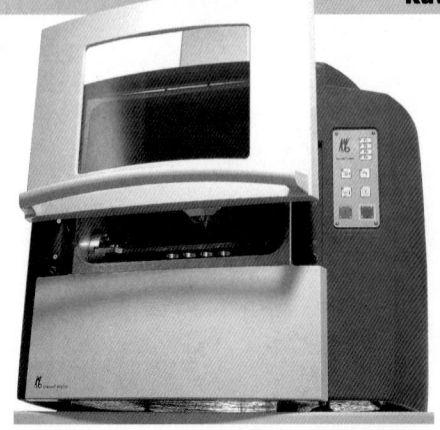

写真はEverest®エンジンクランピングプレートで、単冠は4つ、ブリッジは2つ入れることができます。

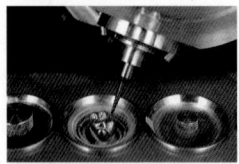 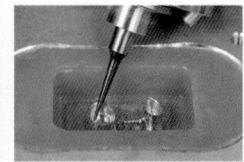

5軸の動きは3軸の動きよりも優れています。そのため、Everest®エンジンは最先端を行く5軸の切削・研磨方式を採用しています。このコンパクトに設計されたEverest®エンジンは歯科技工所向けに開発されました。Everest®エンジンは広い加工角度と長い移動距離とを持ち、緩やかな回転を特徴とし、最も幾何学的に複雑な構造であっても優れた加工を保証します。この高性能エンジンはダブルスピンドルおよび旋回可能のクランピングプレートを備え、高性能CNCソフトウェアにより同時制御され、広い応用レンジと最高の生産性と品質をもたらします。

 ドイツ KaVo社製品日本輸入発売元
株式会社 城楠歯科商会
http://www.shirokusu.co.jp　　E-mail:direct@shirokusu.co.jp

大阪本社●大阪市西区新町1-2-8（〒550-0013）…☎06-6538-1821 FAX06-6533-2927
東京本社●東京都墨田区太平1-9-5（〒130-0012）…☎03-3829-2221 FAX03-3829-2653
九州営業所●福岡市博多区上牟田1-18-24（〒812-0006）…☎092-441-4516 FAX092-472-1844
名古屋営業所●名古屋市千種区池下町2-15（〒464-0066）…☎052-762-3201 FAX052-762-3474
札幌店●札幌市北区北13条西2-27（〒001-0013）…☎011-716-4694 FAX011-716-4692

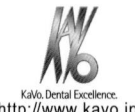
KaVo. Dental Excellence.
http://www.kavo.jp

第1章　各種 CAD/CAM システムの概要とその臨床応用

Procera　…18

Cerec in-Lab　…26

WOL‑CERAM　…36

GN‑Ⅰ　…46

DECSY システム　…56

CERCON smart ceramics　…66

Cadim105　…74

Cerec 3D システム　…82

LAVA™ オールセラミックシステム　…90

デンタ CAD システム　…98

KaVo Everest®　…106

※本章の論文中には、2005年9月現在、薬事未認可の材料が一部使用されているが、歯科医師のインフォームドコンセントによる患者の同意の下、治療が行われている。

第1章　各種 CAD/CAM システムの概要とその臨床応用

CAD と CAM を完全に切り離した
Procera

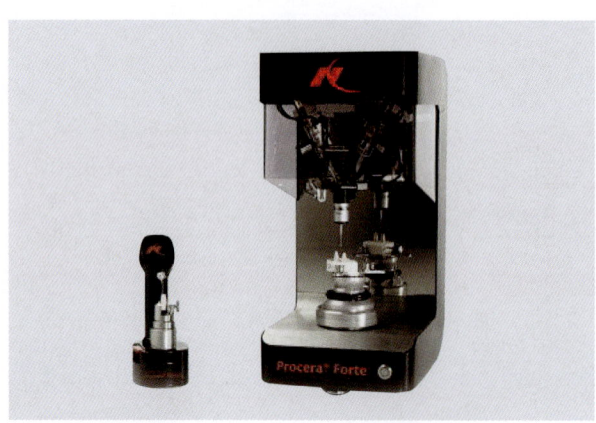

小濱忠一[*1]／上林 健[*2]

[*1]小濱歯科医院／[*2]ナチュラルセラミック
[*1]福島県いわき市小名浜岡小名 2-4-10／[*2]神奈川県横浜市青葉区荏田西 2-11-25

I. システム概要

1. コンセプトと歴史

1) ユーザーが操作するのは CAD のみ

　CAD/CAM システムとは、計測されたデータから設計を行う CAD と、そこで設計・デザインされたデータを基に製品加工する CAM があり、それらが一式となったものとして一般的には考えられてきた。

　しかし、Procera システムは従来の CAD/CAM システムとは異なったコンセプトを有しており、CAD と CAM を一式とは考えず、まったく切り離したシステムとして確立させている。

　ユーザーが所有し操作するのは CAD 部分だけであり、CAM 部分は Nobel Biocare が管理運営する 2ヵ国3ヵ所が製作所になる。ユーザーのスペースを占有するのは、CAD（Procera スキャナと PC）だけとなり、なにかと手狭なクリニックや歯科技工所のスペースを圧迫することはない。

　CAD と CAM の完全な切り離しは、導入に際しての初期投資額を抑え、導入後においても CAM 操作の必要がないだけでなく、必要消耗品在庫をもたないことや、CAM マシンの管理メインテナンスなども不要となり、ユーザー負担を軽減している。

2) インプラントのパーツ製造技術を応用

　Procera システムは、1981年に Dr. Matts Andersson により考案され、チタンコーピングからオールセラミックコーピングの開発がなされた後、現在の Procera システムとして1994年から市販が始まった。

　システム発案には、長年にわたって培われた Nobel Biocare のインプラント製造技術が寄与している。インプラントのパーツ製品は、規格化されたデータを基にして CAM で加工され、つねに精密な製品が均一に製作されている。このシステムと技術を有効活用し、基となるデータが固有のもの、つまり患者個々のデータを製品化しようと考案したのが始まりである。

　これは実に斬新な発想であったと思うが、製作方法も他のシステムとは一線を画す。工業的なプロセスを経て製作される製品は、今までのオールセラ

ミックシステムではもっとも獲得が困難とされていた強度において、他の追従を許さない優位性をもつ。ラボワークの過程では、従来のメタルセラミックス製作で行われてきたワックスアップ・埋没・鋳造・掘り出し・メタル調整などの作業が省略された。これにより作業時間の短縮が図られたことは、いうまでもない。

2．ポイント

1）コーピング単冠の製作法

Procera システムにおいては、セラミックブロックからの削り出しを行う製作方法は用いない。ブロックの購入はもとより、在庫も必要ないため、ユーザーの負担が軽減される。

コーピングは、酸化アルミニウムのパウダーを高圧焼結して製作され、ホワイトとトランスの2種類のシェードが選択可能である。

2）支台模型の計測法

計測法は、プローブとよばれる計測針が支台模型に接触して計測を行う、接触タイプである。接触する計測針の先端は、人工ルビーの球状を呈する。

特に専用の模型材やスキャニング用マテリアルを必要とせず、超硬石膏の使用が推奨されており、簡便である。支台に対する接触の力は非常に軽く、ワックスフレームのスキャニングも行える。

3）計測にあたり推奨される支台歯形成

深さ0.8〜1.5mmの中等度のシャンファー形態（咬合面においては1.5〜2.0mm）をとることが推奨される。これは、球状を呈する計測針が、つねに支台に対し接触できるようにするためである。また、鋭利な箇所がないよう滑らかに仕上げることは、オールセラミック修復に共通して求められる要件に準ずる。

4）コーピングのデザイン法

データ加工を行うためのソフトウェアで、製作するコーピングのマージンラインの設定や素材などを術者が選択しながら製品をデザインする。0.4mmもしくは0.6mmの均一な厚みのコーピングのほか、陶材の支持のためにコーピングの厚みが必要な場合は、ワックスアップのフレームを再度スキャニングしてコーピングとしてデザイン・製作することができる。

こうして加工されたデータ（製品デザイン）は、インターネットを通じて瞬時に製作所へ送信される。

5）加工

製作所においてオートメーション化されたラインに乗り、製品が製作される。工業的な機器により高圧・高温の環境化で製作管理されており、これがCAM施設が製作所として切り離して運営されている理由の一つでもある。

スキャンデータに問題がなければ、ほとんどが製作所のデータ受信当日もしくは翌日中に製作・出荷されることになる。

6）使用可能な築盛用陶材

コーピング素材に対し同素材、つまり酸化アルミニウム製のコーピングに対してアルミナス陶材を用いるようにする。海外においては、Nobel Biocareより専用陶材が発売されている。

築盛前に約1,030℃（50℃/分、係留2分）でコーピングのヒートトリートメントを行うことで、コーピングの色調の安定を図ることができる。

7）推奨される使用セメント

いかなる種類のセメント（レジン系セメント、グラスアイオノマー系セメント、リン酸亜鉛セメント、これらの複合セメントなど）も使用できるが、長期的安定性の点からは接着性レジンセメントの使用が勧められる。

8）適応症

当システムは、クラウンやラミネート、ブリッジ（日本においては未承認）といった外側性の補綴物とインプラントのアバットメントを適応症としている。

0.6mm厚のコーピングにおいては、口腔内のすべての部位に適応することができる。サイズ制限は、高さ15mm、幅16mmの範囲内にコーピング外形が収まれば製作が可能である。

第1章　各種CAD/CAMシステムの概要とその臨床応用

II．臨床応用

1．モデルケース―ケースの概要

患者は23歳女性。前歯部の審美障害を主訴として来院。両側側切歯および犬歯には、形態不良と変色を伴う不適合補綴物が装着されている。さらに、両側中切歯隣接面には、変色を伴うコンポジットレジンが充填されていると共に、患者が審美障害と訴えている白濁と変色そして右側切縁部には比較的大きな白斑が認められる。歯肉のBio-Typeは、シャドウと歯肉退縮が発現しやすいThin-scallopで、希望する自然観のある色調を再現するためにはメタルフリー修復物が適応と考えられる。

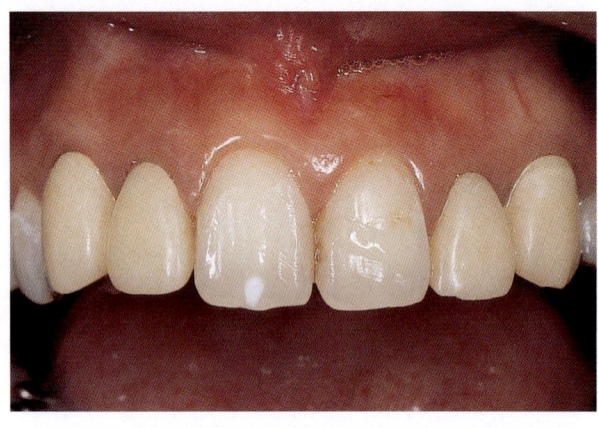

図1　術前の口腔内。不適合補綴物と充填による審美障害。

2．支台歯形成の要点

基本的な削除量は、メタルセラミッククラウンと同じである。しかし、プローブの先端部が丸みを有しているため、ラインアングルはラウンディッドに、そして、前歯部の舌面第2面はシャベル状を強調せず、臼歯部咬合面の展開角はできる限り大きく形成する必要がある。それらによって、スキャンニングの精度が向上し、コーピングの適合性は増す。

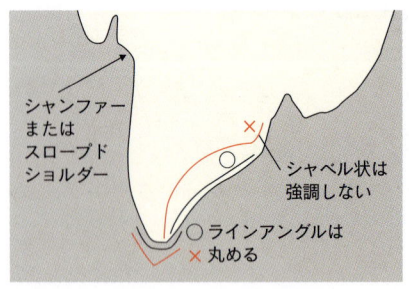

図2　支台歯形成における留意点。

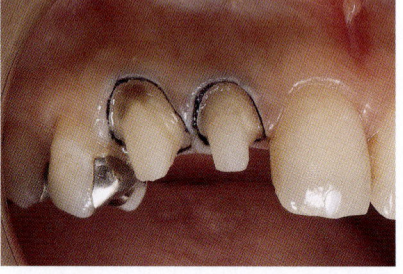

図3a、b　フィニッシュラインは歯肉縁と相似形のスキャロップ形態を付与、ラインアングルはラウンディッドショルダーに形成する。　　a|b

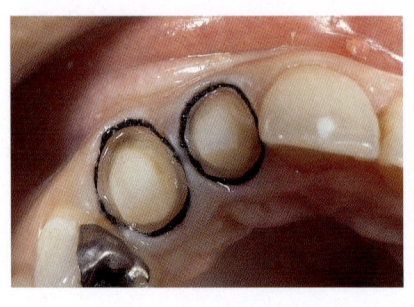
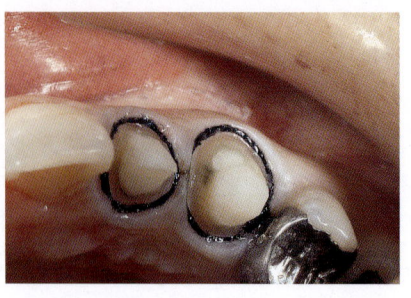

a|b

図4a、b　舌面第二面は天然歯が有するシャベル形態を強調しない。

3．支台模型の計測

　計測支台模型をダイホルダーに固定し、スキャナに設置する(図5)。スキャニングを開始するとプローブは、支台周囲を1回転するごとに200μmずつ上昇し、つねに支台模型をらせん状に接触しながらデータ採得を行っていく(図6)。

　マージンを含む支台全体を取り込み、スキャニングは2分から3分で終了する。

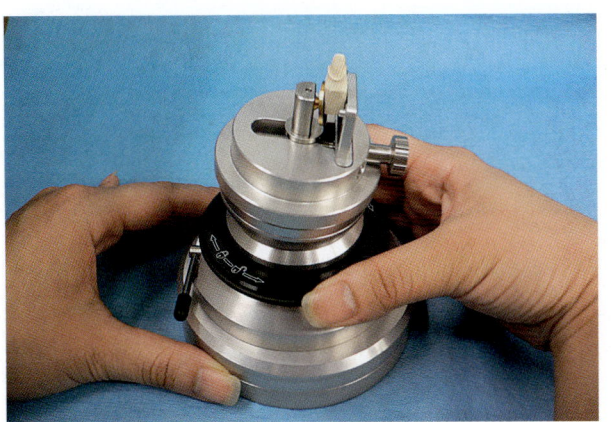

図5　歯軸に注意しダイホルダーに計測支台模型をセットする。

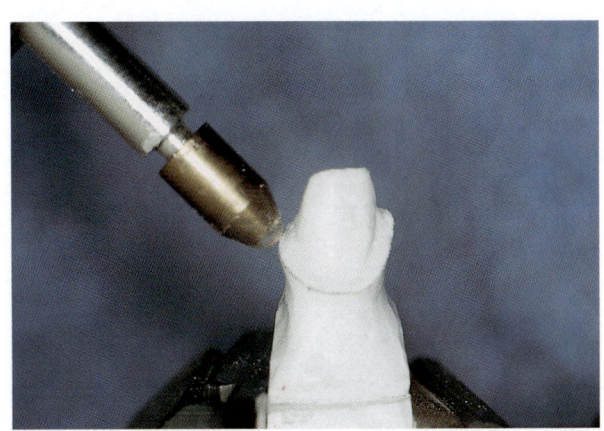

図6　2～3分でスキャニングは終了する。

4．コーピングのデザイン

　スキャニングによって採得されたデータは、接続されたコンピュータに取り込まれる(図7)。3Dの立体画像として映し出された支台上でマージン設定を行う(図8)。ソフトウェアが感知したマージンの自動設定や術者の判断による1°ごと360°にわたる詳細な微調整が可能である。画像上の操作は、実際に支台を手に取って見るような感覚で行うことができる。

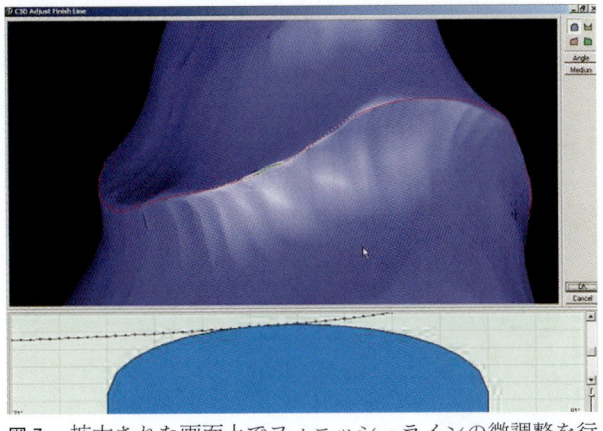

図7　拡大された画面上でフィニッシュラインの微調整を行う。

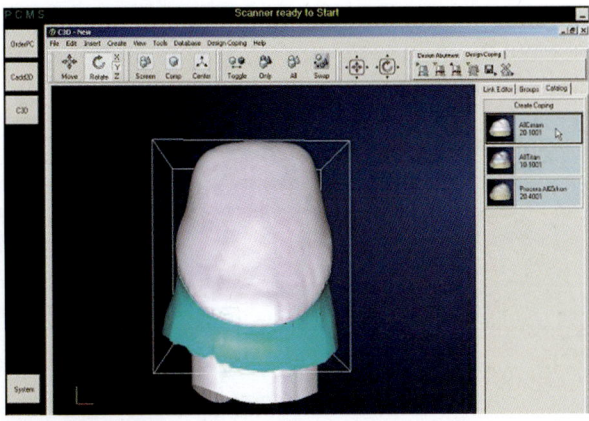

図8　デザインをもとに製作される製品のイメージ図が表示される。

第1章 各種 CAD/CAM システムの概要とその臨床応用

5. 加工

製作所では術者からのデータを基に、焼成収縮を見込んだ大きさのリフラクトリーモデルを製作する。そこに高純度の酸化アルミニウムパウダーを2tの圧力で機械的に押し固めた後(図9)、注文に従ってコーピングの厚みや外形が整えられる。最終的に高温焼成され、高密度・高温焼結の状態に仕上げられる(図10)。こうして、ミリングなどのバーが内面にいっさい入ることなく完成されたコーピングは、データ送信元・各ユーザーへと届けられる(図11)。

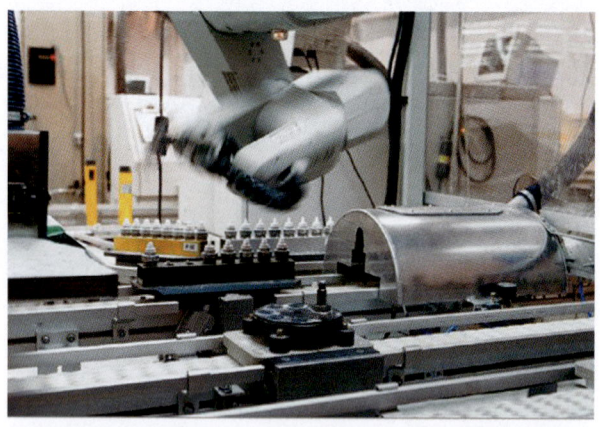

図9 リフラクトリーモデルにパウダーが押し固められる。

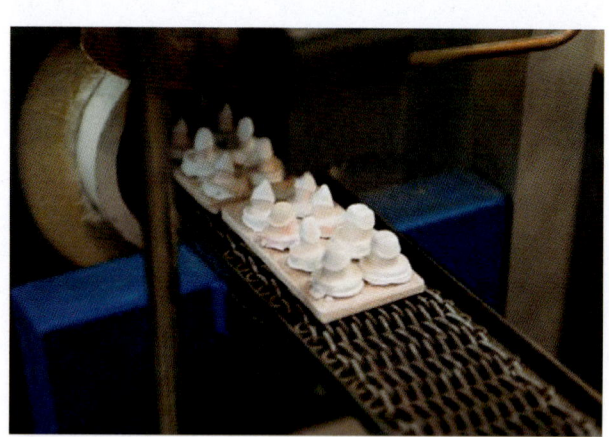

図10 約1,700℃で焼成される。

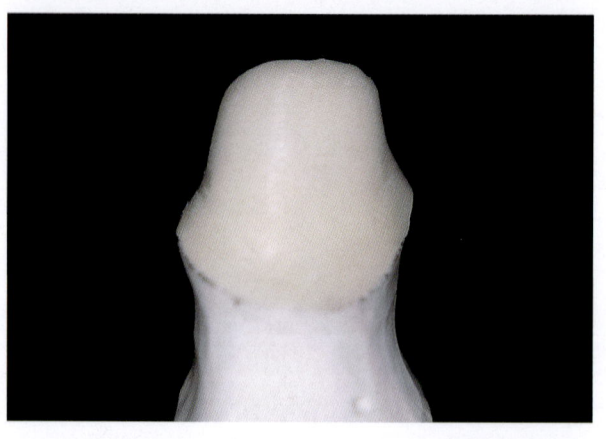

図11 製作所から届いたコーピングを確認。

6. デザインされたコーピングの適合精度

コーピングの適合精度について May ら[1] の研究結果から、マージン間隙量は、小臼歯では約48〜63μm、大臼歯においては約55〜70μm と測定されている(図12、13)。この数値は、一般的に開業医が許容するマージン間隙量40〜100μm の範囲内である。

内面における均一なセメントスペースは、安全なシーティングとセメントの浮き上がりを防ぐという観点からその役目を果たしている。支台歯の維持が不足してタイトなフレームが要求される場合などは、支台を削合してスキャニングすることもある。

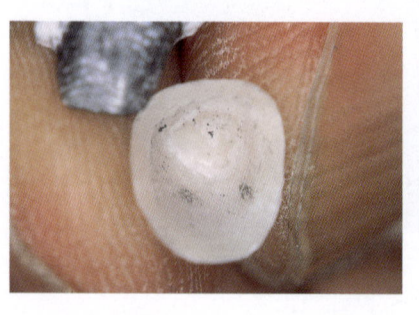
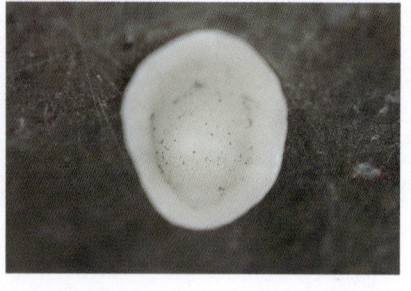

図12 コーピング内面の適合チェックを行う。
図13 必要に応じてダイアモンドポイントで調整を施す。

7. コーピングの強度・光透過性・マスキング能力

　Wagner WCとChu TM[2,3]らは、各種コーピングの曲げ強さ試験を行い、687MPaと報告し、Abed HM、Razzoog ME[4]らは、Procera システムにおいては、コーピングの厚みを0.5mmと0.7mmした場合の破壊抵抗においても有意差が認められなかったと報告している。

　マスキング効果を調べた Oden A と Razzoog ME の研究[5]では、やや不透明性を有するコーピングが、オペークを使用しないでも支台歯のディスカラレーションに対して、有効であることを報告している。製作されたクラウンの10年以上の経過報告からも破折率0.5％未満でメタルセラミックスクラウンの破折率を大幅に下回る。ユーザーの間では白いメタルと称され、旧来のオールセラミックスの概念を完全に打ち破っている[6]。

　一方、Sadan Aら[7]によって高密度焼結アルミナであるコーピングは72％の光透過性を有することも報告されている（図15）。

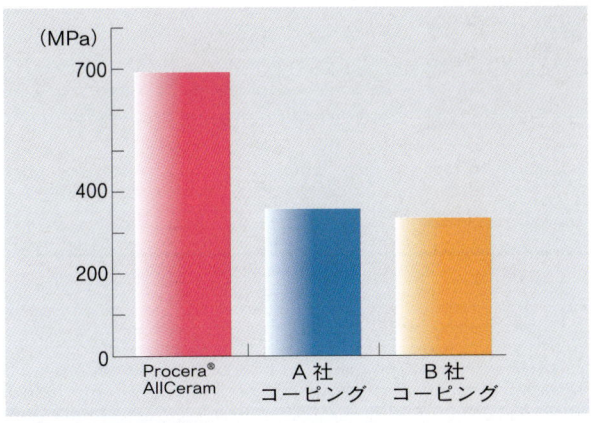

図14　曲げ強度比較。

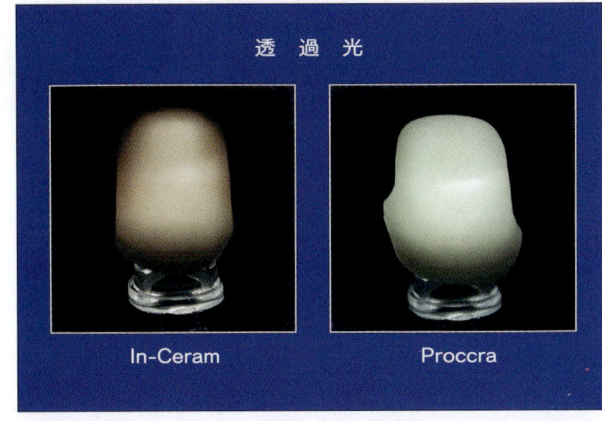

図15　コーピングに光を透過させた状態。Procera のほうが光透過性に優れているのがわかる。

8. 接着

　補綴物の装着には、現在市販されているいずれのセメントでも使用可能であるが、接着強化とマイクロ・リケージによる二次カリエスを防止するために、レジンセメントによる接着が推奨される。コーピング内面をシリカ含有のブラスティング材を吹きつけて（図16）酸化シリカ膜を形成後に（図17）、シランカップリング材を塗布し、レジンセメントで接着を行う。合着セメントや酸化アルミナによるサンドブラストに比べて、接着強度は大きく向上する。

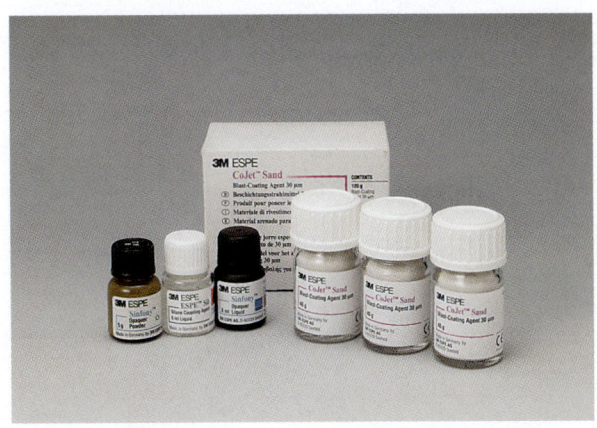

図16　シリカ含有のサンドブラスティング材―Cojet TM Sand（3M ESPE）。

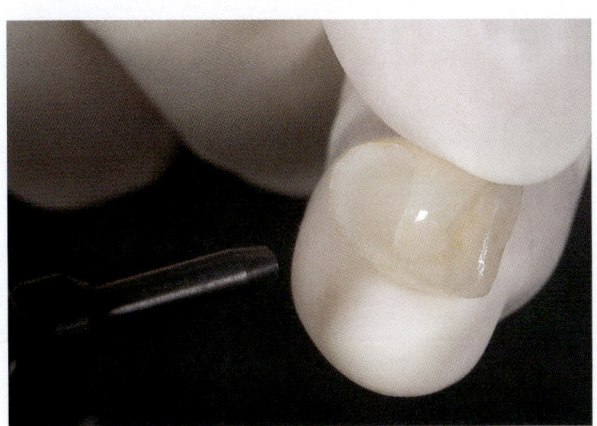

図17　接着前処理としてコーピング内面に2〜3気圧の強さで5〜15秒コジェット・サンドを吹き付ける。

第1章　各種CAD/CAMシステムの概要とその臨床応用

9. 顔貌および口唇との調和

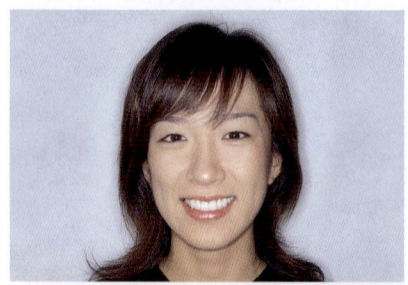
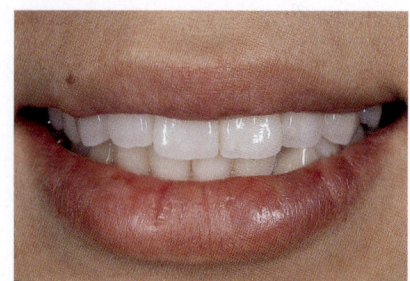
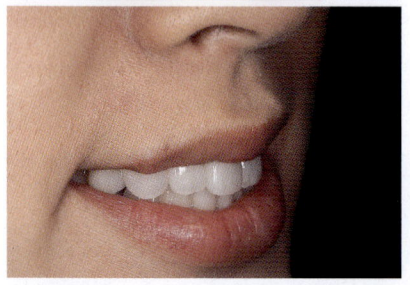
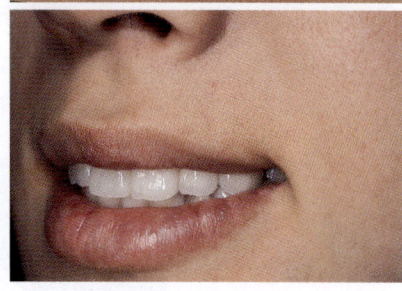

18	19
20	21

図18〜21　切縁線の位置は良好で、顔貌および口唇との調和も良好である。

10. 最終補綴物

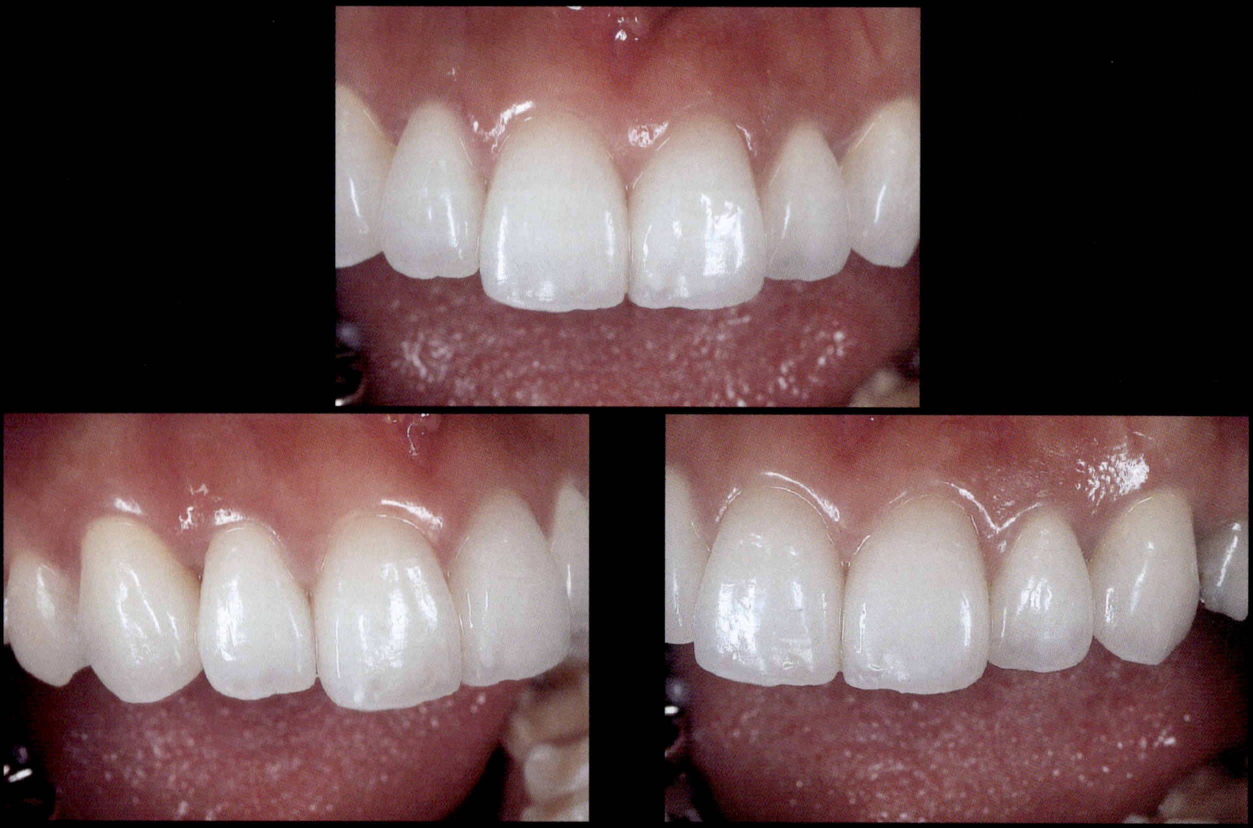

図22〜24　自然観のある適切な歯冠形態と色調が回復された。支台歯周組織は健康で、シャドウの発現も認められない。

図25、26　デンタルエックス線写真。

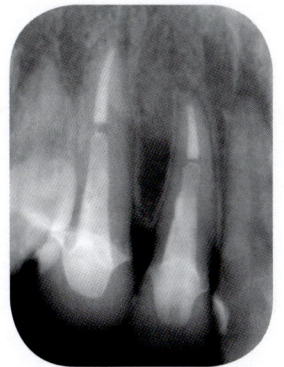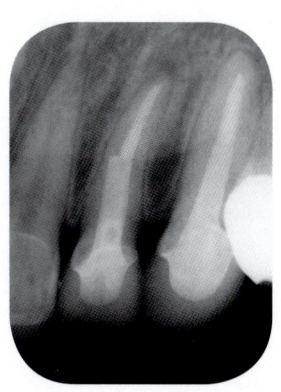

25 | 26

おわりに

　回復すべき修復物の色調や支台歯の変色度合い、メタルコアの装着範囲など条件が異なる支台歯の診査とその診断が必要となるが、本システムを臨床応用することは、より高度でかつ簡便な審美修復治療が達成できると考えている。

　最後になったが、本稿を執筆するにあたり多大なる協力をいただいたNobel Biocareの深町園子氏に感謝申し上げます。

参考文献

1. May KB, Razzoog ME, Lang BR, Wang RF. Marginal fit : The Procera AllCeram crown. J Dent Res 1997 ; 76(special issue) : 311. Abstract.
2. Wagner WC, Chu TM. Biaxial flexural strength and indentation fracture toughness of three new dental core ceramics. J Prosthet Dent 1996 ; 76(2) : 140-144.
3. Zeng K, Oden A, Rowcliffe D. Flexure tests on dental ceramics. Int J Prosthodont 1996 ; 9(5) : 434-439.
4. Abed HM, Razzoog Me et al. The effect of alumina core thickness on the fracture resistance of All-Ceramics crowns. J Dent Res 1997 ; 76 : 63 : 1997.
5. Oden A, Razzoog ME. "Masking Ability" of Procer a AllCeram coping of various thickness. J Dent Res 1997 ; 76 : 310.
6. 山本眞，大畠一成，西村好美．オールセラミック・レストレーションの可能性．QDT 2003、2004；28(11、12)、29(2)．
7. Sadan A．高密度焼結アルミナおよびジルコニアを用いた補綴修復についての臨床的考察：パート1．

第1章　各種 CAD/CAM システムの概要とその臨床応用

より高い審美性を追求した
Cerec in-Lab

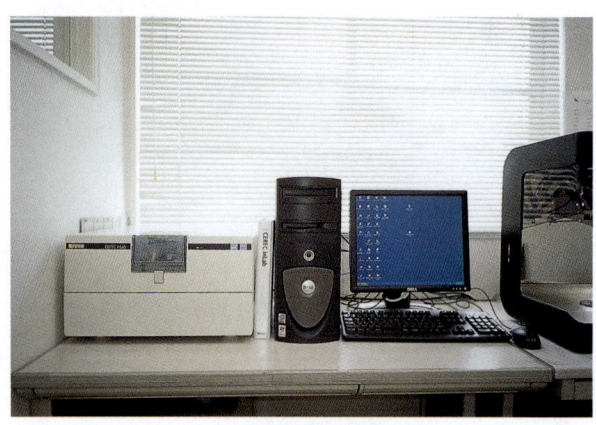

山田和伸

カナレテクニカルセンター
愛知県名古屋市天白区梅ヶ丘2-1319

I．システム概要

1．成り立ちと工程の特徴

1）より高い審美性を追求

　Cerec システムは、1980年初頭にスイスのチューリヒ大学 Mörmann らが開発した歯科用 CAD/CAM システムで、チェアサイドにおいて直接法で短時間に修復を行うことを目的としている。しかし、とくに審美領域における患者固有の色調・形態の表現や、機能に調和した臼歯部への対応という意味では、間接法を前提とした補綴物の製作が望まれる。

　Cerec in-Lab システム(以下 in-Lab とする。シロナデンタルシステムズ)は、クラウン・ブリッジに内在するセラミックフレームの切削加工を基本としており、フレーム上に焼き付けられるポーセレンの部分は歯科技工士の手にゆだねられる。

2）工程の特徴

　当システムは、あらかじめ工場で規格一貫生産された仮焼体ブロックを、歯科技工所で口腔内において安定性の高い強度およびデザインを有するフレーム形状に置き換えるという工程を採用している。

　デザイニングに関しては、従来のワックスアップに迫る自由度をもつ。これにより、例えば In-Ceram スリップの筆盛り法に帰属するセンシティブな一面を排除し、かつ作業の効率化とクリーンな環境保全を図ることができる[1]。

　本稿では、in-Lab の特徴とこれを応用した補綴物の製作について、実際の臨床例と照らし合わせながら述べてみたい。

2．ポイント

1）使用可能なセラミックブロック

　図1に示すように、in-Lab はスペース効率を考慮した卓上タイプの CAD/CAM システムで、専用ソフトを起動できる Pentium 4 以上(OS はウィンドウズ)の能力を有するパソコンが必要である。

　支台歯形状のデータは、非接触式のレーザーで計測し、パソコンモニタ上で三次元的に確認することができる。計測に要する時間は単冠で5分、ブリッジで15分程度。計測用ホルダーに支台歯模型をセットして、画面上のスキャニングボタンをクリックす

より高い審美性を追求した
Cerec in-Lab

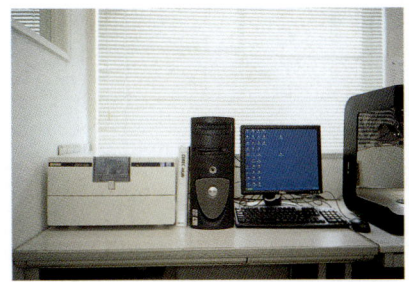

図1　卓上に設置されたCerec in-Lab。

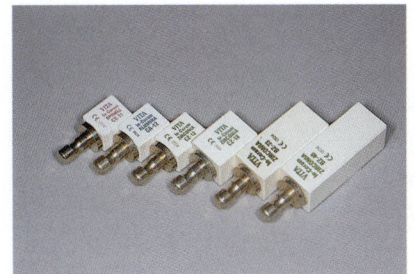

図2　VITA社が供給するIn-Ceramブロック。Spinell・Alumina・Zirconiaの3種類で、歯冠色陶材をレイヤリングするフレームの製作に用いる。

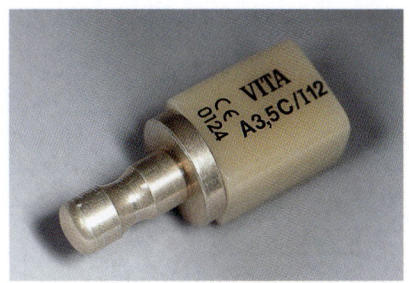

図3　VITA社が供給するVITA Blocks Mark II。VITAPAN ClassicalおよびVITAPAN 3Dシェードに対応した歯冠色を有する。

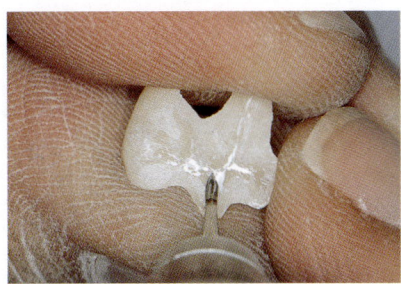

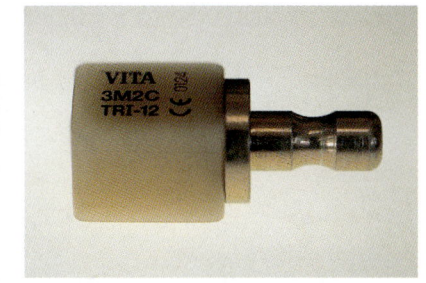

図4　技工用タービンで溝の形成を行っているところ。陶材築盛法に比べてチッピングがなく、安心して作業が行える。

図5　VITA社が供給するトリラックスブロック。あらかじめ歯頸部・切端・その中間色に色調構成された歯冠色ブロック。

るだけである。

　in-Labで加工できるブロックは、図2のようなVITA社が供給するIn-Ceram SpinellがCS11、Alumina(酸化アルミニウム100％)がCA12、Zirconia(酸化アルミニウム67％、酸化ジルコニウム33％)がCZ12、18、BZ33、40である。このほか、日本国内未認可のYZキューブ(限りなくピュアに近いジルコニアインゴット)があり、先のIn-Ceram Zirconiaよりさらに強い曲げ強度を有している。

　これらはすべて加工の容易な仮焼体であり、切削(ミリング)バーの使用に十分耐える。従来の筆盛り法では、この仮焼体フレームを得るまでにかなりの時間を費やしたが、in-Labでは単冠の加工で約15分、ブリッジで約40分である。しかも、工場生産により内部の均質化と高密度化が図られ、毛細管現象の促進が後のガラス含浸時間の短縮につながる。

　ガラス含浸工程は、VITA社の仮焼体ブロックを用いるかぎり必要で、In-Ceram用に用意されるインフィルトレーションガラスパウダーを使用する。このガラスパウダーはVITAPAN ClassicalおよびVITAPAN3Dシェードに対応しており、術者の希望するシェードのフレームを得ることができる。

　これ以外に、Ivoclar Vivadent・VITA・3M(強化型ハイブリッドセラミックス・現時点ではアメリカのみ発売)が供給する歯冠色ブロックがあり、インレー・アンレー・ジャケットクラウン・ラミネートベニアに対応する(図3)。とくにVITA社のVITA Blocs-Mark IIは、図4のようにタービンで溝を形成してもチッピングを起こすことがなく、確実な作業が行える。さらに、日本未発売ではあるが、あらかじめデンティン色とエナメル色に色づけされたトリラックスブロック(図5)も用意される。

　詳細については、本書の「歯科医院でできるCAD/CAMオールセラミック修復　CEREC3Dシステム」の項を参考にされたい。

2) 使用可能な築盛用陶材

　VITAのフレーム用ブロックのうち、In-Ceram Alumina、ZirconiaおよびSpinellに使用可能で国内入手可能な陶材として、VITADURアルファポーセレンおよびVM7、ノリタケCerabien、松風Vintage Alがある。

　これらはすべて酸化アルミニウムの熱膨張係数に近接した設定となっており、正しい使用方法により

第1章　各種 CAD/CAM システムの概要とその臨床応用

表1　in-Lab で製作する In-Ceram ブロックと専用陶材の熱膨張係数

熱膨張係数(25-500℃)			
	Spinell	Alumina	Zirconia
	$7.6×10^{-6}K^{-1}$	$7.2×10^{-6}K^{-1}$	$7.7×10^{-6}K^{-1}$
VITADUR α (VITA)	$6.8〜7.2×10^{-6}K^{-1}$		
セラビアン (ノリタケ)	$6.8×10^{-6}K^{-1}$		
ビンテージ AL (松風)	$6.4×10^{-6}K^{-1}$		

＊メーカー公表値

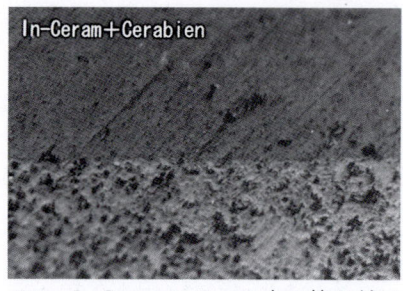

図6　In-Ceram フレーム上に焼き付けられた Cerabien との走査型電子顕微鏡での界面の写真。1,050℃で M‐Clear をいったんウォッシュベイクすることで、気泡の発生がない良好な状態を示す。

表2　各種ブロックの透明性と曲げ強度の関係

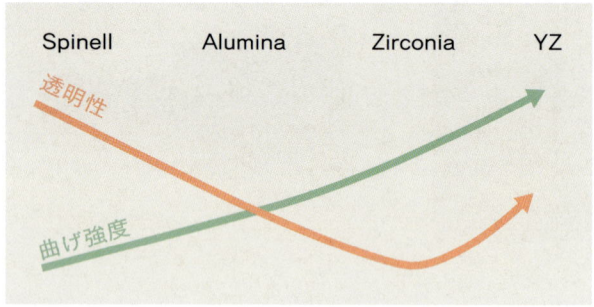

問題なく焼き付けることができる。表1に各社の使用可能な築盛用陶材と熱膨張係数をまとめてみた。

ただし、いくら近接したものであっても、フレームと使用陶材との間が強固に焼き付けられていなければ、臨床上のトラブルが起こりうる。たとえば、気泡やクラックの発生である。これらを未然に防ぐためには、メーカー指定の焼成スケジュールを厳守することの他に、以下の要件がある。

①セラミックフレームの焼付面は必ずアルミナサンドブラスト（2 ber/20秒程度）を行う。
②セラミックフレーム表面に油脂が残らないよう、十分に洗浄する。最初に筆で水を乗せてみて、玉状になるようでは作業を進めてはならない。
③陶材築盛の1層目はウォッシュベイクとし、マージンポーセレンなど焼成温度および耐火度の高いものを使う。

これらの項目はメタルセラミッククラウンとほぼ同様の事柄であるが、フレームの色が白く作業時の確認がしづらいため、メタルを扱うより注意深く、慎重に行う必要がある。

図6は、In-Ceram のフレームにノリタケ Cerabien を焼き付けた状態の走査型電子顕微鏡写真である。効果的なウォッシュベイクにより界面に気泡の発生はなく、良好な焼付状態が確認できる。

3）強度

オールセラミック修復物が、口腔内でより安定して機能するには、高い強度が条件の一つになる。とくに全歯列へ応用する際には、現在各社から供給されている CAD/CAM システムが一般的に高い曲げ強度を示す。

inLab では、ブリッジに対応できる長さのジルコニアブロックが用意され、歯冠長軸方向に余裕があることを条件に応用可能である。ブリッジの連結部については、その最小断面積を In-Ceram の材料強度の限界値から自動的に算出してデザインされる。オペレーターのデザイン修正により限界を下回った場合は警告される。

一般臨床的には、いかなる症例もフレームの厚みを十分に確保すべきである。その場合、築盛する陶材量を減じることになり、主に色調面で不利になることもありうるが、口腔内で長期に機能するほうが重要と考える。

表2は各種ブロックの曲げ強度を表したもので、Spinell・Alumina・Zirconia の順に強度が高くなるとともに、透明性も低くなることを示す。ただし、YZ-cube については強度・透過度ともに高い。

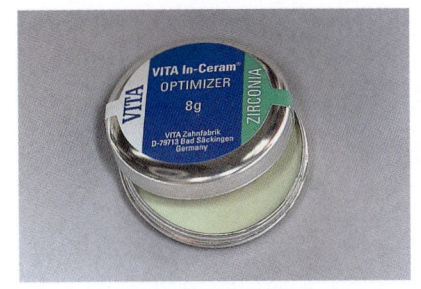

図7 In-Ceram Zirconia用オプティマイザー。修正後、200℃から1,120℃まで76℃/分で昇温し、大気中係留40分。

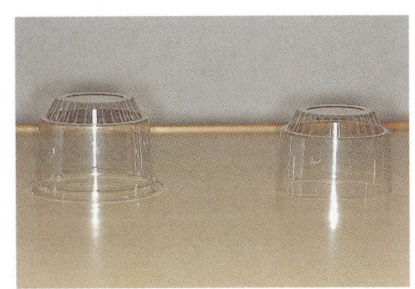

図8a ポリエチレン製のコップ。右はコップの返りの部分を切ったもの。

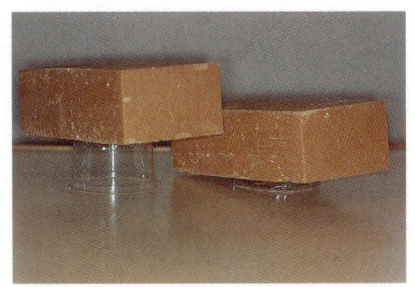

図8b 同じ重さのレンガを静かに乗せた。右はたちどころにつぶれる。支台歯形成のショルダーが、強度上必要な構造であることがわかる。

4）適合精度

inLabシステムによるIn-Ceramブロックの切削精度は、クラウン形態の場合で18～39μm程度と報告されており、十分臨床に適応する。ただし通常は、ソフトウェアの仕様により、マージンの形成がややオーバーになるよう設定されている。

これは、ブロックを切削するという工程の特質と、臨床マージンの不規則な高さに対応する調整しろを残すためと考えられる。言い換えれば、モニタ上に表されるマージンのライン設定をやや内側にすれば、実際のマージンに一致する理屈だが、すべてのケースにおいて当てはまるわけではない。

万一、不適合が生じた場合は、オプティマイザーの使用により、縁端強度を大幅に落とすことなく適合性を達成することができる。図7はジルコニア用のオプティマイザーである。

セメントスペースに関しては、オペレーターによって−100～＋100μmの間で調整が可能である。なお、Spinell・Alumina・Zirconiaブロックから切削加工されたフレームは最終補綴物の寸法であり、後のガラス含浸工程での寸法変化はないに等しい。

筆者らの経験では、支台歯の軸面テーパーは、メタルを使用する場合よりややテーパーを与えたほうが緊密性が増す（据わりが良くなる）ようである。

5）支台歯形成量

in-Labシステムを用いたIn-Ceramブロックによるフレームか、MARK IIブロックによるジャケットクラウンかを問わず、基本的なオールセラミックレストレーションとして支台歯形成量を決定する。支台歯形成量および支台歯のデザインは補綴物の強度と色調を左右する。

先に述べたように、最近のCAD/CAMによるセラミックフレームの強度は飛躍的に向上してはいるが、メタルセラミックスに比べて材料的に脆性で延性に乏しいため、いったん破壊が始まるとそれを阻止できないということを念頭に置くべきである。

支台歯形状のうち、ショルダー自体は力学構造的に最低限必要な部分であり、口腔内での安定性を考慮した場合、不可欠な形状である。これを図8のポリエチレン製コップを例に考えてみる。

図8aの右はポリエチレン製コップの返りの部分を切ったもの、左は何もしていないものである。これに同じ重さのレンガを乗せる（図8b）。返りの部分がないとコップは瞬時につぶれてしまう。セラミックフレームとは材質が違うが、構造上似たようなことが起こる可能性は十分にある[2]。

ショルダー幅は、1.1mmを基準とし、ラウンデッドショルダー（90°）とスロープドラウンデッドショルダー（120°）の範囲で仕上げる。歯頚部付近の色調再現には幅のあるラウンデッドショルダーが、適合面ではスロープドラウンデッドショルダーが有効である。

支台歯形成量は、ややもするとショルダー幅で判断されることが多いが、軸面の形成量も見逃してはならない[3]。プロビジョナルレストレーションがすでに機能している場合は、そのシリコーンコアを採り、形成量の確認に用いるとよい（図9～11）[4]。

軸面は、唇・頬側では1.2mmを基準とし、とくに支台歯の唇側軸面のうち、回復する歯冠の切縁寄

第1章　各種CAD/CAMシステムの概要とその臨床応用

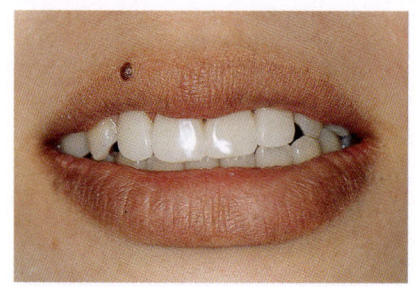

図9　前歯4本のプロビジョナルクラウンが機能している口腔。

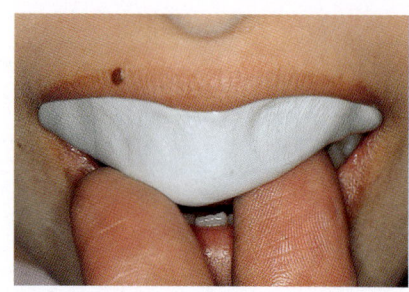

図10　主に頬側面方向からシリコーンコアを採得する。この時、切端部と歯頸部が印記されることが重要である。

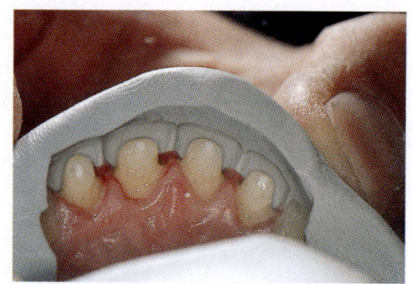

図11　図10のコアを切縁から半分に切って当てがってみる。このケースでは右上中切歯の唇側面の切端寄りを再形成する必要がある。

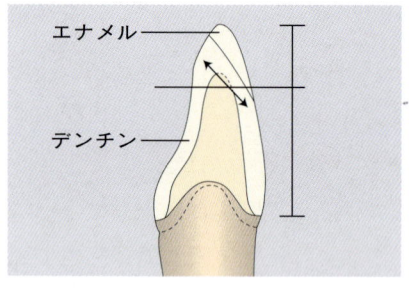

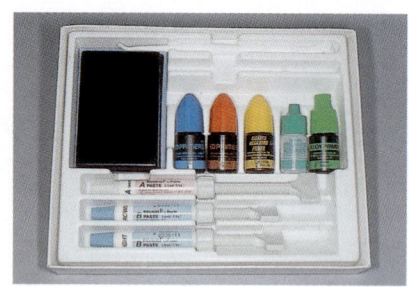

12|13

図12　支台歯形成終了後の形態イメージ。唇側軸面のうち回復する歯冠の切端寄り1/3は、最後に0.3mmくらい削除する。

図13　PanaviaF2.0エステニアセメンティングキット。セメント自体が高強度で強固な接着力を発揮する。

り1/3は2面形成を必要とすることが多い(図12)。この部分は、補綴物の中央付近から切端への移行部にあたるところで、色調的にはOpacityからTranslucencyへの移行部である。すなわち、デンチン色とエナメル色およびトランスルーセント(半透明)色が層状に混在する部分であり、補綴物の自然感を左右する。

支台歯形成の最後に、FG用コントラ低速モーターで角張ったアングルの面取りを行い、全体に丸みを帯びた面に仕上げ、オールセラミックス内面の局部応力の集中を回避する。

6) 推奨される使用セメント

in-Labにて製作された補綴物は、原則として接着性レジンセメントで接着する。クラウン形態のものは、硬化深度に支障のないデュアルキュア型のレジンセメントが推奨される。

とくに前・臼歯を問わず咬合力を受ける部位には、セメント自体が高強度で強固な接着を示すPanavia F2.0(図13)などが良い。Bis-GMA接着コンポジットタイプのPanaviaは、接着性リン酸モノマー(MDP)を含み、In-Ceramフレームと強固な結合を達成する[5]。

7) 適応症

現在in-Labシステムでは、異なる4種のIn-Ceramセラミックブロックを用意している。

① Spinell…審美的な要求の高い前歯部クラウン。
② Alumina…前・臼歯部のクラウン、前歯部連結冠、小型のブリッジ(ただし日本国内ではCA12までしか入手できないため、前歯部ブリッジはZirconiaを使うほかない)。
③ ジルコニア…臼歯部のクラウン・ブリッジ。
④ YZキューブ…臼歯部のロングスパンブリッジ(日本国内未発売。in-Labにて切削加工後に1,530℃で2時間の焼結が必要なため、専用のジルコマットファーネスが必要)。

このほか、インレー・アンレー・ジャケットクラウン・ラミネートベニアの製作用に、歯冠色ブロック(VITABloks MarkⅡ、Ivoclar ProCAD)も使用できる。

II. 臨床応用

1. モデルケース―ケースの概要

機能的に実績のあるメタルセラミックスに比べ、オールセラミックスの最大の優位点は光を通すことによる審美性にある。天然歯に存在しないメタル自体を排除したいのは、他ならぬ患者であろう。

以下に、in-Labを応用し、In-Ceram AluminaブロックBA28（日本国内未認可。国内ではアルミナは12mmのみの認可）を設計・加工して修復を行った例を通して、技工上の要点を述べてみる。

図14は歯科医院より送られてきた支台歯形成後の写真である。支台歯は生活歯で、非常に自然な色調を呈しており、アルミナのもつ適度な光透過性を有効に利用できると判断した。図15は比色シェードが写し込まれた写真である。修復歯より前方もオールセラミックスによるもので、特別なキャラクタライズを必要としないことがわかる。

以下、製作方法と要点を供覧する。

1. シェードテイキングとスキャン用

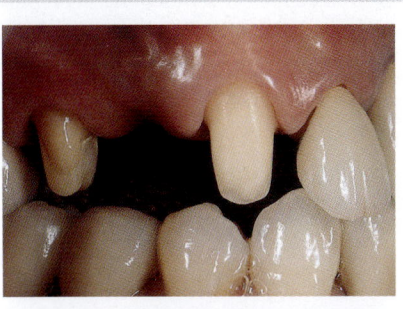
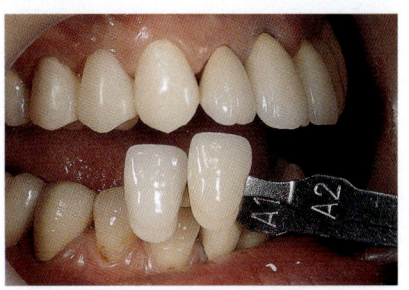

14｜15

図14　4｜相当部に埋入されていたインプラントを除去し、骨と歯肉の再建を図った後にブリッジ修復の対象となった。
図15　比色シェードの写し込まれたスライド写真。基本色はA2と判断した。

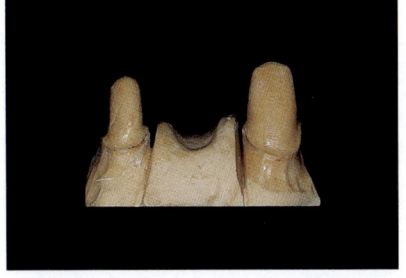
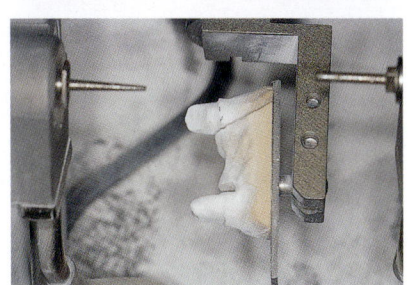

16｜17

図16　歯科技工所に送られてきた、支台部分のみの適合確認用の歯列模型。
図17　図16の模型に、CEREC Powderを吹き付け、モデルホルダーにセットしたところ。この状態からスキャニングを始める。

2. 模型の計測法

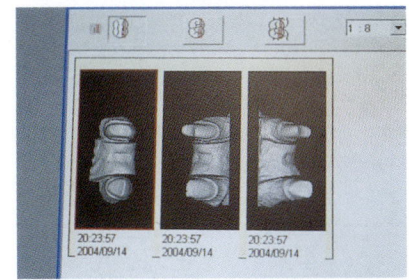
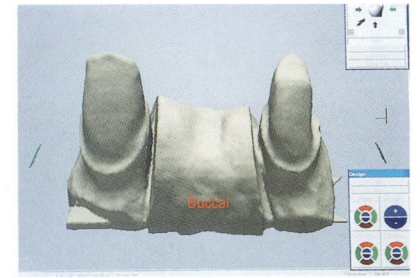
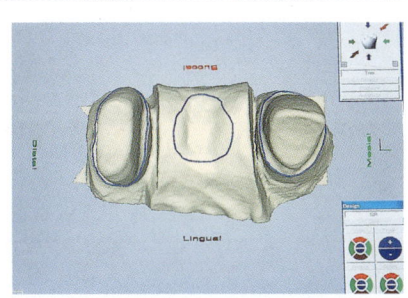

図18　レーザースキャナにより光学印象されたところ。
図19　図18で採得された3列の画像が合成され、3D画像としてモニタ画面上に表れる。
図20　オペレーターにより、図19の印象面にマージンラインが決定される。

第1章　各種 CAD/CAM システムの概要とその臨床応用

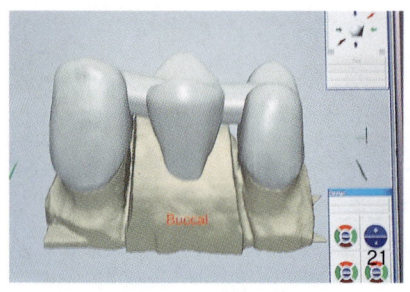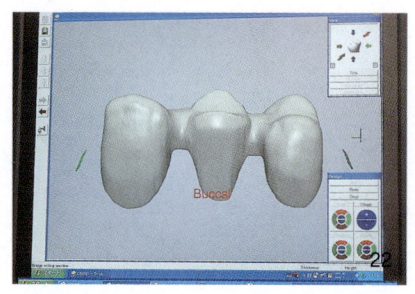

図21　モニタ画面上でのブリッジコーピングの製作。最初の連結部は臨床的な形状ではなく、必要最低限の断面積を表す。

図22　オペレーターによって連結部やフレームの厚さ・長さや傾きなどがワックスアップ感覚でデザインされる。連結部はなるべく歯冠長軸方向に長く設計する。

3. 加工・削り出し

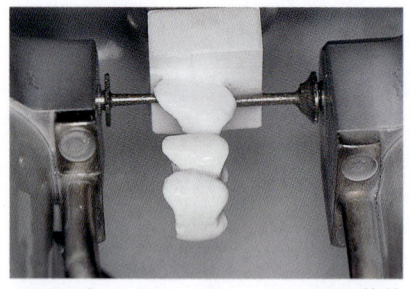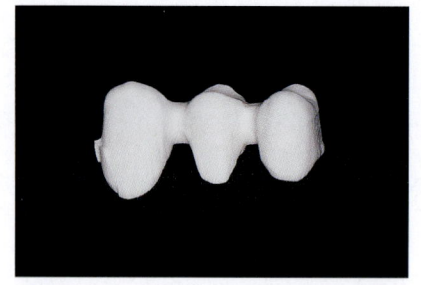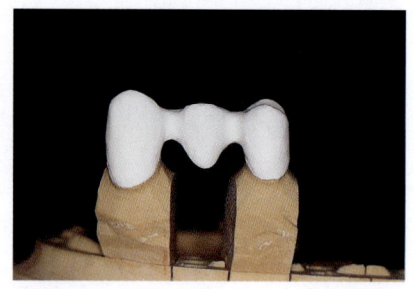

図23　ブロック（本症例では BA28）を装着し、ミリングをスタート。注水下で2本のダイヤモンドバーにより、コーピングのミリングが表裏同時に行われる。

図24　ミリングが終了したブリッジコーピング。犬歯のコーピング近心部にわずかな突起部があるが、これが削り残ったスプルー。

図25　別に製作したダウエルピンによる分割復位式模型に戻したところ。内面の調整なしに適合することも多い。ブリッジの場合、隣接部マージンの確認がしづらいため、作業模型として分割模型が必要になる。

4. 築盛から形態修正、グレーズまで

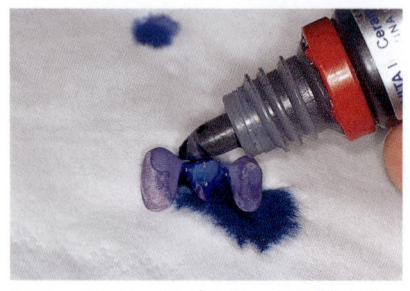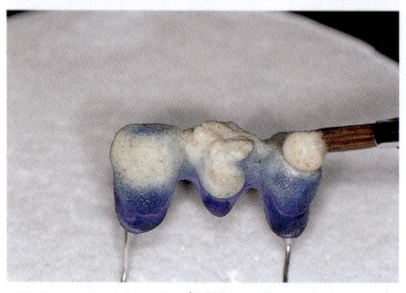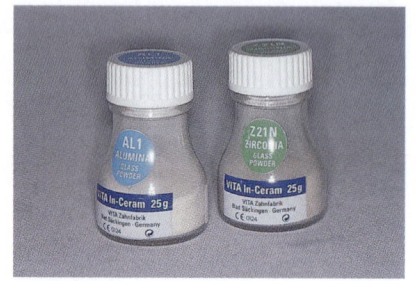

図26　テスティングリキッドを用いて、この段階でクラックが生じていないか確認する。

図27a　アルミナ専用のインフィルトレーションガラスパウダーを築盛する。この時、ポンティック基底面側にはガラスパウダーを築盛しない。

図27b　使用したパウダーは AL1 で A1 相当の色調。右は In-Ceram Zirconia 用。色調・強度に支障をきたすので混同しない。

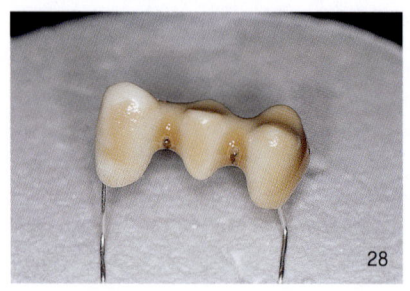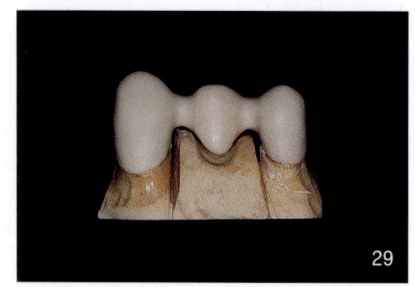

図28　インフィルトレーションガラスパウダーの焼成が終了したところ。ブリッジの場合は、高温で長時間係留できる専用のファーネスが必要である。この後、アルミナサンドブラスト 2bar で余剰ガラスを除去する。

図29　完成したブリッジコーピングを図16の歯列模型に戻したところ。

より高い審美性を追求した Cerec in-Lab

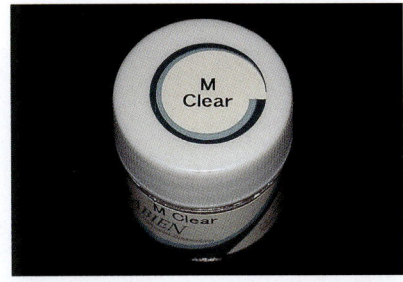
図30 ノリタケ Cerabien M-Clear。VITA In-CeramブロックのSpinell・Alumina・Zirconia すべてのウォッシュベイク用に必要である。焼成スケジュールは、500℃から1,050℃まで45℃/分・96Kpaで昇温し、1,050℃で係留2分(減圧下1分、大気中1分)。

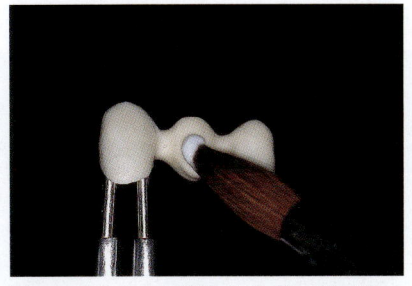
図31 全体を水で濡らした後、M-Clearでウォッシュする。このとき、厚くする必要はなく、一層コーティングするのみでよい。

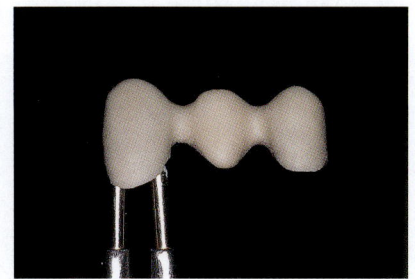
図32 ウォッシュベイクが終了したところ。表面はざらざらした感じになる。

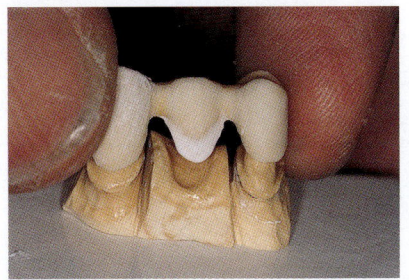
図33 まず、ポンティック基底面にMA2(マージンポーセレン)を築盛する。

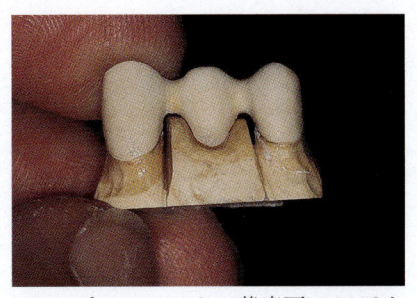
図34 ポンティックの基底面のMA2を1,030℃で焼成する。焼成収縮により模型の粘膜面との間に間隙ができる。

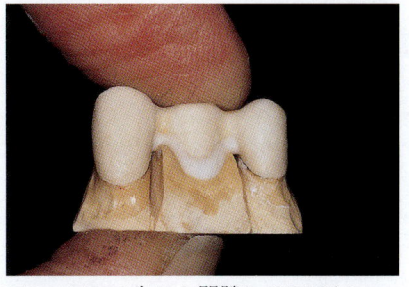
図35 図34で生じた間隙にOBA2(オペーシャスボディ)を築盛し、960℃・減圧下係留1分で焼成する。

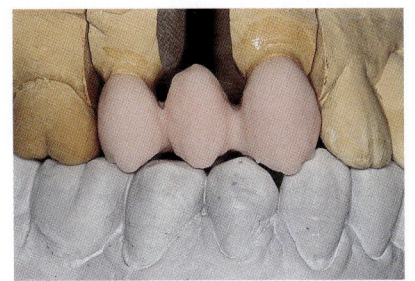
図36 A2B(ボディ)の築盛。

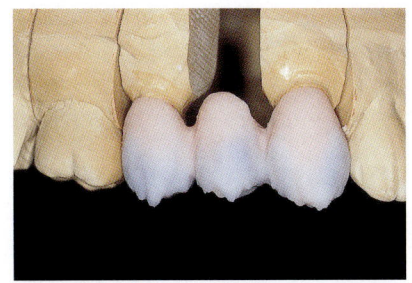
図37 E2(エナメル)の築盛。

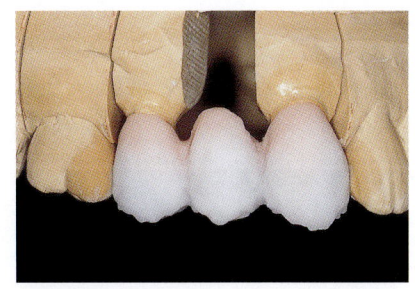
図38 T1(トランスルーセント)の築盛。

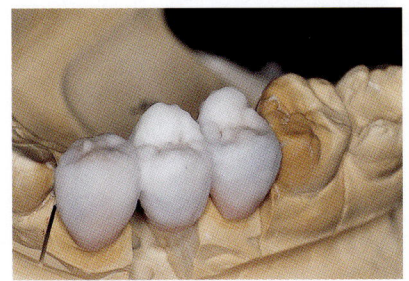
図39 築盛が終了した咬合面観。

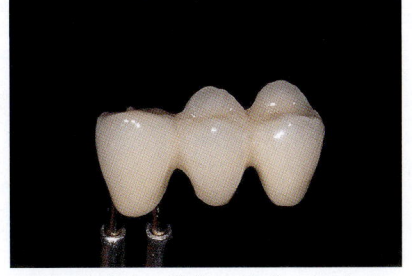
図40 焼成後の状態。焼成スケジュールは、600℃から960℃まで45℃/分・96Kpaで昇温し、960℃で大気中係留2分。適正に焼成すると、表面は少し艶のある状態になる。

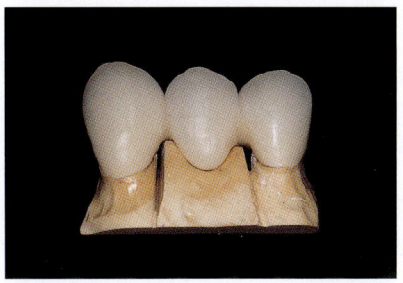
図41 形態修正が終了したところ。唇側面はダイヤモンドディスクで連結部を形成するが、舌側についてはあまり深い切り込みを行わず、幅をもたせて強度を確保する。

第1章　各種 CAD/CAM システムの概要とその臨床応用

5．最終補綴物の完成・口腔内装着

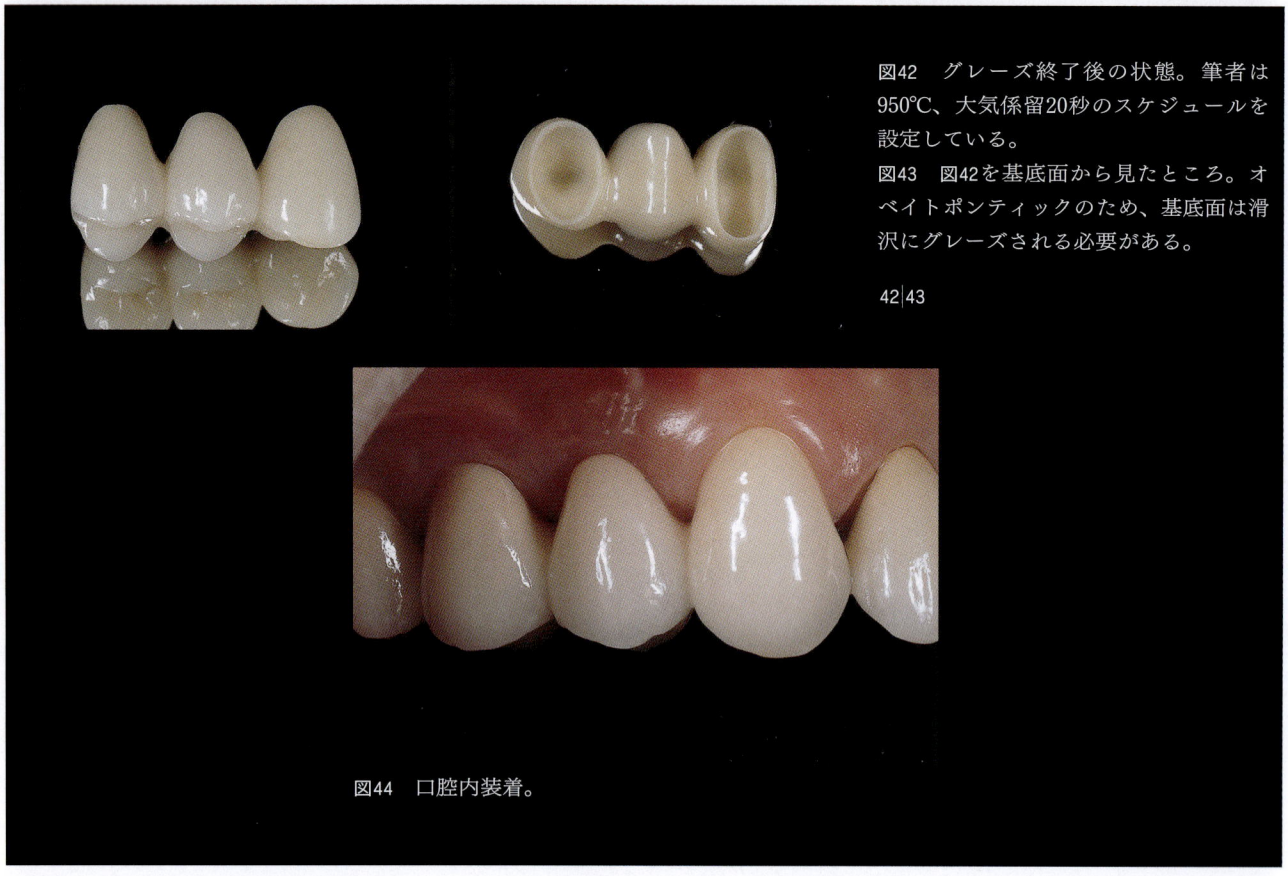

図42　グレーズ終了後の状態。筆者は950℃、大気係留20秒のスケジュールを設定している。
図43　図42を基底面から見たところ。オベイトポンティックのため、基底面は滑沢にグレーズされる必要がある。

42|43

図44　口腔内装着。

おわりに

適用すべき材料やテクニックの決定要因は、症例の特徴と患者の要求に集約される。本論文中の症例では、ブリッジへの対応、信頼性の高い素材、審美性と生体親和性といった特徴を有効に活用するため、Cerec in-Lab による In-Ceram ブリッジを応用した。

本文で述べたように、フレームのデザイン（厚みや形状）を任意に変化させることができる inLab は、応用範囲が広くさまざまな症例に対応することができる。本国では、inLab のほかに inEos という CCD カメラによるスキャン方式をもつシステムもある。こちらは CAD のみだが、さらに小型で処理能力が高いとのことである。また、欧米ではインフィニデントという CAM 専門のプロダクションセンターが稼動を始めた。InEos のユーザーはここにデータを転送することになる。

謝辞

最後に、本稿の執筆にあたり症例をご提供くださり、助言をいただいた原宿デンタルオフィスの山﨑長郎先生に心から感謝の意を表したい。また、筆者の臨床をいつもサポートしていただくカナレテクニカルセンター諸氏に謝辞を述べたい。

参考文献

1. 風間龍之輔．メタルフリーでブリッジは可能か─歯冠色補綴修復の最前線：CEREC inLab システムによるオールセラミックブリッジについて．日本歯科評論 2005；65(4)：87-92．
2. 山田和伸．特別企画　2つの CAD/CAM システムによるオールセラミックスクラウン製作の実際―1ラボにおける Procera と Cerec inLab の症例に応じた活用．歯科技工，2005：33(3)；293-310．
3. 六人部慶彦，片岡繁夫．Harmony with Nature,Esthetic of Dental Technology．東京：クインテッセンス出版，1999：122-137．
4. 土屋賢司，土屋覚．座談会① 高度な審美修復のためにチェア-ラボ間で何が行なわれているか(オールセラミックス編)．In：QDT YEAR BOOK 2002．東京：クインテッセンス出版，2002：14-45．
5. Kurbad A, Reichel K. CEREC inLab State of art. In：QDT YEAR BOOK 2002．東京：クインテッセンス出版，2002：170-185．

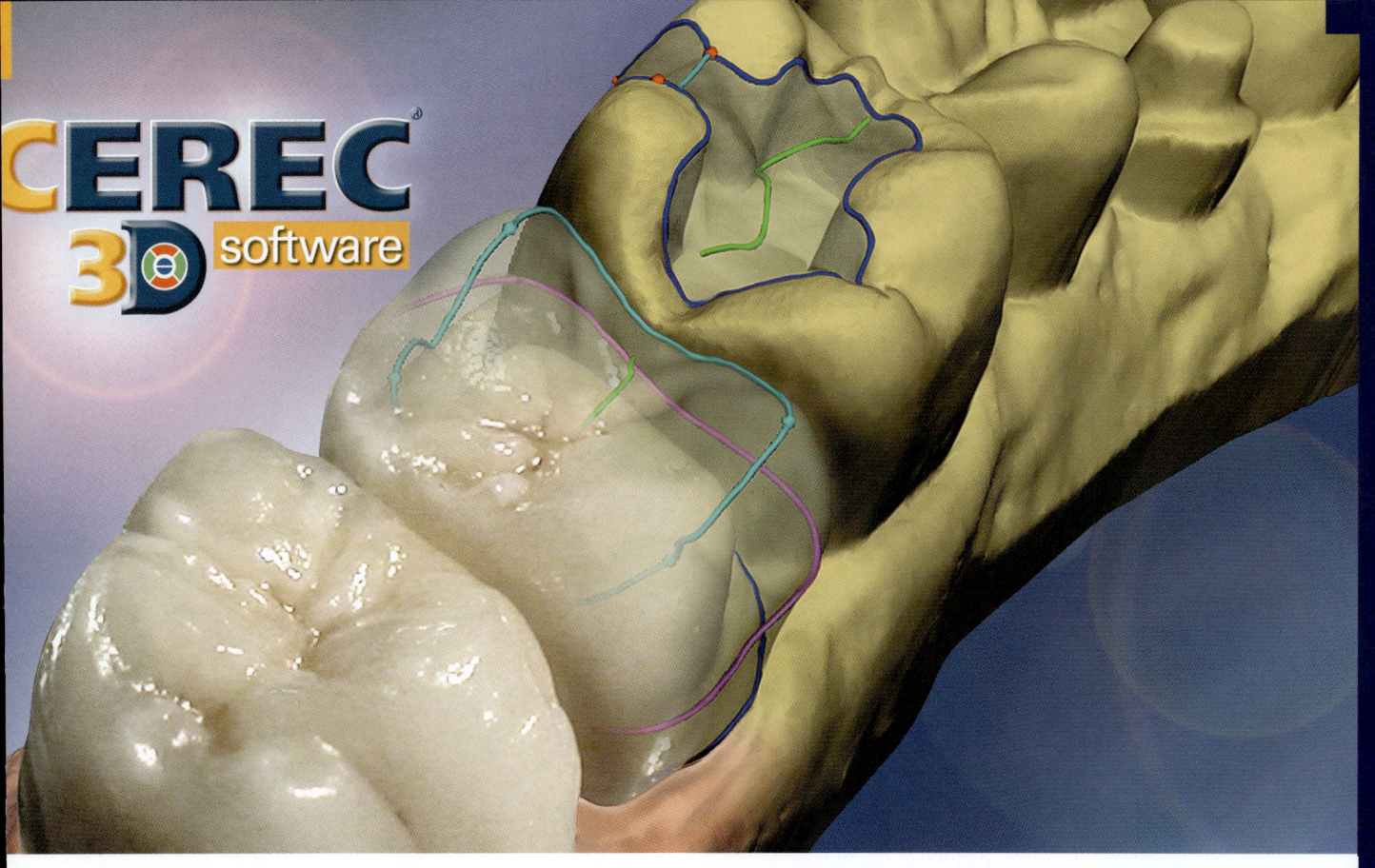

進化したCAD/CAMセラミック修復の世界へ、ようこそ。

セレック3Dソフトウェアが新たな次元にご案内します。

デザインが容易 — Simple design
- 初めてでもすぐにわかる3D立体画像。
- 設計から修正まで、すべての操作がリアルな3D画像上でおこなえます。

優れたマージン適合性 — Perfect marginal fit
- マージンラインはコンピュータがオートで検出。
- 進化した3Dソフトはマージンの適合性も向上しました。

正確で簡単なコンタクト調整 — Precise proximal contacts
- オクルーザルや隣接面のコンタクトをコンピュータが解析し、その強さをカラーコードで表示。コンタクトの範囲や強さの微妙な調整も思いのまま。

1/4顎におよぶ連続修復 — Quadrant restorations
- 複数歯の修復も、合成表示されるバーチャル模型上で連続した作業がおこなえます。

高い信頼性 — Complete confidence
- 設計した修復物をミリング前にプレビューウインドウで確認することができ、修正も便利なツールで簡単におこなえます。

輸入販売　シロナデンタルシステムズ株式会社
本社：東京都港区高輪2-15-21 高輪小野ビル3F 〒108-0074
TEL:(03)5475-2255　FAX:(03)5475-2266
フリーダイヤル：0120-467-366
URL: www.sirona.co.jp

販売　株式会社モリタ
東京本社：東京都台東区上野2-11-15 〒110-8513
TEL:(03)3834-6161
大阪本社：大阪府吹田市垂水町3-33-18 〒564-8650
TEL:(06)6380-2525
http://www.dental-plaza.com
e-mail:mail@morita21.net

セレック3システム　医療用具承認番号：21300BZG00034000　医療用具許可番号：13BY6639　製造：Sirona Dental Systems

sirona

The Dental Company

第1章　各種 CAD/CAM システムの概要とその臨床応用

パウダースリップ築盛法でコーピング製作
WOL-CERAM

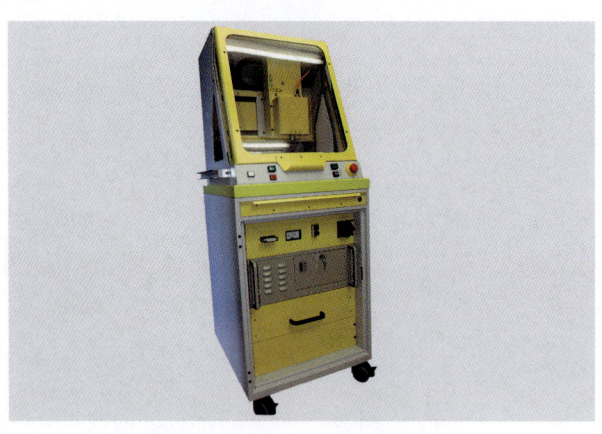

髙辻威志／山本裕一

J. ジョー. クラフト
東京都大田区北千束 2-17-4

I. システム概要

1. 工程の特徴

1）パウダースリップ築盛法

　日本国内でも数多くのオールセラミックシステムが普及しつつある昨今、その適合性と物性に着目されることが多くなってきた。

　WOL-CERAM は経年的な成功率において優位性が認められ、発売以来、国内外で信頼され重宝されてきた In-Ceram 陶材を用いた、オールセラミックスのコーピング製作システムである。

　従来の In-Ceram コーピングの製作方法では、マスター歯型を複印象して製作された In-Ceram 専用耐火模型上に、パウダースリップを築盛していく方法が一般的に知られている。これは、多孔質な耐火模型上に超微粒子セラミックパウダースリップを築盛することにより、耐火模型に水分が急速に吸われ、毛細管現象によりコンデンス状態になり凝集する（スリップキャスティング法）作用と、静電力を利用する仕組みである。

　この方法では、マスターモデルの複印象をとる煩わしさがあり、耐火模型の正確さも要求される。また、スリップ製作の際に気泡を混入させず、均一な厚みで築盛しなければならないなど、ある程度の熟練が必要であった。

　これに対して、WOL-CERAM システムのパウダースリップ築盛法は、耐火模型の製作に必要な、複印象および耐火模型の前処理などの工程を省くことにより、作業工程で生じる誤差が縮小できる。パウダースリップの築盛量も、勘ではなく正確に計測された分量を、石膏歯型に直接エレクトロフォーミング法（Electro layering ceramic system）により均一に築盛することができる。

　コーピングにおいては、通電性液体のエレクトロライト液に本模型をディッピングさせることによって、歯型全体を通電体とし、電鋳効果によって確実にパウダースリップをコーピングすることが可能となる。

2. ポイント

1）セラミックコーピングの製作法

　アルミナまたはジルコニア微粉末と専用ミキシン

図1　支台歯形成の削除量の目安。前歯は、唇側歯頸部で0.8〜1.2mm、切縁および咬合面付近は1.5〜2.0mm、舌側で0.8〜1.0mmの形成量が必要である。臼歯は、唇側歯頸部で0.8〜1.2mm、舌側歯頸部で0.8〜1.0mm、咬合面付近の中心溝付近は1.0〜1.5mm、咬頭頂で1.2〜1.8mmの形成量が必要である。

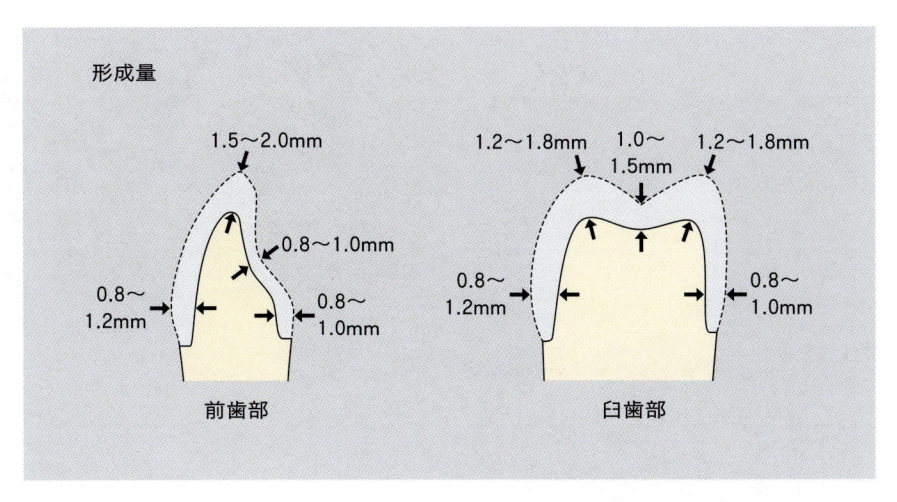

グ液を、超音波で振動を加えながら攪拌し、均一なクリーム状の粘度の混合泥(パウダースリップ)を作る。このパウダースリップを支台歯模型にエレクトロフォーミング法にて均一に築盛する。

2) 推奨する支台歯形成

ラウンドショルダーもしくはヘビーシャンファーを歯冠全周にわたって形成する。

削除量の目安としては、図1のとおりである。形成された隅角部分に鋭角が生じないこと、咬合力が集中する部分が薄くならないことに注意する。

3) 加工

模型上でシリコーンポイントを用いて歯型のオーバー部分を削り、形態を整えて一定の厚み(前歯0.5mm、臼歯0.7mm)にし、ドライヤーで温めてスペーサーを溶かし、模型より抜き取り、焼成台に置いて一次焼結する。

焼成時間は単冠の場合、120℃で予備乾燥、120〜1,130℃までを34℃/分で上昇させ、1時間30分係留した後、900℃まで徐冷する。ブリッジの場合は、120℃で30分予備乾燥後、120〜1,130℃までを18℃/分で上昇させ、3〜4時間(症例により異なる)係留し、その後400℃まで炉内にて徐冷する。

従来のIn-Ceramコーピングとの焼結スケジュールの違いは、耐火模型製作がないため大幅に時間の節約ができ、経済的であるということである。

4) 使用可能な築盛用陶材

アルミナおよびジルコニア専用陶材を築盛する。Vitadur α(ジーシー)、ノリタケCerabien(モリタ)、Vintage AL(松風)が対応陶材としてすでに発売されている。

海外においてはCreationの対応陶材も発売され、使用されている。国内での発売が待たれるところである。

5) 推奨される使用セメント

オールセラミックスの破折の原因の一つは、装着時の接着にある。試適時に強く咬合させると、わずかな浮き上がりが応力集中につながり、破折してしまうことがある。オールセラミックスには金属のような靱性はないが、歯との強力な接着により強度が増し、口腔内では安定した強度をもつ。

セメントは、リン酸セメント・グラスアイオノマーセメント・レジンセメントのいずれも使用可能である。ただし、支台の材質・形態によって選択すべきだと考えている。

6) 適応症

WOL-CERAMシステムでは、単冠はもちろん1歯欠損のワンユニットのブリッジ、また搭載されたCAD/CAM機能により、コーヌス内冠やインプラントのカスタムアバットメントなどの製作が可能である(図2、3)。

スリップコーピング製作後は、通常のIn-Ceramオールセラミッククラウンと同様の工程でWOL-

第1章　各種 CAD/CAM システムの概要とその臨床応用

図2、3　WOL-CERAM は1歯欠損のワンユニットブリッジ、インプラントのカスタムアバットメントも製作でき、その用途は広い。

2 | 3

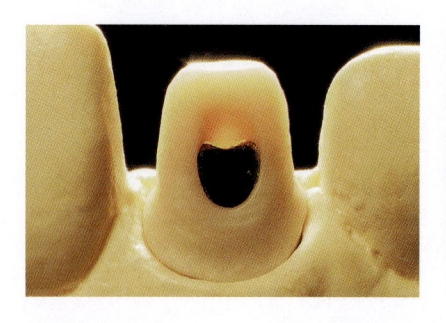

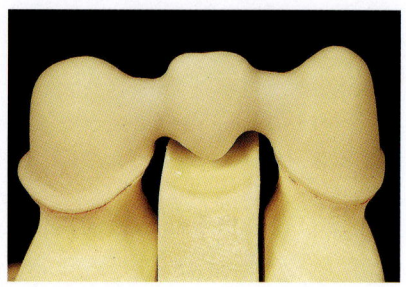

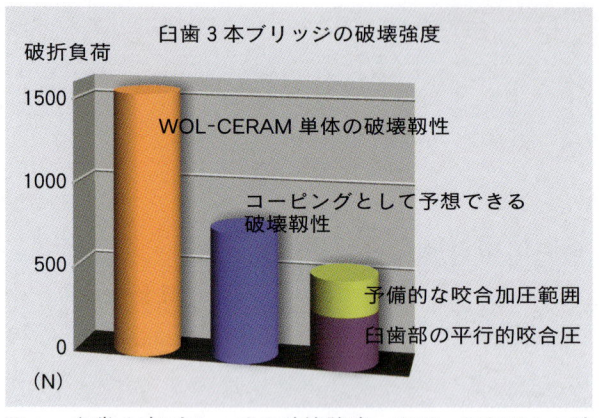

図4　臼歯3本ブリッジの破壊強度。WOL-CERAM の破壊靱性の高さに注目。

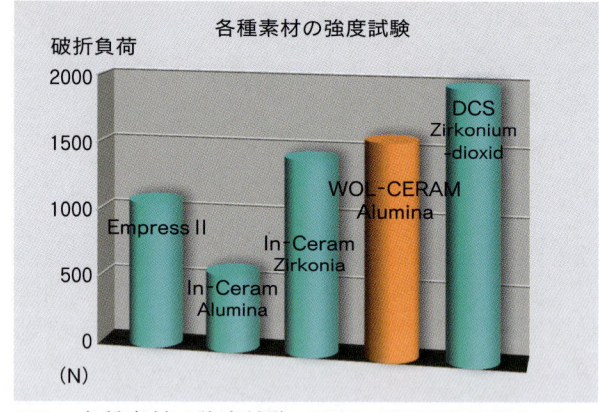

図5　各種素材の強度試験。WOL-CERAM は Zirkonium-dioxid の次に強度的に優位である。

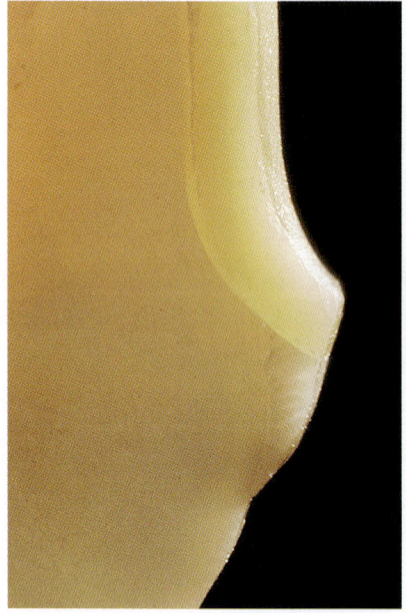

図6　歯頸部の適合の具合は良好である。

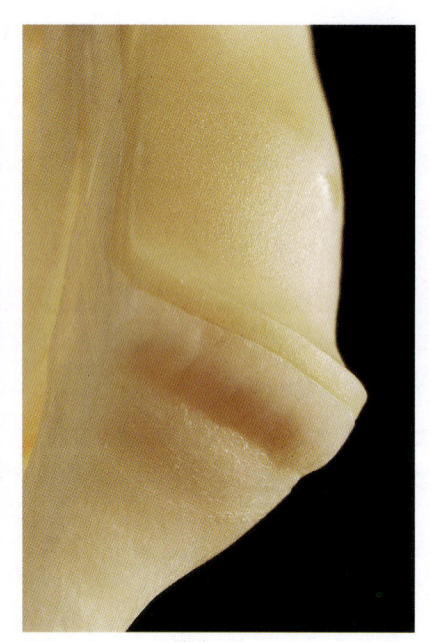

図7　フレーム適合。

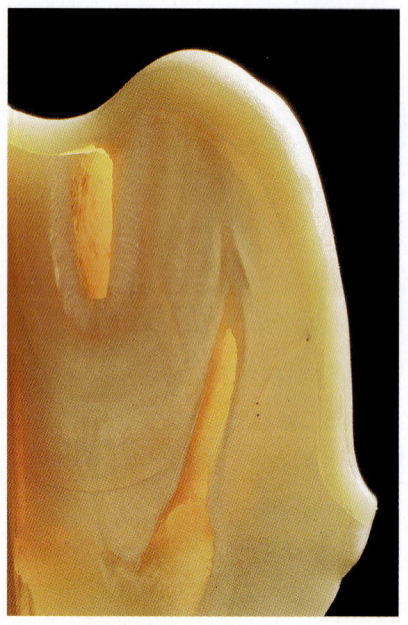

図8　内面の適合も良好である。

CERAM オールセラミッククラウンも製作される。コーピングの緻密さや時間の短縮においては、In-Ceram システムを上回るシステムであると思う。

7）コーピングの機械的強度と適合

　コーピングの機械的強度は図4、5のとおり。適合は図6〜8のとおりである。

II. 臨床応用

1. モデルケース―ケースの概要

患者は56歳男性。以前、他の医院で修復した補綴物が審美的に不良であることから来院。上顎右側中切歯の審美的な修復を希望した(図9)。

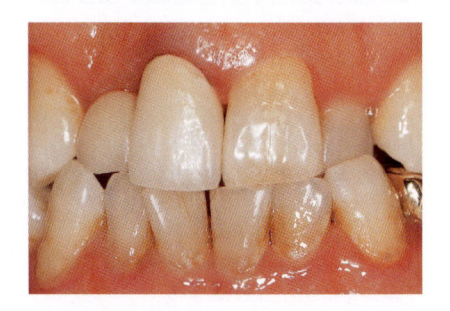

図9 術前の口腔内。

2. 支台歯形成

全周ディープシャンファー、もしくはラウンデッドショルダーを基本とする(図10)。

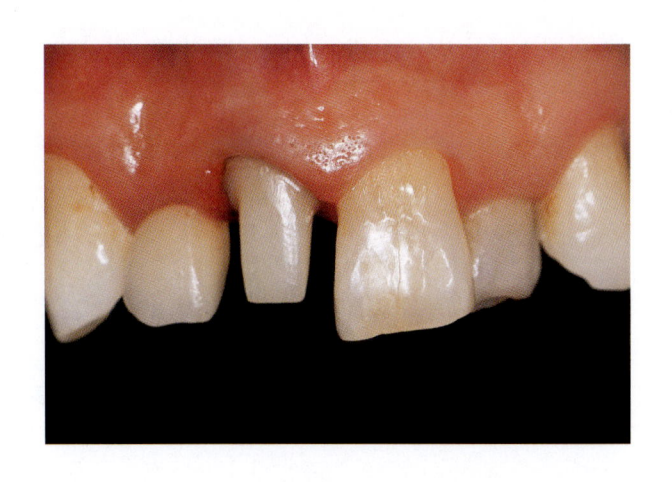

図10 支台歯形成。

3. 模型完成、ワックスリリーフ

筆者は模型作りにこだわりをもち、いろいろなシステムを試してきたが、現在はジェットピンシステムによる模型作りを推奨している。このシステムの大きな特徴は、本模型を使用して製作していけることである。

まず、マイクロスコープを用い、分割された歯型を慎重にトリミングする(図11)。そこに、セメントスペースと歯型からの分離材の役目をもつ専用のスペーサーワックスを塗布し、ワクサーで形成する(図12、13)。ここでの注意点は、マージン部と咬合面にはスペーサーを塗布しないことである。これは、咬合面部のセメントスペースが厚くなると部分的な応力集中が発生し、破折の原因となるからである(図14、15)。さらに、パウダースリップとのなじみを良くするために、専用のセラミックパウダーを振りかける。

第1章　各種 CAD/CAM システムの概要とその臨床応用

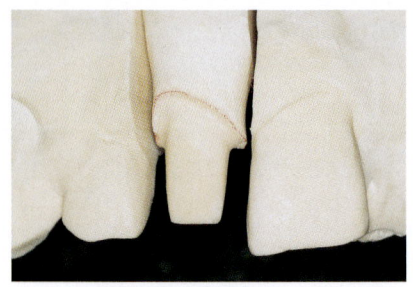

図11　模型完成。今回はジェットピンにより模型製作を行った。

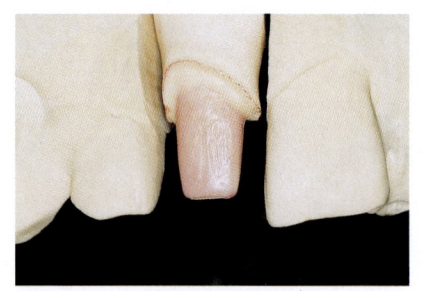

図12　ワックスリリーフ（唇側）。

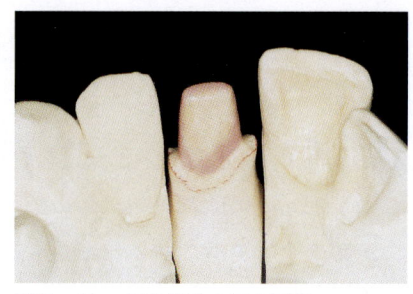

図13　ワックスリリーフ（舌側）。

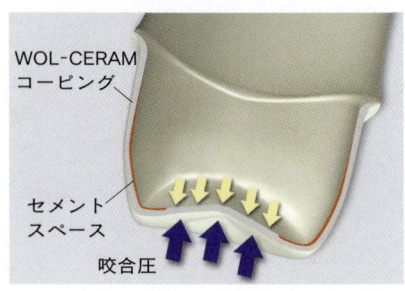

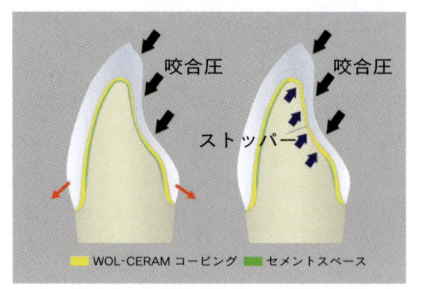

図14　臼歯。咬合圧が加わる咬合面部においては、支台歯と密接して咬合圧を受け止め、セメントスペースは咬頭頂を含む、マージン上1mmの軸面のみにとどめる。

図15　前歯。図左のようなマージン部のみの適合で、全体にセメントスペースが付与されると、咬合圧によりクラウンは赤線の方向にズレが生じ、破折の原因となる。しかし、図右のように臼歯部と同じく舌側面で密接させ、唇側面と舌側面のわずかな立ち上がり面のみのセメントスペースの付与で、前歯部においても耐久性は格段にあがる。

4．レーザー計測

　歯型を確実に固定してから（図16）、計測器にセットし（図17）、CAD レーザーにてマージンの位置や支台の長さ・形状を計測する（図18）。

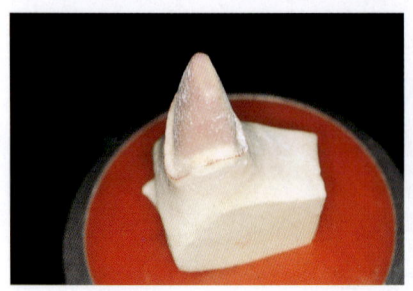

図16　歯型固定。

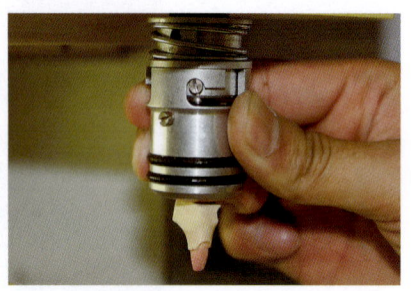

図17　歯型セット。

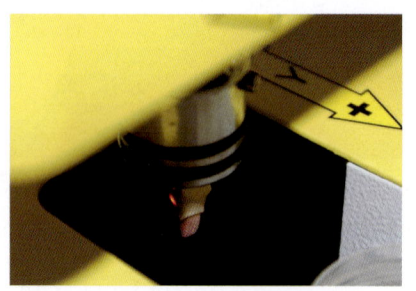

図18　レーザーにて計測を行う。

5．エレクトロライト液浸漬、乾燥

　全自動で歯型を回転させながら、WOL‐CERAM システムの最大の特徴であるエレクトロライト液（歯型に通電性をもたせる）に数秒間ディッピングさせる（図19）。
　その後、回転しながら内蔵のドライヤーで乾燥させる（図20）。

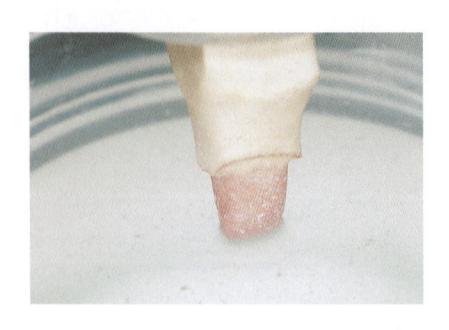

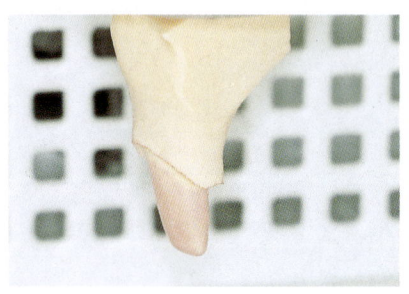

19 | 20

図19　エレクトロライト液に浸漬する。
図20　回転しながら乾燥させる。

パウダースリップ築盛法でコーピング製作
WOL-CERAM

6．アルミナスリップ放電、コーピング

　パウダースリップのポットに自動で搬送し、通電させる。その後、回転しながらパウダースリップが均一に築盛される（図21、22）。なお、ポット自体も自動で攪拌される。

　専用台には最大5個まで歯型を準備でき、これら一連の作業を全自動で行うことができる。

図21　パウダースリップのポットに搬送される。
図22　パウダースリップに浸漬し、均一に築盛される。

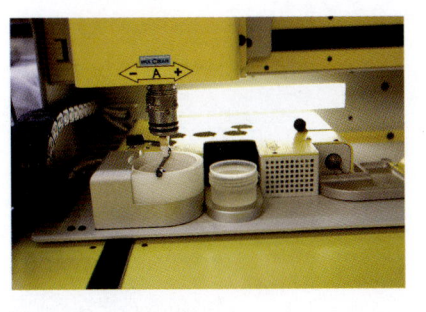

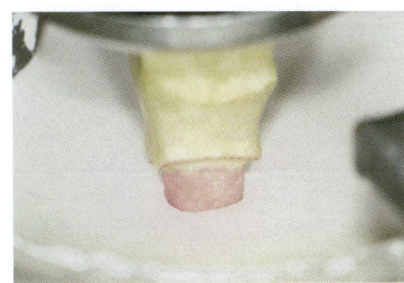

7．コーピング終了、乾燥

　コーピングが終了したら（図23）、乾燥させる（図24）。なお、**4．レーザー計測**からここまでの工程を俯瞰すると図25のようになる。

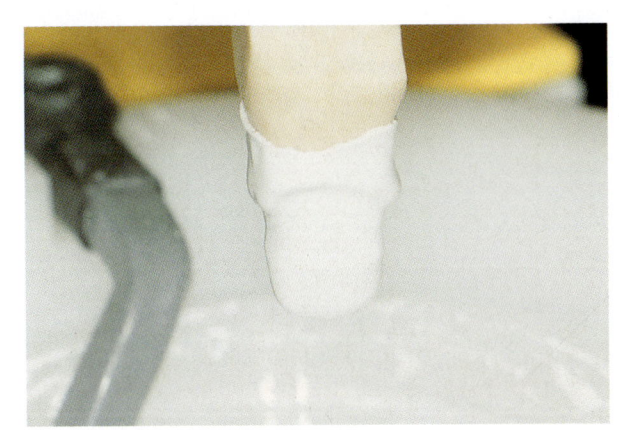

図23　コーピングが完了。
図24　コーピングの乾燥。

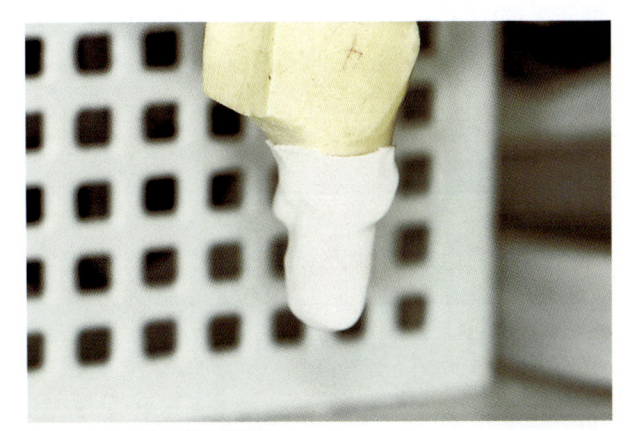

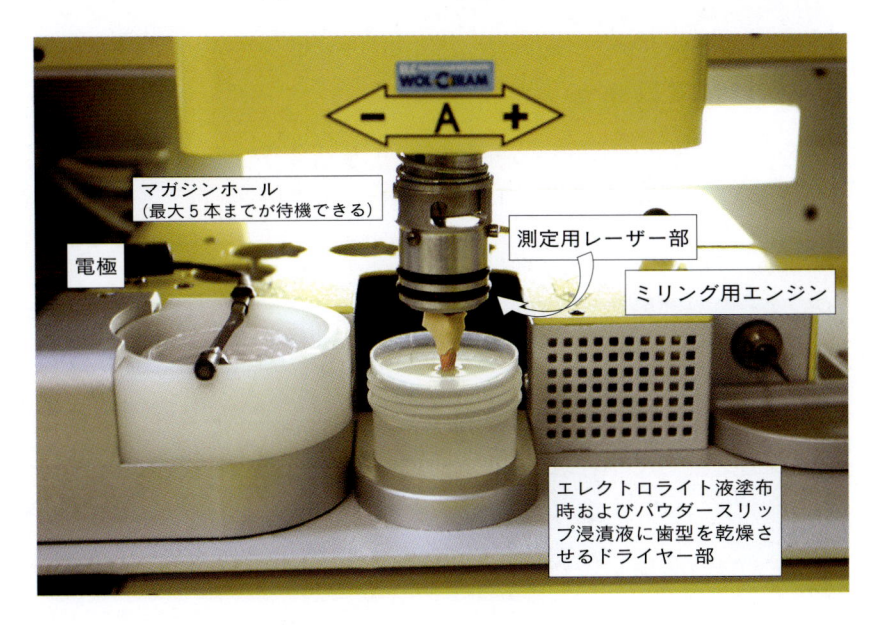

図25　俯瞰したところ。

- マガジンホール（最大5本までが待機できる）
- 測定用レーザー部
- 電極
- ミリング用エンジン
- エレクトロライト液塗布時およびパウダースリップ浸漬液に歯型を乾燥させるドライヤー部

第1章　各種CAD/CAMシステムの概要とその臨床応用

8．コーピングマージン処理、形態修整

　模型上にてはみ出したオーバーマージン部分を形態修整し、また一定の厚み（前歯0.5mm、臼歯0.7mm）に整えていく。

　細かい粒子のポイントやジルコニアナイフを用いて、フレームの形を整える（図26、27）。修整が終わったら、ドライヤーで温めてスペーサーワックスを溶かし（図28）、歯型より抜き取る。

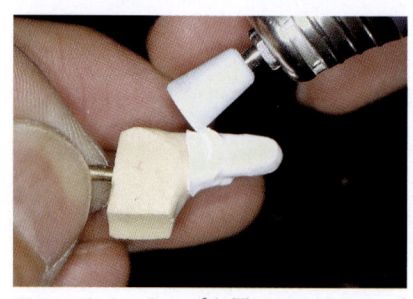

図26　ラバーカップを用いたトリミング（マシンツール中央）。

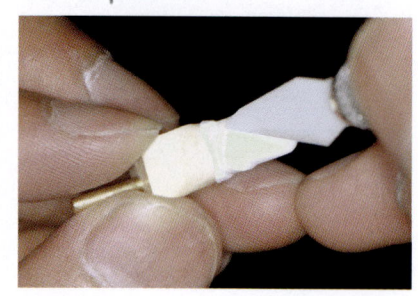

図27　ジルコニアナイフを用いたトリミング（ATDジャパン）。

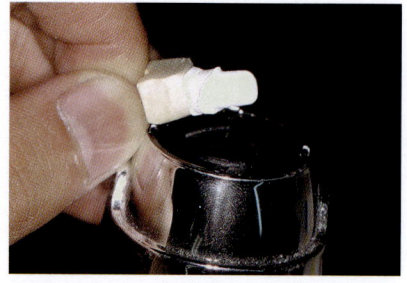

図28　ワックスを溶融する。

9．インセラマットにて焼結

　インセラマットにて一次焼結する（図29）。単冠の場合なら120℃で予備乾燥後、120〜1,130℃までを34℃/分にて焼成、1時間半係留させ、900℃までは炉内で徐冷する。

　ブリッジの場合は、120℃で30分乾燥後、120〜1,130℃までを18℃/分で上昇させ3〜4時間係留し、400℃まで炉内徐冷する。

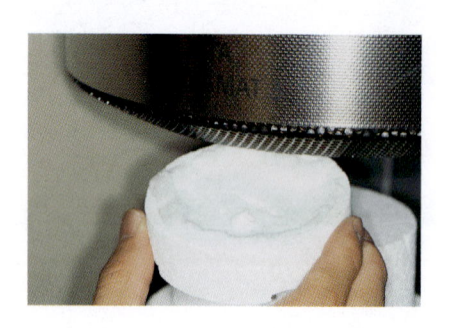

図29　インセラマットで焼成。

10．ガラス材塗布

　マイクロスコープ下にて、焼結後のコーピングの余剰部分を、超微細砥粒子ポイントを用いて慎重に調整する。コーピングの内面およびショルダー部を除く全体にガラス粉を塗布し（図30）、焼成する。ガラス粉は、支台の種類や色調を考慮し、4色の中から適宜選択する。

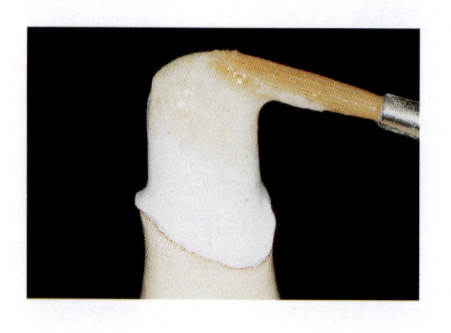

図30　ガラス材を塗布する。

11. ガラス材浸透焼結

　1回目の焼成（図31）は、ガラス粉が溶解して流れる状態を予測し、焼成台にて1,100℃で1時間行う（筆者は、44分を大気焼成、16分を減圧下にて焼成している）。

　2回目は、コーピングの先端部にガラス粉を追加し、ガラス粉が垂れる方向を変えるため白金箔に乗せて、1回目と同様の条件で焼成する。

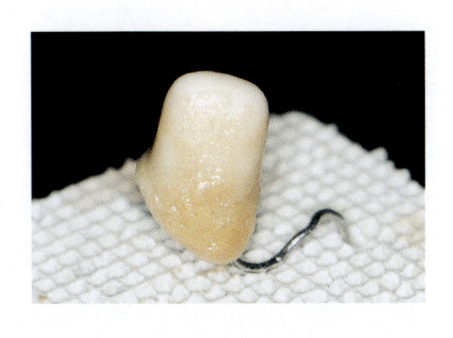

図31　1回目の焼成。

12. レイヤー陶材築盛、キャラクタライズ

　ガラス粉が浸透したコーピングは、溶けた飴が付着しているような状態で焼き上がる。ダイヤジンターボポイントなど、切削効率が良く、衝撃や発熱の少ないポイントを用い、注水下で余剰な結晶化ガラスを削除する。さらに、アルミナ50μ/3気圧にてサンドブラストする（マージン部は25μ/2気圧）。

　その後、オールセラミック用陶材で、審美的な要求に応えるための多色築盛を行っていく（図32）。ヘアラインやクラックラインも築盛時に再現することで、天然歯がもつ特徴に近づけていく（図33）。

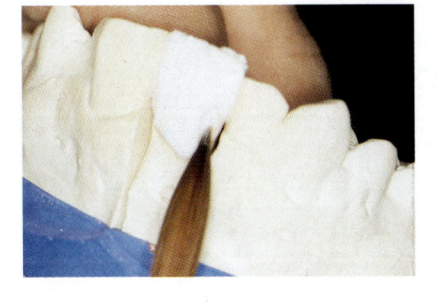

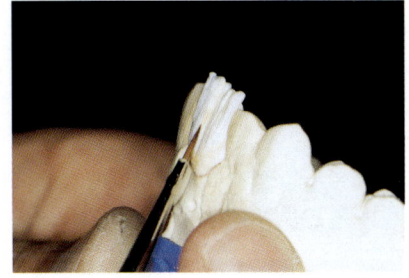

図32　レイヤー陶材の築盛。
図33　キャラクタライズ。

13. WOL-CERAMクラウンの完成

　金属色がなく、明度・透明感・温かみのあるWOL-CERAMオールセラミッククラウンが完成した（図34、35）。

図34　完成したオールセラミッククラウン。
図35　完成したオールセラミッククラウンの内面観。

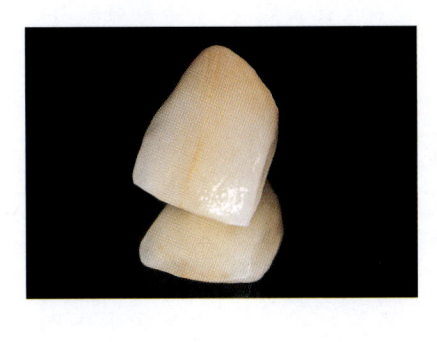

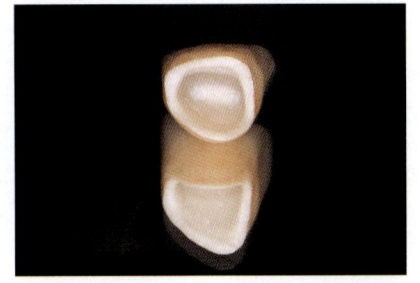

第1章　各種 CAD/CAM システムの概要とその臨床応用

14. 最終補綴物の完成・口腔内装着

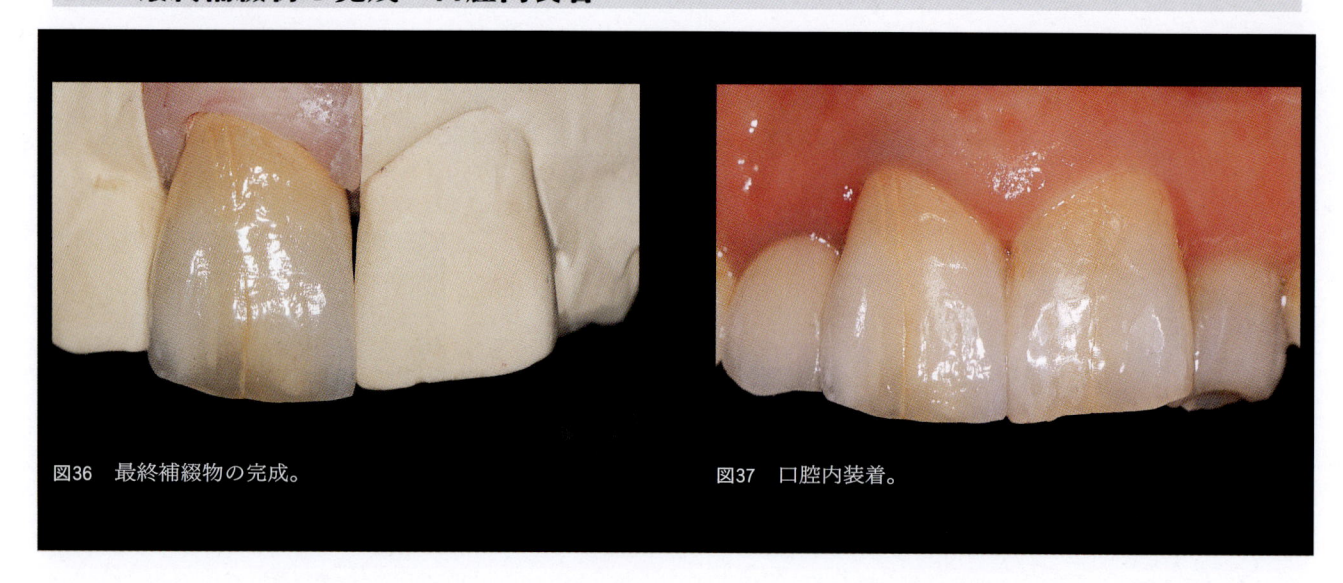

図36　最終補綴物の完成。

図37　口腔内装着。

おわりに

　数多くの CAD/CAM システムによるオールセラミックスが市場をにぎわしているなか、筆者が WOL-CERAM システムを選択した理由は、そのセラミックコーピングの適合精度のすばらしさの一言に尽きる。高額な出費にもかかわらず、歯科技工士が CAD/CAM システムを購入するのはなぜなのか？　未来を見据えつつ患者にベストな補綴物を提供していかなければならないという使命感からか？　最新技術を取り入れた先端技工所としての自負をゆるぎなくするための満足感のためか？　あるいは、従来のセラミッククラウンだけでは時代についていけないという焦燥感からか？　いったいどれほどの歯科技工士が、CAD/CAM システム導入のために貴重な時間と費用をつぎ込んできただろう。

　そもそも CAD/CAM（Computer-aided Design/Computer-aided Manufacturing）とは、コンピュータがデザインのイメージ作りや製作を手助けしてくれることである。しかし現状では、CAD/CAM システムで製作したオールセラミックスに、自身の手を加えない術者は皆無であろう。それならば、CAD/CAM のメリットがいかんなく発揮できるステップ、たとえば適合のためのステップにこそ、その技術をつぎ込み、形態や色調においては術者の技術をつぎ込みたいと思う。

　筆者が考える適合の重要な要素とは、コーピングの適合精度である。ともすれば、本システムは一世代前のシステムのように思われがちだが、こと適合においては、最良で最先端のものだと考えている。患者や歯科医師の多様な需要にケースバイケースで十分応えるために、本システムはぜひ選択肢の一つとして知っておいていただきたいオールセラミックシステムである。本稿を終えるにあたり、今回の臨床写真だけでなく筆者（高辻）の提案するソフトウェアに対し、つねに理解を示しつつ厳しい臨床家の目でその本質を見抜いてくださる、永井茂之先生に心より感謝申し上げます。また、WOL-CERAM の導入にあたりご指導いただいた郷上 勲先生、庄 慶彦先生、西村 治氏にお礼申し上げます。

　最後に J. ジョークラフトのスタッフの協力に心より感謝します。

参考文献

1. 郷上勲，庄慶彦，林俊明，竹内積，坂井茂行．WOL-CERAM システムの特徴と臨床応用．QDT 2005；30(2)：47-58.
2. 山本尚吾，稲田和徳．オールセラミッククラウンに入射した光の行方 Part 1．QDT 2004；28(6)．
3. 山本尚吾，稲田和徳．オールセラミッククラウンに入射した光の行方 Part 2．QDT 2004；29(7)．
4. 平木豪他．Esthetic of dental technology. Vita In-Ceram アルミナーその基本原理と製作方法．東京 クインテッセンス出版 1999；180-187.
5. 永井茂之．オールセラミックはどこまで進化するの？．デンタルフロンティア QA 2005；30：8-27.
6. Benoit Gobert. Das Wolceram-system. QZ 2005；152-159.

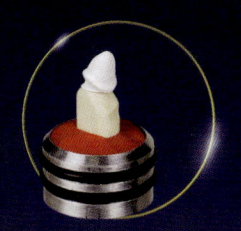

ELC WOL-CERAM®

臨床的に評価の高いInCeramを用いた
エレクトロ レイヤード セラミック・システムによる
均質で緻密なセラミック・コーピング。
…それが、ELCウォルセラム・コーピングです。

適合がいいから頑丈です。

www.wolceram.jp
click！

ウォルセラム テクニカルセンター

新規開設　ELCウォルセラム コーピング製作受注開始!!

**通常のアルミナに加えて
ジルコニア31%含有のコーピングも受注製作可能！！**

適応症例
- 単冠, 連続冠
- 3本ブリッジ
- インプラント上部構造
- カスタムセラミックアバットメント
- テレスコープクラウン

西日本ウォルセラム テクニカルセンターラボ
大阪府吹田市豊津町5-6 KDSビル202
TEL 06-6385-6909
担当／庄（WOLCERAM MASTER）

東日本ウォルセラム テクニカルセンターラボ
東京都大田区北千束2-17-4
TEL 03-3727-6926
担当／山本（WOLCERAM MASTER）

▲ コーピング製作のご注文は上記センターラボまで ▲

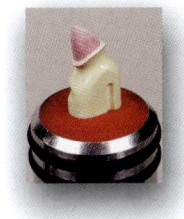

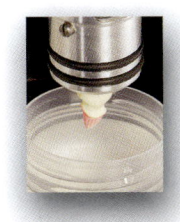

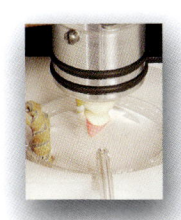

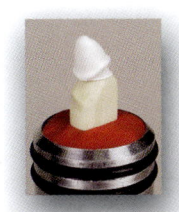

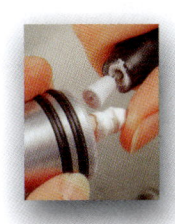

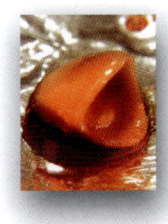

器材に関するお問合せ　㈱マシンツール中央　〒661-0045　兵庫県尼崎市武庫豊町3-3-3
● WOLCERAM 日本輸入総代理店 ●　TEL 06-6434-1110　FAX 06-6434-1120

許可番号（28BY5015）

第1章　各種CAD/CAMシステムの概要とその臨床応用

国産の安心感と使いやすさ

GN-I

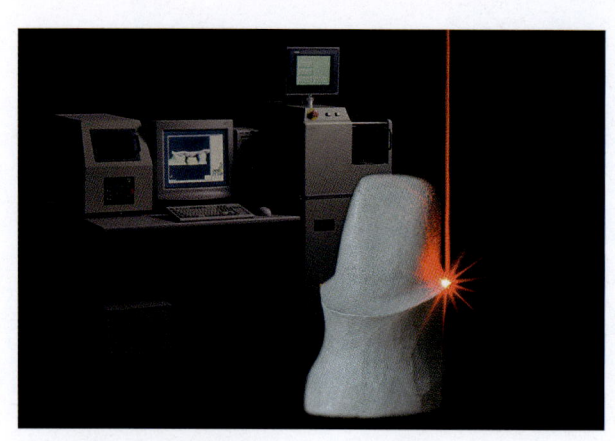

山本尚吾[1]／**小峰 太**[2]

[1] Show Dental／[2] 日本大学 歯学部 歯科補綴学教室III講座
[1] 東京都新宿区市谷薬王寺町65-7F／[2] 東京都千代田区神田駿河台1-8-13

I．システム概要

1．特質
1）国産の使いやすさ

　Dental CAD/CAM GN-I（ジーシー。以下GN-Iとする）は、日本の歯科診療に合ったクオリティーと効率化を重視したCAD/CAMシステムである。
　GN-Iは、スキャナ（計測機）とミリングユニット（加工機）に区分でき、細やかな設定基準のアドバイス、加工機のメインテナンスが専門のエンジニアにより行われている。国産製品であることから、サービスもCADソフトウェアも日本語で対応されており、初心者でも簡単に臨床応用ができる。

2）ミリング工程はデータで外注も

　GN-Iにはサテライトシステムもあり、サテライトラボは計測機とCADソフトのみを所有し、補綴物の設計データを、フルシステム（スキャナーとミリングユニット）をもつ歯科技工所へインターネット経由で送信する。これにより、模型を送付することなく補綴物のミリング工程を外注できるシステムとなっている。計測データは瞬時に送信され、最短で翌日に補綴物を受け取ることができる。さらに、加工を専門に取り扱う加工センターも日本国内に配備されている。
　最近では、ジーシーインプラントRe用FDアバットメント（カスタムアバットメント）がGN-Iで製作可能になり、CAD/CAMの応用範囲も広がってきている。また、小型化したCAD/CAM（In-Ceram専用機）の開発も進み、発売予定である。さらに現在、ジルコニアによるブリッジの製作やインプラント用カスタムアバットメントの製作を可能とするために、開発が進められている。

2．ポイント
1）使用可能なマテリアル

　コーピング用としてVITA In-Ceram AluminaおよびSpinellブロック、クラウン用にGN-Iセラミックブロック、コンポジットブロック、チタンブロックがある。主な特徴は、次のとおりである。

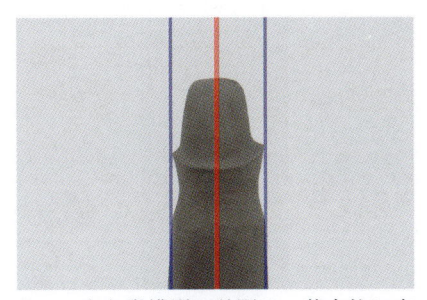

図1　支台歯模型の計測は、基本的に支台歯軸方向に対してフィニッシングラインが最大豊隆となるように、計測機へ装着することが重要となる。

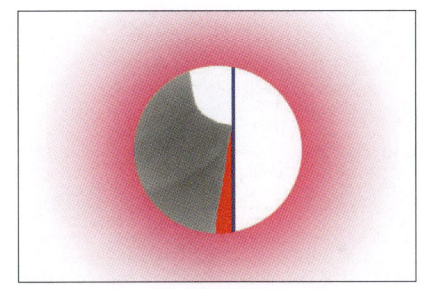

図2　青のラインが歯軸垂直方向からの計測と想定した場合、フィニッシングラインのトリミングは、フィニッシングラインより直下がアンダー(赤い部位)となるように行う必要がある。

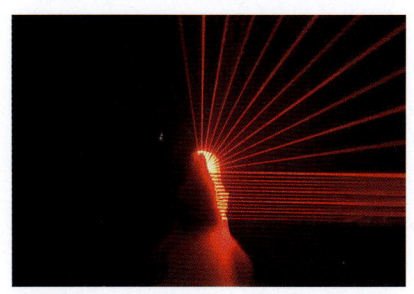

図3　レーザー計測。

① GN-I VITA In-Ceram Alumina・Spinell ブロック

　VITAのオールセラミックス製品「In-Ceram」の曲げ強さなどすぐれた特性はそのままで、CAD/CAM用にブロックにしたものである。焼成時における収縮がないため高い適合精度が得られ、より均質なIn-Ceramコアの製作を短時間で容易に行うことができる。In-Ceramブロック、さらにAluminaとSpinellともに4種類のカラーバリエーションがある。

② GN-I セラミックブロック

　すでに焼成済みのセラミックブロックとなっており、耐摩耗性にすぐれ、曲げ強度が高い。ポーセレン独特の硬度を抑えることで、対合歯に優しい素材となっている。

③ GN-I チタンブロック

　JIS規格第2種純チタンのブロックとなっており、生体親和性に非常にすぐれ、また鋳造による欠陥がまったくないのが特徴となっている。

2）CAD/CAM 用推奨模型および支台歯形成

　計測には支台歯模型のみ必要で、明確なフィニッシングラインのトリミングが必要となる。指定する石膏は特にない。コーピングフレームの厚みは強度的にも0.5mmが最低の厚みとなるため、最終的な色調および形態回復のためには支台歯形成は最低1mm以上が必要となる(図1、2)。

3）支台歯模型の計測法―GN-I メジャーリングマシーン

　支台歯模型を5軸計測による非接触の三次元レーザースキャンで計測し、アンダーカット部も正確に計測できる(図3)。5軸とは縦・横・高さ(x, y, z)に、模型の回転(β)とレーザーセンサーの180°回転(α)を加えた計測方法である。

　計測時間は1歯当たり3分程度で、計測ピッチは100μm、300μm、500μmから選択でき、さらに計測範囲はx軸90mm、y軸60mm、z軸25mmと応用範囲の広い設計となっている。

4）コーピング設計法―GN-I CAD ソフト

　すべての歯冠形態をCADソフトによりパソコン上で簡単に設計できる(図4～7)。視点方向は、咬合面・遠心・近心・舌側・頬側方向にボタン一つで自由に変更可能であり、さらに、描画状態は陰影をつけた実像表示の他、曲面をメッシュで表現することや、模型を半透明にすることができる。

　CAD上に表示された支台歯の形状から、コーピングの形態を自由に変更できる機能が備わっており、フィニッシングライン・セメントスペースの数値設定が可能で、良好な適合精度を得やすい設計となっている。また、ダブルスキャンも可能で、ワックスアップ形態をそのまま設計に活用することも可能である。

5）加工法―GN-I ミリングマシーン

　GN-I CADソフトで設計したデータ(図8)に基づ

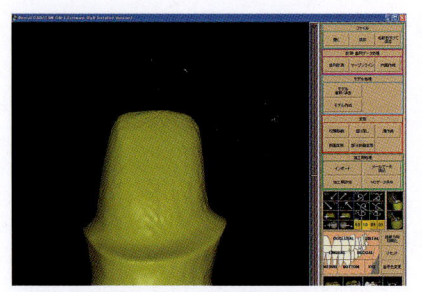

第1章　各種CAD/CAMシステムの概要とその臨床応用

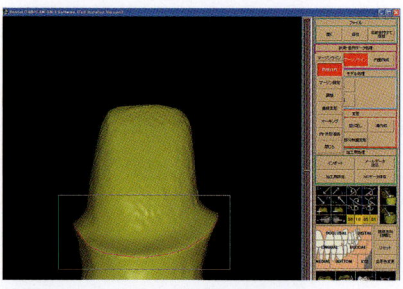

図4　支台歯のデータ。　　　図5　マージンの設定。　　　図6　フレーム外形と支台歯。

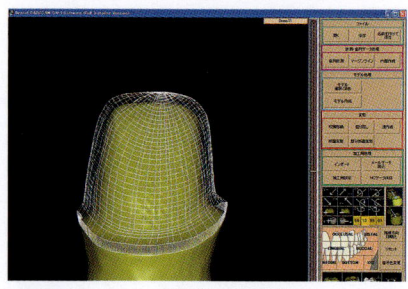

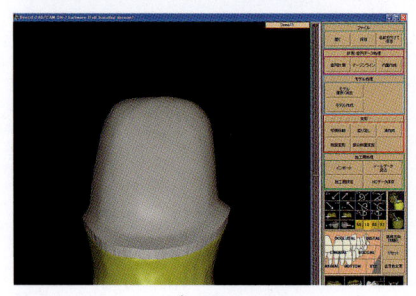

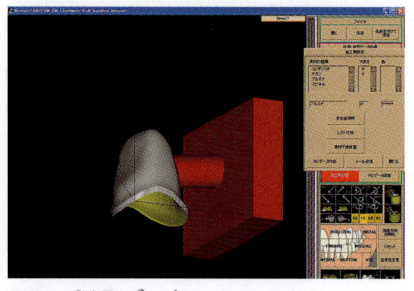

図7　フレームデータ。　　　図8　CADデータ。　　　図9　CAMによるミリング。

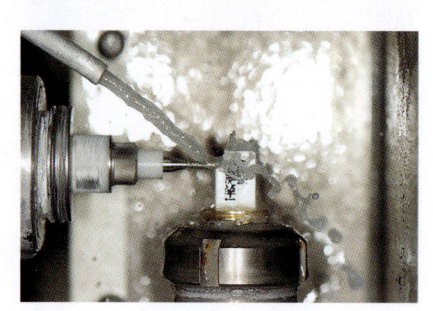

き、切削バーを自動で交換する機能が搭載されている。ミリング完成までにはいっさい人手がかからないように設計されており、最大15個まで連続加工（材料自動供給装置を装備）が可能である。データと材料をセットしておけば、15個すべてが完成しているという、効率的な補綴物製作支援が可能なことが、最大のメリットであろう（図9）。

加工用ツールには、各種5本ずつのダイヤモンドバーとカーバイトバーがある。In-Ceram・セラミックス・コンポジットの加工にはダイヤモンドバーを使用し、チタンの加工にはカーバイトバーを使用する。切削時間はIn-Ceramで約45分、セラミックスで約120分、チタンでは約90分で加工が完了できる。

6）使用可能な築盛用陶材

In-Ceramコーピングには、Aluminaに適した熱膨張係数のポーセレンが必要となる。以前より使用できるVITA αポーセレンがあるが、現在ではαポーセレンよりも緻密で強度の安定した新しいVITA VM7を推奨する。VITA VM7は強度の向上と対合歯への耐摩耗における優しさを両立した極微粒子ポーセレンである。また、レイヤリングスペースにゆとりのないケースにおいても、2層積層法にて審美的な回復が可能な設計がされている。

7）推奨される使用セメント

In-Ceram Aluminaの強度は500MPaであり、特にセメントを選ぶ必要はない。In-Ceram Spinellの強度は350Mpaであり、In-Ceram Aluminaに比べると低い強度となる。よって、接着性レジンセメントにより支台歯に強固に接着する必要があり、リンクマックス（ジーシー）が推奨できる。

8）適応症

In-Ceram Aluminaは、強度は高いが半透明であるため、メタルコアや失活歯など支台歯の色調がオールセラミッククラウンの色調に影響を与える場合や、強い咬合力が生じない部位の修復に適している。

またSpinellは透明性をもち、特に光の透過性が非常に高いことから、支台歯の色調がクラウンの色調再現の妨げにならない天然歯（生活歯）やファイバーを応用した審美的な支台を応用した上下顎中切歯、および側切歯に適している。コーピングの厚みはともに0.5mm以上が絶対的な条件となる。

II. 臨床応用

1. モデルケース―ケースの概要

　患者の主訴は、前歯の歯並びおよび色が気になるというものであった（図10）。前歯部、特に中切歯・側切歯は、歯のサイズに対してスペースが不足しているため、乱排列であった。清掃的に不完全になりやすいこともあって部分的なう蝕が生じ、排列・色調も審美的でなかった。右側中切歯および側切歯は失活歯であり、歯冠部および歯根部に変色が認められる。

　患者が排列および歯冠色の改善を希望したため、左右中切歯および側切歯の補綴治療を行った。

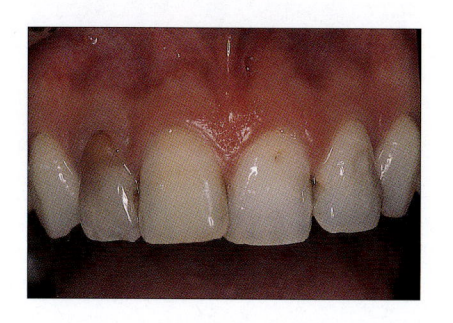

図10　術前の唇側面観。

2. 支台歯形成

　今回使用するマテリアルは In-Ceram Alumina をコーピングとし、矯正治療を応用せず補綴物にて排列の改善を図る。そのため理想的な状態の排列位置に支台歯はなく、補綴物の形態により排列を完全なものとする治療となる。

　そこで、支台歯の大きさが不均等となり、各フレームの大きさをそろえて適切な機能と色調の回復が必要であり、CAD/CAM法のダブルスキャニングの応用が適切であると判断した。本ケースのように、支台歯の大きさが不均等な場合は、日常臨床において少なくないと考えられる。こうした場合、支台歯形成のみでの対応は難しい。さらに歯冠と歯肉に対する審美的な要求を達成するために、部位においてはフィニッシングラインの設定を上下的に縁下に設定する必要に迫られることもある。筆者らは、この場面ではやや深く設定したフィニッシングライン周囲組織のクリーピングを期待するためにもオールセラミックスの応用が重要な要件であると考えている。

　フィニッシングラインを歯肉縁下に設定した場合は、歯肉貫通部の色調を考慮し、歯肉の明るさを補綴部位以外と調和させる配慮が必要となる。そのため、蛍光性を多く含んだレイヤリング陶材である VITA VM7 のエフェクトライナーを使用すれば、築盛量は最小限で、補綴物のフィニッシングライン縁端に生じるシャドウはカモフラージュされる。

　このとき歯根下方に向かうほど支台歯を可及的に小さく（細く）しなければ確保できなくなるという物理的な問題が生じるため、歯肉縁下にフィニッシングラインを設定したほうが、歯肉縁上・頂縁と比べその幅をやや薄く設定できる（図11）。また、CAD/CAMを応用する場合に限らず、支台歯には可及的にアンダーカットを残さない配慮が重要である（図12）。

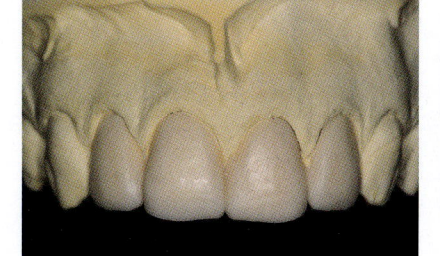

図11　診査・診断用ワックスアップ。
図12　形成された支台歯。

第1章　各種 CAD/CAM システムの概要とその臨床応用

3．支台模型の計測

　計測前に模型上でのアンダーカットの処理を行っておけば、データ上の支台歯の操作もシンプルである。筆者らは、支台模型上ですでにセメントスペースを与えてある模型を計測し、ソフトでのセメントスペースは最小限に設定する方法も応用している。それは適切な適合性を得ることが重要であると考えているためである（図13）。

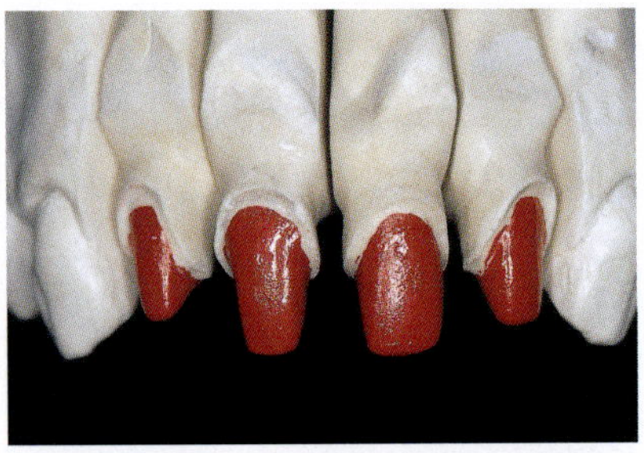

図13　計測前にスペースを支台歯模型に与える場合は、In-Ceram 製作法のセメントスペーサーを応用する。歯軸部位には塗布するが、フィニッシング部には塗布しない。

4．フレームのデザイン

　本症例では、まず完成を予想したワックスアップからプロビジョナルレストレーションを製作し、経過を観察した。その後、プロビジョナルレストレーションと同様の形態で最終補綴物が製作できることが確認できたため、模型上で製作部位のフレームのワックスアップを行い（図14、15）、ワックスアップを装着した支台歯模型を計測した（図16、17）。さらにワックスアップを外した支台歯模型を計測してGN-Ⅰソフト上で合体させるダブルスキャニング法を応用した（図18）。

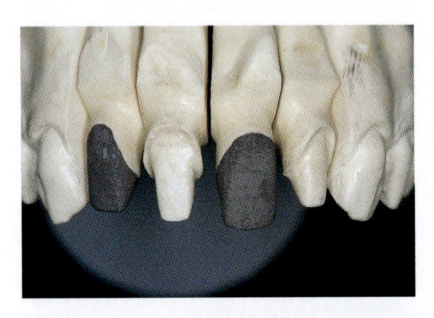

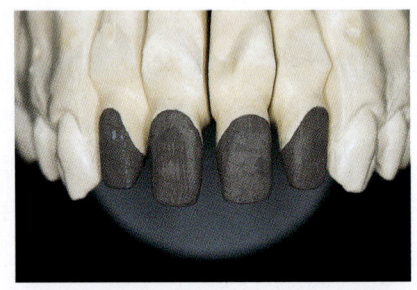

14|15
図14　フレームのワックスアップ。
図15　フレームの形態を再現したワックスを、スキャニングのために計測しやすい色に塗装する。

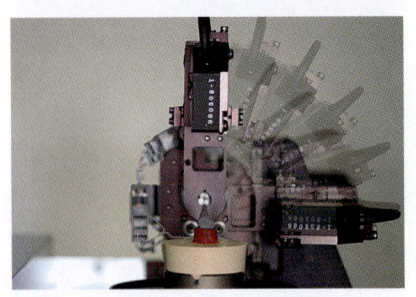

図16　スキャニングアームの動き。
図17　スキャニング。 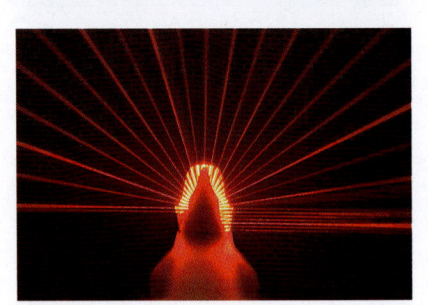
図18　ダブルスキャニングによって、各支台歯と必要なフレーム形状が均一な厚みのコーピングではないことが確認できる。

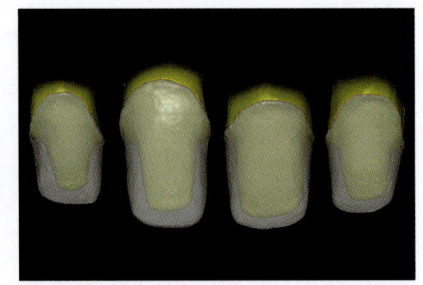

5．加工・ミリング

　加工用バーはオールセラミックス用として5種類が準備されている(図19)。In-Ceramブロックを加工する場合、まずドリルで内面の開口からフラットエンドでラフミリングを行い、つぎにボールエンド(D-R 1.0)でフィニッシングラインをミリング、そしてボールエンド(D-R1.5)で最終的な形状を仕上げ、もっとも細い箇所である内面先端部をボールエンド(D-R 0.5)でミリングする。CAMでの加工を行うための基礎知識として、ミリング用バーのサイズと繊細なフィニッシングラインおよびフレーム内面の頂点のサイズとの照らし合わせ、加工可能な限界を把握しておくことが必要となる(図20～22)。GN-Ⅰではこの加工限界を考慮しGN-Ⅰソフトにて計測した支台の状態によって補正し、バーのミリングの深さをコントロールすることで加工限界に対処している。

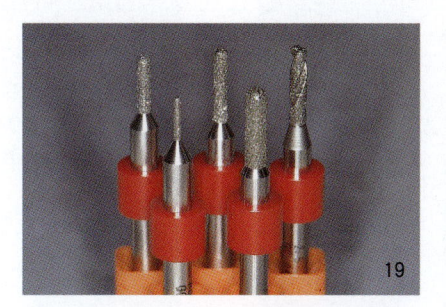

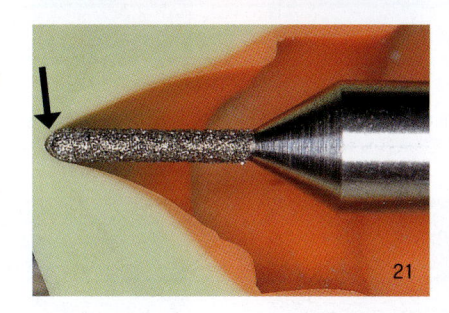

図19　セラミックスをミリングするためのダイヤモンドバー。
図20　支台歯模型の印象採得を行い、印象を括断し、大まかなミリング用バーの限界を確認してみた(矢印)。
図21　最終的なミリング用バーを応用しても部位によっては、わずかなミリング限界部位が確認できる(矢印)。よってCAD/CAMを応用する場合、計測した支台歯模型にCADソフトでミリング可能な厚みまでスペースを与える。もしくは支台歯形成時にバーによる加工可能な厚みを考慮した支台歯形成を行うかの選択により、適合精度は大幅に変わってくることが確認できる。
図22　加工。

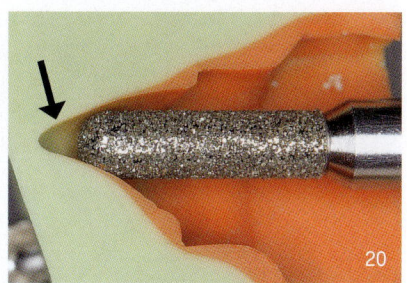

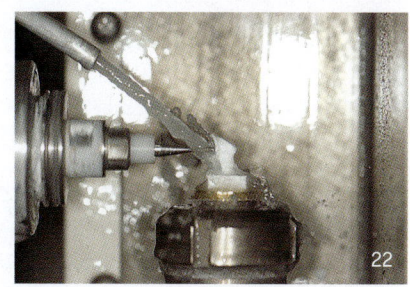

6．連続加工

　筆者らの考えるCAD/CAMの利点の一つに連続加工がある。1歯ずつ計測・加工するシステムでは、本症例のような前歯4本を加工する場合、およびそれ以上のフレームを製作する場合に、非常に多くの時間が必要になる。これではCAD/CAMの最大の利点ともいえる生産性の向上という支援が受けられなくなり、高価な装置ゆえに問題である。

　今回使用したGN-Ⅰの場合、最大で15までの連続加工ができ(図23)、これはラボの生産性においてすぐれていると思われる(図24、25)。

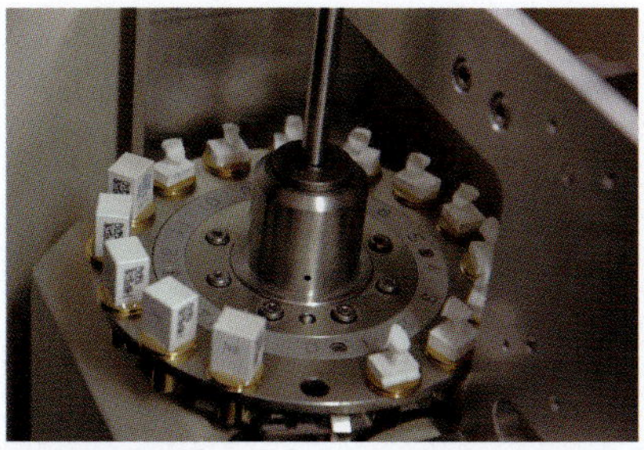

図23　連続加工用の材料パレットは、最大15個のブロックを装着できる。また、そのブロックは加工にともない、In-Ceram Alumina・In-Ceram Spinell・チタン・コンポジット・セラミックスなどと混合して装着することもできる。
図24　連続加工の材料を自動で選択・装着するロボット。 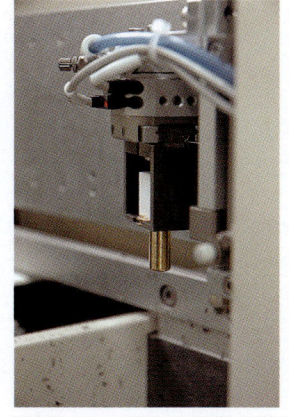
図25　ミリング用バーも自動で選択し、交換および補正をする。

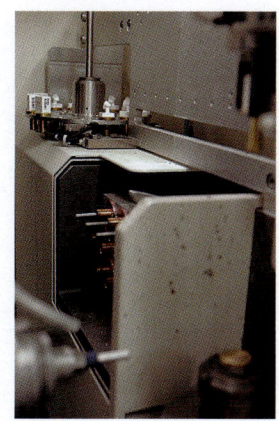

第1章　各種 CAD/CAM システムの概要とその臨床応用

7．レイヤリング

　今日要求される軟組織の審美的回復のために、歯科技工士には歯冠色のみではなく歯頸部付近の光学的知識も重要であると考える。筆者らが補綴物の長期的な安定を重視して選択する In-Ceram Alumina によるオールセラミック修復では、特にフィニッシングライン部の影が歯肉に与える影響が大きくなる。

　そこでフィニッシング部には、VITA VM7のエフェクトライナーを症例ごとにアレンジして、応用している（図26〜31）。

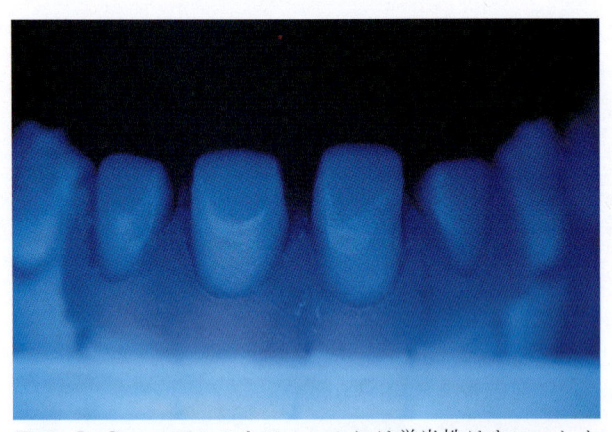

図26　In-Ceram アルミナフレームには蛍光性はない。しかし、特に歯頸部における蛍光性は、審美的な補綴物製作における重要な用件となることが多い。

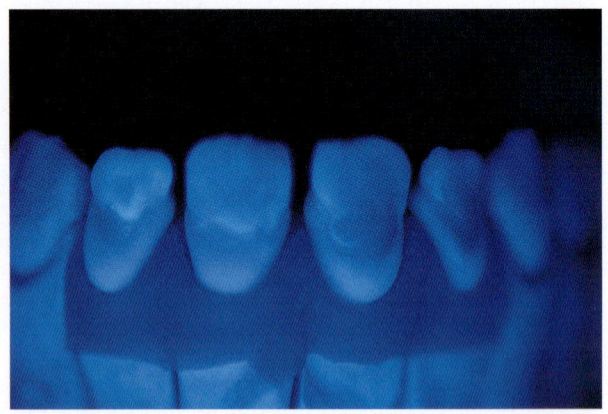

図27　エフェクトライナーにより歯頸部には強い蛍光性を与え、歯冠中央部から切縁にかけては、やや少ない蛍光性を与えている。

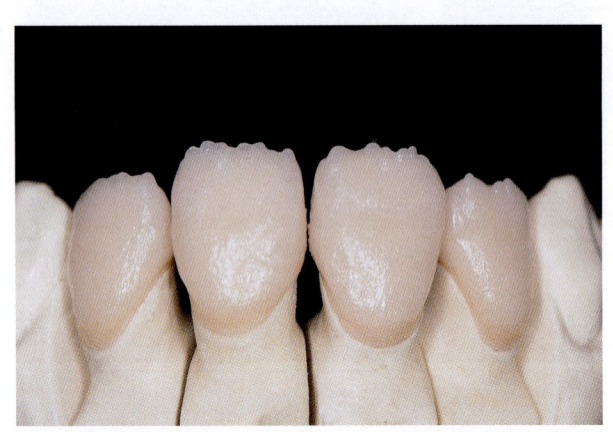

図28　VM7のデンティンレイヤリング。

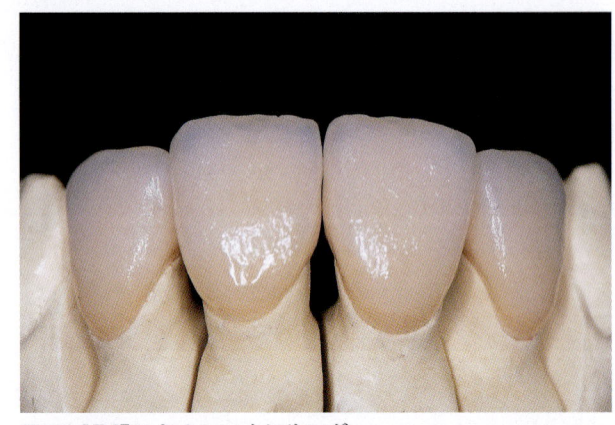

図29　VM7エナメルレイヤリング。

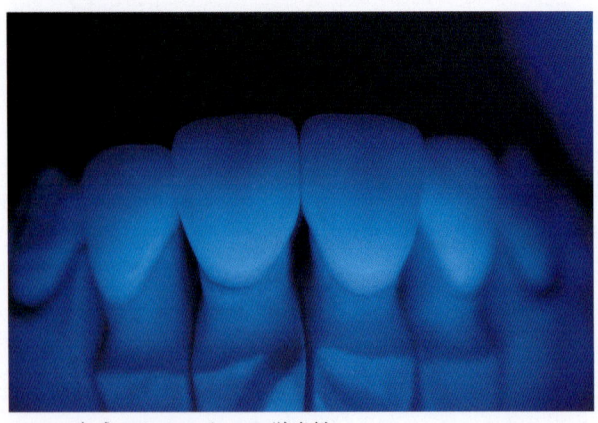

図30　完成したクラウンの蛍光性。

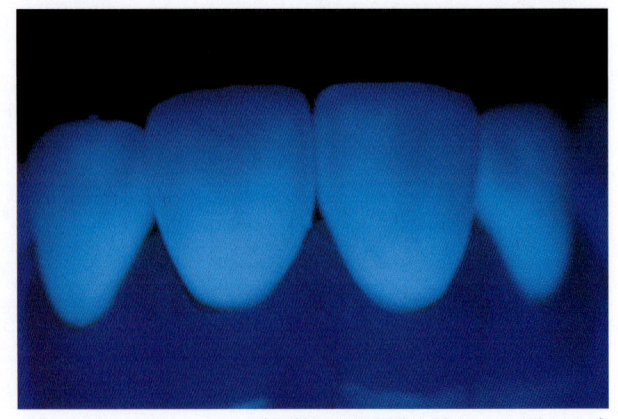

図31　ガムシリコーンの歯頸部付近が蛍光性により明るく感じられる。

8. 最終補綴物の完成・装着

図32 完成した補綴物のフィニッシングラインからの立ち上がりに注目していただきたい。

図33 補綴物のフィニッシング部は滑沢でなければならない。よって、VITAアクセントキットにあるフィニッシングエージェントによる焼成で、フィニッシングラインから歯肉接触部位を仕上げている。

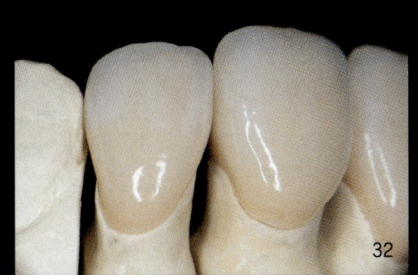

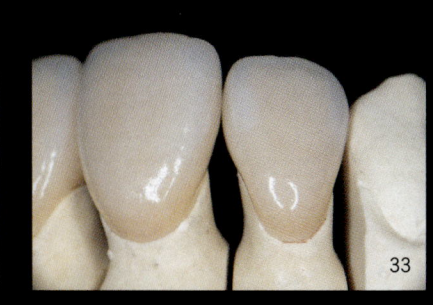

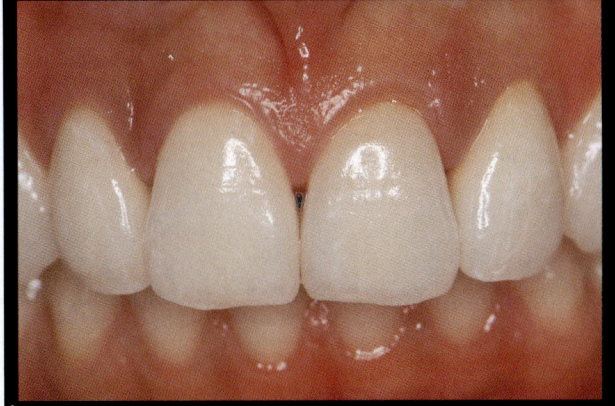

図34 装着直後。

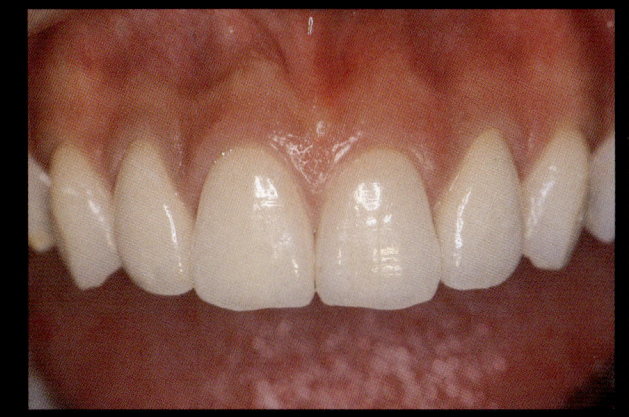

図35 装着一ヵ月後。

おわりに

今回GN-Iを応用した臨床例を紹介し、CAD/CAMを応用する利点とその方法について解説した。筆者(小峰)は、2年間フライブルグ大学でCAD/CAMの特に適合性について研究したが、CAD/CAMを応用する場合にかかわらず、臨床における各ステップを見つめなおすことが重要であり、CAD/CAMの利点を最大に得る方法であることを報告する。今後さらにGN-Iが発展し、日本の歯科補綴を援護することを期待します。

謝辞

本稿執筆に際し、ご協力をいただきました(株)ジーシーの柴田力氏、岡田哲也氏、横沼克全氏、浦田俊太郎氏に感謝します。

参考文献

1. Fradeani M, Aquilano A, Corrado M, Clinical experience with In-Ceram Spinell crowns : 5 - year follow-up. Int J Periodontics Restorative Dent 2002：22；525-533.
2. Guazzato M, Albakry M, Ringer SP, Swain MV. Strength, fracture toughness and microstructure of a selection of all-ceramic materials. Part I. Pressable and alumina glass-infiltrated ceramics. Dent Mater 2004：20；441-448.
3. Witkowski S.(CAD-)/CAM in dental technology. Quintessence Dent Technol 2005：28；169-184.
4. Strub JR, Beschnidt SM, Fracture strength of 5 different all-ceramic crown system. Int J Prosthodont 1998：11；602-609.
5. Kern M, Strub JR. Bonding to alumina ceramic in restorative dentistry : clinical results over up to 5 years. J Dent 1998：26；245-249.
6. 重村 宏, 佐藤政志. 高精度のオールセラミックをめざして.―GN-IとIn-CeramによるCAD/CAMとハンドパワーの融合. QDT 2004；29(4)：32-54.
7. Siegbert Witokowski. Interview ヨーロッパの補綴を変えるCAD/CAMシステム―Looking for New Dental Technology―. QDT 2005；30(2)：29-33.
8. 疋田一洋, 内山洋一ほか. 歯科用CAD/CAMをいかに使いこなすか―オールセラミッククラウンの臨床―. PRACTICE IN PROSTHODONTICS 2004；37(7)：389-399.
9. 疋田一洋, 飯山賢一. デンタルCAD/CAMシステム「GN-I」によるオールセラミック.クレストレーション. 日本歯科評論 2003；63(2)：73-82.

より身近になった
ジーシーのCAD/CAMシステム。

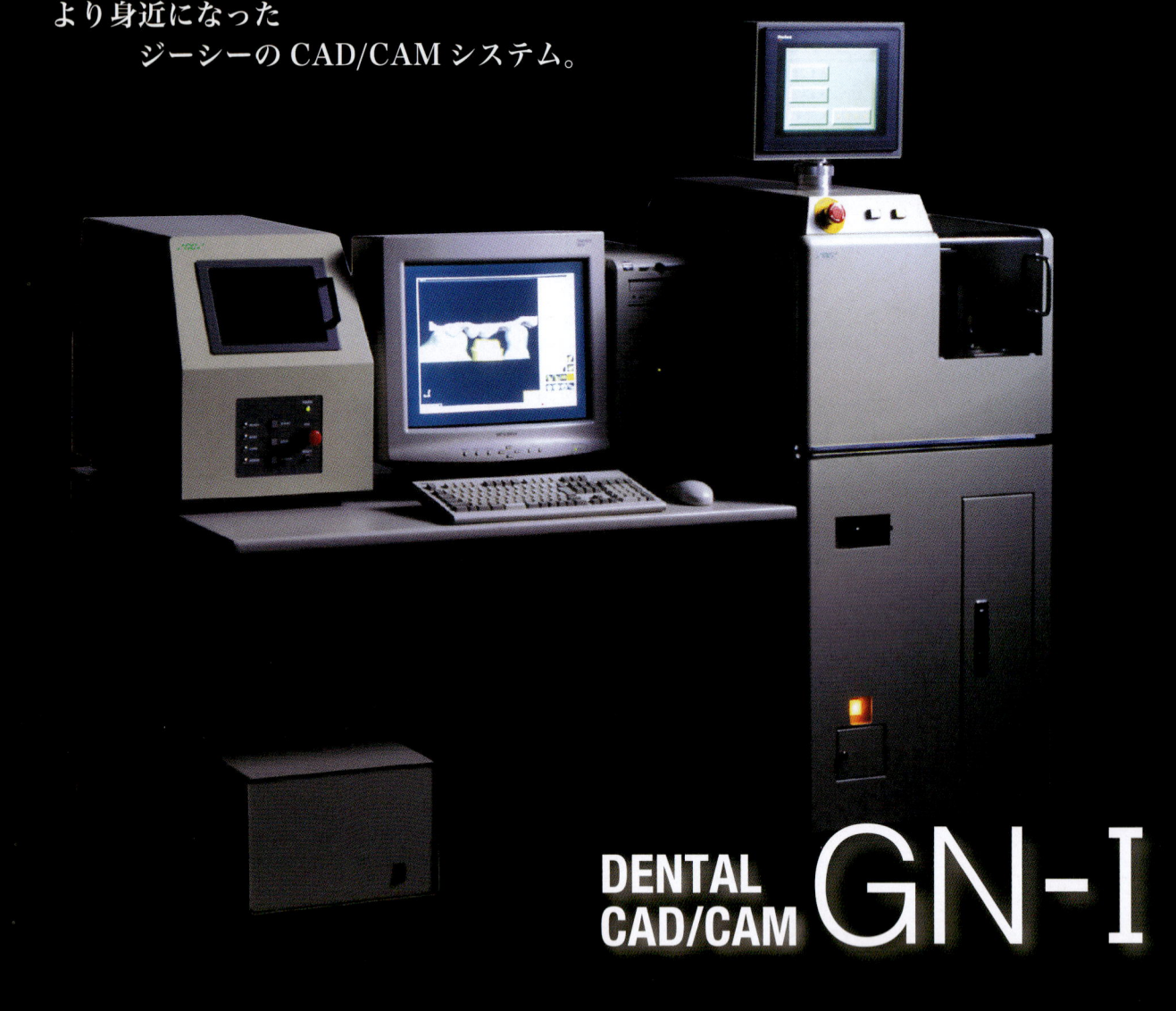

DENTAL CAD/CAM GN-I

補綴物作成法に根本的な革命をもたらすコンピュータ支援技工システム

欠損歯列の印象・模型製作後に計測・設計・加工を行う間接法を採用したコンピュータ支援技工システムです。正確な計測データが短時間で得られ、あらかじめ用意された標準モデルを利用することで設計も思いのまま。盛り足し、削除等の微妙な調整も容易に行えます。設計データに基づいて切削バーを自動的に選択する自動バー交換機能付。補綴材料は高強度コンポジット、セラミック、チタン、ビタ インセラム®(アルミナ、スピネル)に対応します。

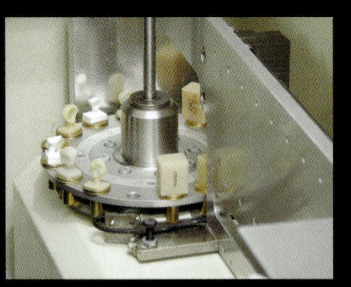

**GN-IシステムSタイプ／GN-IシステムCタイプ
GN-Iサテライトラボパック**

〈種類〉3タイプ＝システムSタイプ、システムCタイプ、サテライトラボパック 〈包装〉●DENTAL CAD/CAM GN-1システムSタイプ(シングルタイプ)一式＝GN-1メジャーリングマシーン、GN-1CADソフト、GN-1CAMソフト、GN-1ミリーングマシーンSタイプ**¥12,800,000**●DENTAL CAD/CAM GN-1システムCタイプ一式＝上記SタイプのGN-1ミリングマシーンに材料自動供給装置を装備 **¥13,750,000**●DENTAL CAD/CAM GN-1サテライトラボパック一式＝GN-1メジャーリングマシーン、GN-1CADソフト**¥5,500,000**

DENTAL CAD/CAM GN-I 医療用具許可番号 22BZ0075号

※掲載の価格は、2005年6月現在の希望医院・技工所価格です(消費税は含まれておりません)。

GN-IシステムCタイプ
ミリングマシーンに材料自動供給装置を装備したハイグレードタイプ。最大15個まで連続加工することができます。

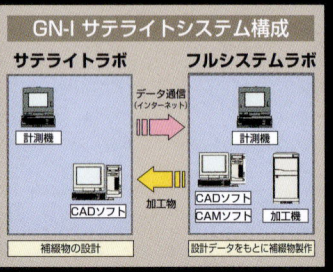

GN-Iサテライトラボパック
補綴物の設計(CAD)データをインターネット経由で送信することにより、補綴物のミリング工程が外注できます。

株式会社 ジーシー

DIC(デンタルインフォメーションセンター)
東京都文京区本郷3-2-14 〒113-0033
フリーダイヤル 0120-416480
受付時間 9:00a.m.～5:00p.m. (土曜日、日曜日、祭日を除く)
※アフターサービスについては、最寄りの営業所へお願いします。
www.gcdental.co.jp/

支店 ●東京 (03)3813-5751 ●大阪 (06)4790-7333　営業所 ●北海道 (011)729-2130 ●東北 (022)283-1751 ●名古屋 (052)757-5722 ●九州 (092)441-1286

VINTAGE AL

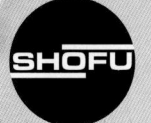

ヴィンテージ AL
歯科用陶材（アルミナコーピング用）

ヴィンテージ ALは、アルミナを主成分とするセラミック製コーピング（プロセラ*など）の上層に歯冠形態を再現するための歯科用陶材です。

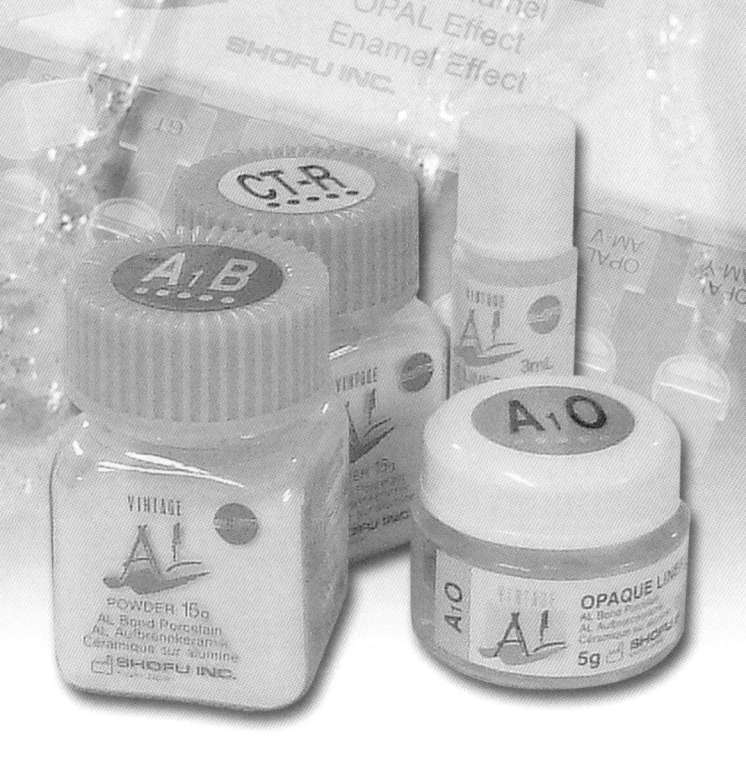

審美性を極めたオールセラミックス用陶材
審美性の追求と操作性の向上、簡単に使えるノンメタル用陶材

エナメルの色調が豊富

＊ PROCERA®（プロセラ）は、Nobel Biocare , AB Swedenの登録商標です。

世界の歯科医療に貢献する **株式会社 松風**
●本社：〒605-0983 京都市東山区福稲上高松町11・TEL(075)561-1112(代)
●支社：東京(03)3832-4366 ●営業所：札幌(011)232-1114／仙台(022)299-2332／名古屋(052)709-7688／大阪(06)6252-8141／福岡(092)472-7595

http://www.shofu.co.jp

第1章　各種 CAD/CAM システムの概要とその臨床応用

ProCAD による「エンジェルクラウン」の製作
DECSY システム

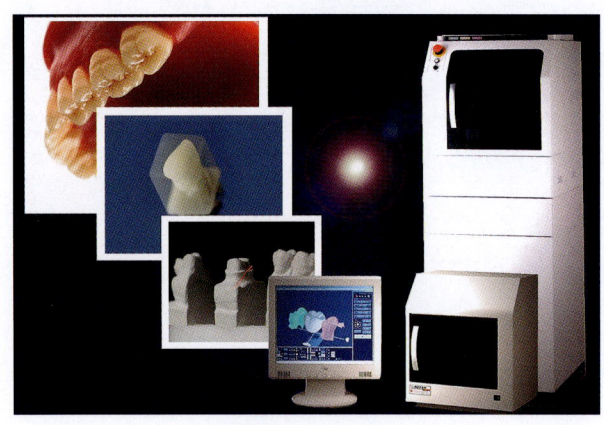

田中敏之

デンタルプラッツ
大阪府貝塚市清児 655-5

I．システム概要

1．エンジェルクラウンと DECSY
1）エンジェルクラウン―「安心・安全・安価」が主眼―

　日本においても審美歯科に対する患者の要求が高まっている現在、オールセラミックスが歯冠修復の材料として選択されることが多くなってきている。しかし、実際には日本におけるオールセラミックスの普及率はまだ2％前後といわれ、欧米と比較すると 1/10 程度と、非常に低いのが現状である。

　その一因としては、現在のオールセラミック修復物はすべて高価であり、またその選択肢が少ないことがあるのではないだろうか。筆者は、リーズナブルな値段のオールセラミック修復物を患者に提供することが、普及率を上げる一つの方法ではないかと考えている。このような考えに基づき、「安心・安全・安価」を主眼において生まれたオールセラミックスが「エンジェルクラウン」である。

　エンジェルクラウンとは、CAD/CAM 用セラミックブロック「ProCAD」を歯科用 CAD/CAM システム「DECSY」によってクラウン形態に削り出し、本システムテクニカルセミナーを修了した歯科技工士が調整しステイニングを施す、機械・材料・人間のコラボレーションによって生まれたオールセラミッククラウンであるといえる。

　エンジェルクラウンの特徴としては、
①自動設計を搭載した「DECSY」によって、歯科医師や歯科技工士の考えに合った形態に削り出すことができ、個性を表現することが可能であること、
②クラウン形態そのものを削り出すため、強度的に劣る築盛用陶材を使用しなくてよいこと、
③加工環境に関係なく、安定したクラウンが製作できること、
の3点を挙げることができる。

2）CAD/CAM システム「DECSY」

　本製品の発売元であるメディア（株）は、オールセラミッククラウンをリーズナブルに患者に提供していただける歯科医院と、テクニカルセミナーを修了した歯科技工所とをネットワークで結んでいくことを提案・実行している。また、「DECSY」を所有

図1　基本シェードは4種類（ブリーチ、100番、200番、300番）。
図2　ブロックのサイズは2種類（12番、14番）。

1 | 2

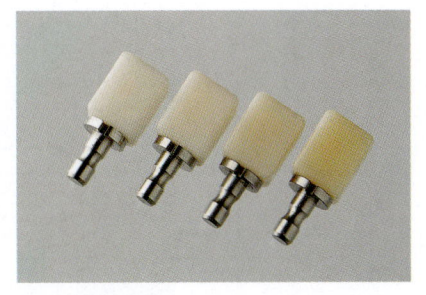

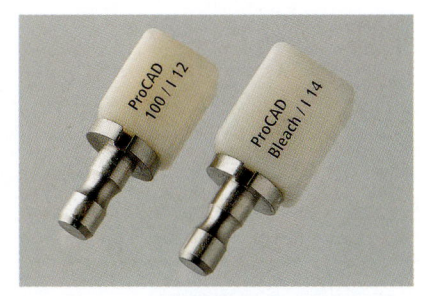

する歯科技工所を中心にして「DECSYステーション」のネットワークを構築することで、ポーセレンファーネスを所有している歯科技工所ならステインシェードキット・アドオンキットを購入するだけで技工メニューにエンジェルクラウンを追加できるようにしている。実際の製作はステインテクニックのみとなり、高価な築盛用陶材などの在庫を抱える必要がない。3Dステインテクニックを用いることで、築盛法に匹敵する色調表現が可能となっている。

「DECSY」は日産自動車のCAD/CAM技術をベースに、模型のレーザー計測（PSDレーザー三点計測方式）、歯冠形態CAD（自動設計）、CAM加工によりクラウンを自動的に切削加工するシステムである。

コンパクトで高精度、かつ多機能な「DECSY」は、ハードはそのままで、ソフトウェアのバージョンアップによって機械を買い換えることなく性能がアップしていくシステムになっている。現行のソフトウェアでは、クラウン以外にもブリッジ、連冠（ワックス・チタン）、そしてクラウン形態から前装冠、コーピングへのカットバック設計などもワンタッチで自動に設計することが可能となった。

また、2002年には高速計測器「DECSY Scan（デクシースキャン）」も登場した。これにより模型のレーザー計測（光切断方式）が可能となり、CAD操作をハイスピードに、しかも精密に行えるようになっただけでなく、石膏の色にかかわらずそのまま計測ができるようになったことから、より臨床に生かしやすいシステムになった。

さらに、2004年には歯冠形態の登録機能も追加され、ユーザーオリジナルの歯冠形態を基とした自動設計も可能となった。CAM加工は、必要に応じて加工ツールを自動的に持ち替え、操作は全自動運転ボタンを押すだけの手軽さである。

2．ポイント
1）使用可能なセラミックブロック

セラミックブロックは、Ivoclar Vivadent社がCAD/CAM専用に開発したリューサイト強化型ガラスProCADが使用可能である。基本シェードは4種類（ブリーチ、100番、200番、300番）、ブロックのサイズは2種類（12番、14番）が用意されており、VITAシェードにも対応している（図1、2）。

ProCADの特徴は、①カメレオン効果が強い、②天然歯に類似した半透明性をもつ、③エックス線不透過性である、③生体親和性が良い、④対合歯に優しい耐摩耗性をもつ、⑤優れた破折応力をもつ、⑥優れた研磨特性をもつ、などが挙げられる。

2）模型の計測法

ステージに模型をセッティングした計測テーブルを固定し、画面上で補綴物の種類、マテリアルの選択、隣在歯の有無、対合歯の有無、専用チャネルトレーかダウエルピン模型かを選択し、実行する。支台歯・隣在歯・対合歯の順で半導体ラインレーザーを照射してCCDカメラでその動きを認識・計測し、1工程の計測が約2分30秒で完了する。専用チャネルトレーを使用すると支台歯・隣在歯の同時計測が可能になり、より作業時間を短縮できる。計測方法はラインレーザーを斜めから照射する、斜め光切断法を採用しているため、支台歯の縦方向にも横方向にも誤差の少ない計測が実現された。

3）計測にあたり推奨される模型・支台歯形成

支台歯・隣在歯が着脱可能であれば、日常製作している作業模型での計測が可能である。模型材料はDECSY専用石膏ミレニアム／グレー（下村石膏）が用意されているが、通常市販されている石膏でも硬

第1章　各種CAD/CAMシステムの概要とその臨床応用

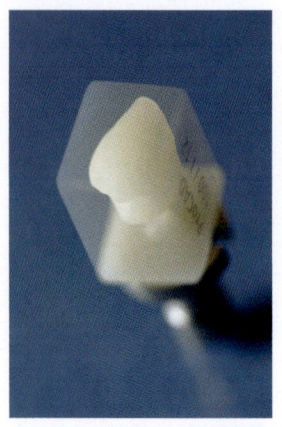

図3　ほぼクラウンの形状に加工される。

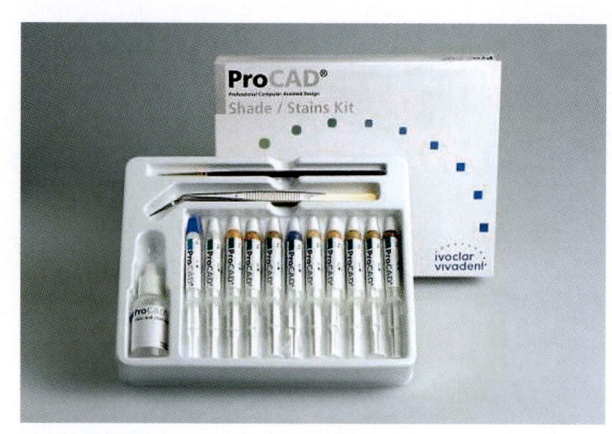

図4　ProCADシェード／ステインキット。

さ・色に関係なく使用できる。エポキシ模型などの樹脂系の材料は、誤差が発生することがあり不向きである。

支台歯のトリミングは通法どおりで良いが、マージン下のアンダーカット量が大き過ぎると、計測時に影となって認識できなくなりエラーとなるため、注意が必要である。

4) セラミッククラウンのデザイン法

正確に計測された情報から咬頭頂の流れ、辺縁隆線の高さ、咬合面の展開角、最大豊隆部の位置などを認識する。併せて、基本形態登録機能と多彩な形態変更機能が搭載されているため、自動設計でありながら個々のクラウンがすべて違った形態に約10秒で設計されてくる。

マージンラインの認識はコンピュータがマージン自動認識機能を使ってマージン部と考えられる特徴点を計測データから抽出し、全周の特徴点をつなげてマージンラインとしている。マージン誤認識による修正機能も搭載されており、修正用途で使い分けられる近傍点指示機能と固定点指示機能が用意されている。

5) 加工・削り出し

加工は、加工ツールを上下・左右・前後に可動するXYZの3軸と、加工材料を反転させるためのθ軸からなる4軸のNC加工機が搭載されている。また、加工途中に自動的に加工ツールを交換するオートツールチェンジャーを搭載している。

まず、粗削り用ダイヤモンドバーを自動でつかみ、先端の位置を確認し、クラウンのサイズに合わせて保持部以外がおおまかに削られる。支台歯側・咬合面側の順でこの粗加工が行われ、本工程でほぼクラウンの形状に加工される(図4)。

その後、仕上げ用ダイヤモンドバーに自動的に持ち替えられ、仕上げ加工が行われた後、再度粗削り用ダイヤモンドバーに切り替わり、保持部が細く削られる。最後に仕上げ用ダイヤモンドバーに持ち替えられ、面が整えられていく。この際、研削中のブレを防ぐために、保持部を最後に削るよう工夫がなされている。

以上のように、ブロックセット後、画面上の全自動加工ボタンをクリックするだけで、約1時間15分で加工が終了する。ちなみに、切削加工中はモニター画面上で加工進行状況や残時間予測などを確認できる。

6) 使用可能な築盛用陶材

エンジェルクラウンは、ステインテクニックだけで天然歯の色にマッチングした審美性の高いセラミッククラウンの製作が可能である。

色調再現は、ステインシェードキットを用いて行い、主に咬合面・歯頸部・切縁部の特徴づけのために使用する(図4)。これを直接セラミックスの表面に塗布し、焼成することで完全に焼きつき、グレーズセラミックを焼成することで強度を増す。

アドオン材はデンティンが2色と、インサイザルが1色あり、形態修整、グレーズ焼成前後の咬合面・

図5　Ivoclar製セメントバリオリンクⅡ。

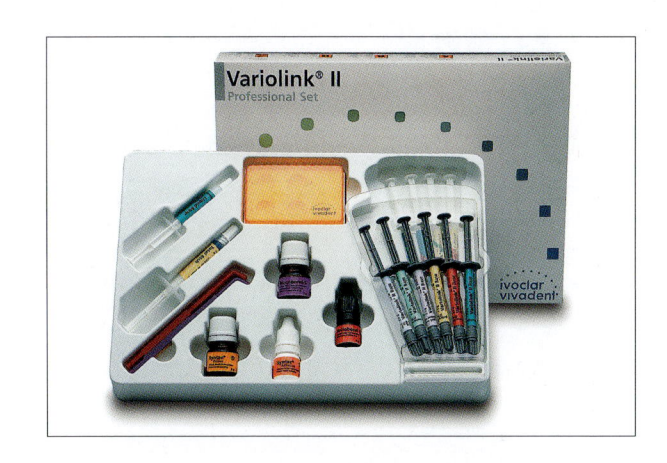

隣接面・切縁の修正に使用する。

7）推奨される使用セメント

　エンジェルクラウンは、支台歯色を適度に透過させることにより、天然歯同様の自然な色調が再現できる。そのため、セメントもクリア色を使用すると、さらに美しく仕上げることができる。また、フィラーの含有されていないセメントは、セメントスペースの有無によって強度が左右されるため、不向きである。

　つまり、エンジェルクラウンは、①クリア色がある、②フィラーが含有されている、という2点を満たしたセメントによって、審美性と高強度が発揮できる。エンジェルクラウンの材料であるProCADと同じIvoclar製バリオリンクⅡは、色調も豊富で最適なセメントといえる（図6）。

8）適応症

　現在は単冠のみであるが、ブリッジ対応素材の開発は進行中で、セラミック以外の材料では3本ブリッジまでの製作が可能である。

Ⅱ．臨床応用

1．モデルケース―ケースの概要

　患者は、20年前に補綴した|1のメタルセラミックスの色が他の歯と調和しなくなってきたこと、および歯肉の変色を主訴に来院。費用は抑えたいがいい歯にしたいと希望したため、エンジェルクラウンが選択された（図7、8）。

図7、8　術前の口腔内。

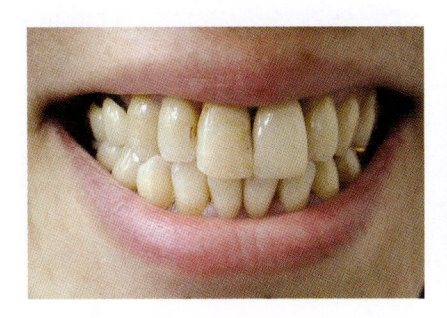

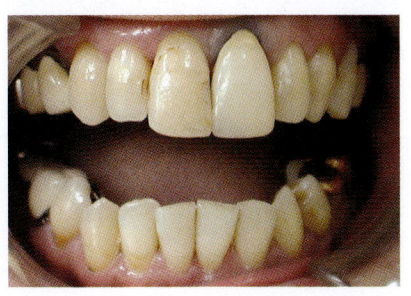

第1章　各種 CAD/CAM システムの概要とその臨床応用

2．支台歯形成

　基本的には、ポーセレンジャケットクラウンの支台歯形成に準ずる。前歯部切端部は丸く形成し、咬合面部はセラミックスの厚径を均一に確保できるように、逆屋根形状に形成する。機能咬頭外斜面には、ファンクショナルカプスベベルを形成し、形成面はファインカットのダイアモンドポイントおよびホワイトポイントによって滑沢でシンプルな形状に仕上げる。また、形成された面それぞれにステップがないよう、滑らかに移行的に仕上げる。さらに切削工具には刃先が真円状の「デクシーボールエンドミル〈R0.8（φ1.6）〉」を使用するので、隅角部にはR0.8以上の丸みをもたせる。丸みがないと不適合や破折の原因となる（図9〜12）。

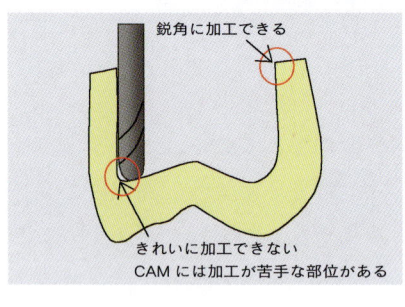

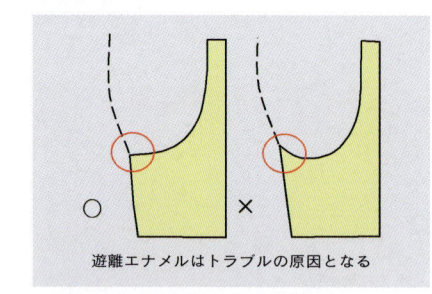

9 | 10

図9　CAM には加工が苦手な部位がある。
図10　遊離エナメルはトラブルの原因になる。

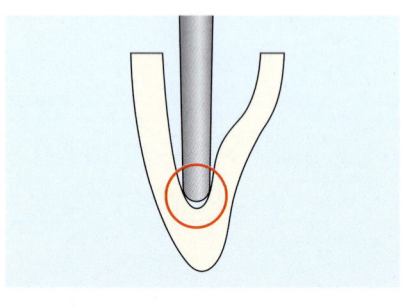

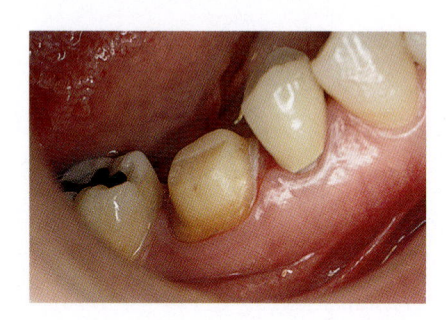

11 | 12

図11　切端バーの丸みにより尖った支台歯では、ぴったりと加工できない（赤丸）。
図12　支台歯形成（歯科医師・石井和雄先生，富国ビル歯科，大阪市北区）。

3．CAD/CAM による計測

　支台歯歯列がセッティングゲージ内に納まっていれば計測可能である（図13）。基本は咬合面方向から見た歯列と側方から見た咬合平面が基準になるが、臨床では咬合平面に対して支台歯が大きく傾斜したり、マージンラインの高低差が大きかったりと、計測テーブルに設置しづらい症例はたくさんある。しかしいずれも、真上から見て支台歯全体とマージンライン全周が見える角度にセッティングすれば、現在搭載されている最新ソフトによって計測を行うことで、画面上のCGでセッティング条件を変更することが可能になっている（図14、15）。

　また、症例によっては咬合に関与する部分で厚み不足が確認された場合、モニターには警告、CGには不足部分が表示され、次の工程に進めなくなる。このような場合、①歯科医師に表示と同じ穴の開いたワックスキャップを渡し再形成後、再計測する方法、②術者の責任で対合歯データを外して計測する方法がある。どちらかを選択し、自動設計に進む。

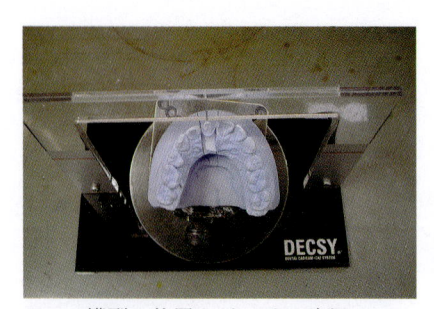

図13　模型の位置をゲージで確認。
図14　DECSY Scan にセットした状態。 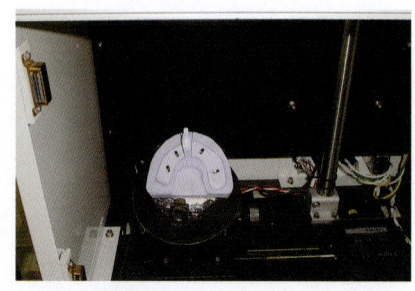
図15　支台歯の計測確認画面。

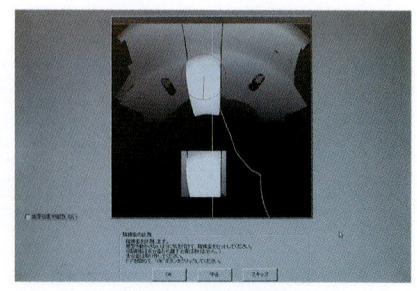

4. セラミッククラウンのデザイン

　レーザーで計測された後、約10秒でCG画面にクラウンが自動設計されてくる（図16、17）。歯冠設計の基本は、歯冠形態登録機能（臼歯）で登録された形態をパラメトリック設計法で行い、マージンラインの認識はコンピュータがマージン自動認識機能を使ってマージン部と考えられる特徴点を計測データから抽出し、全周の特徴点をつなげてマージンラインとしている。

　マージン誤認識による修正機能も搭載されており、修正用途で使い分けられる近傍点指示機能と固定点指示機能が用意されている（図18、19）。形態変更機能に関しては多くの変形機能が用意されているが、組み合わせ方や順序で変形の度合いが微妙に違い、イメージと同じ変形を与えるには多少の経験が必要である。

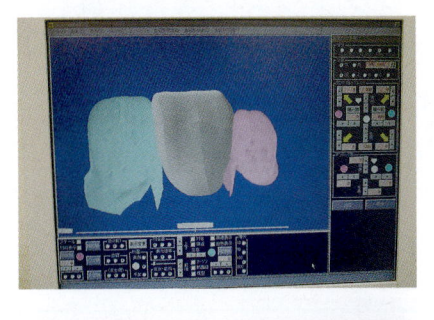

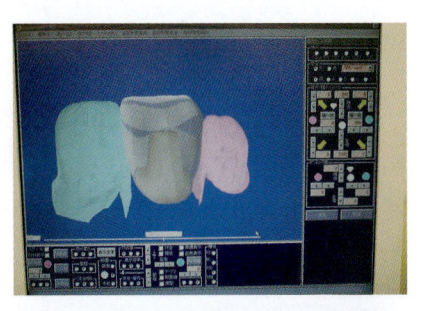

図16、17　いろいろなCG表示と変形が可能である。

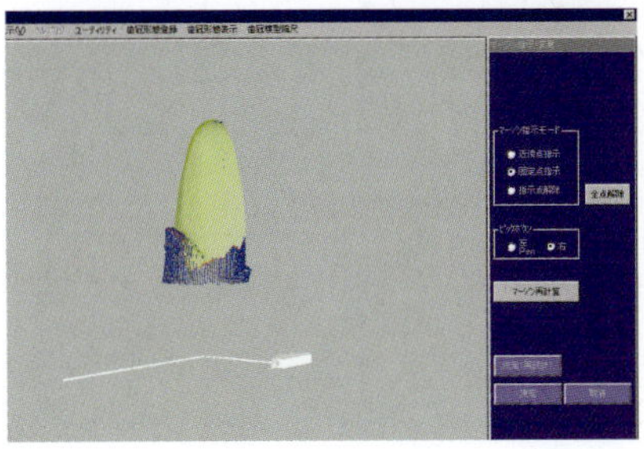

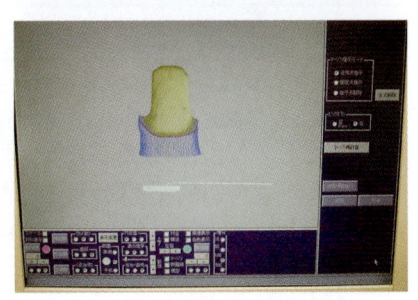

図18　マージン誤認識。
図19　マージンと誤認識してもすぐに修正できる。

5. 加工・削り出し

　ブロックのサイズ選択は、コンピュータが設計したクラウンが納まるサイズのうち、研削時間が短い順に表示されていく。ブロックをCG画面で選択すれば自動的にNC計算に入り、ダイヤモンドバーの動く加工の道順が考えられると同時に、セラミックブロックやダイヤモンドバーに必要以上に負荷がかからないことなどが考慮されながら、約15分で計算される。ブロックセット後は、画面上の全自動加工ボタンをクリックするだけである。あとは約1時間15分で加工が完了する（図20～25）。

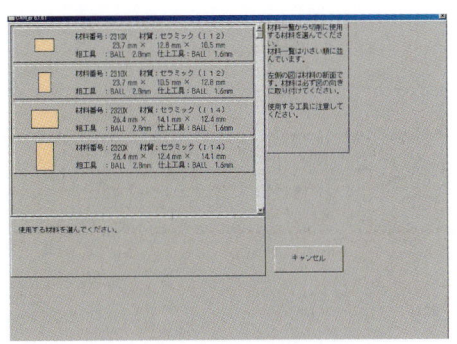

図20　セラミックブロック選択画面。
図21　加工中の経過確認画面。 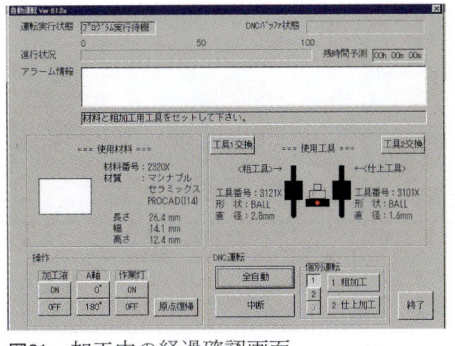
図22　使用するダイヤモンドバー。

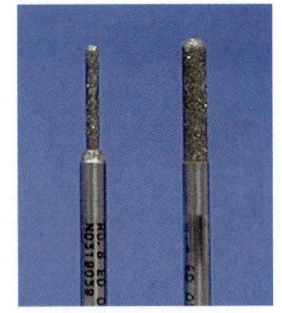

第1章　各種 CAD/CAM システムの概要とその臨床応用

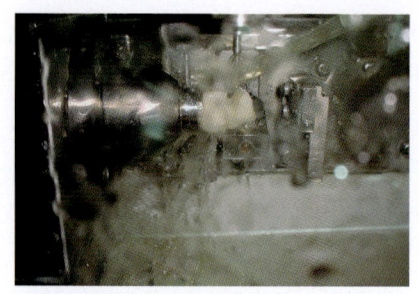

図23　加工中の DECSY 内部。

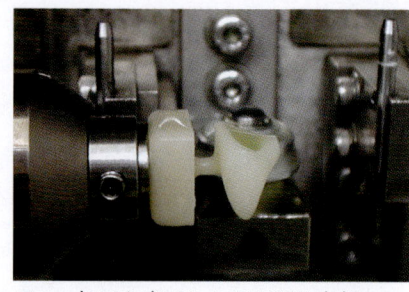

図24　加工を完了した DECSY 内部。

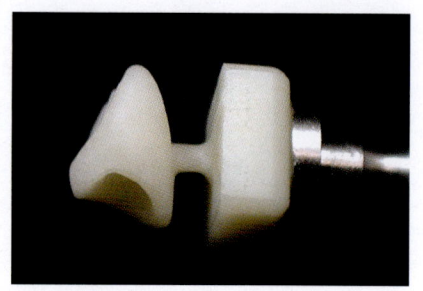

図25　削り出されたクラウン。

6. デザインされたセラミッククラウンの適合精度

　2005年度の歯科理工学会で昭和大学歯学部歯科理工学教室によって発表された DECSY with ProCAD の適合精度を示す。マージン部で20μm 前後と、臨床では問題ない数値だと思われる（図26）。

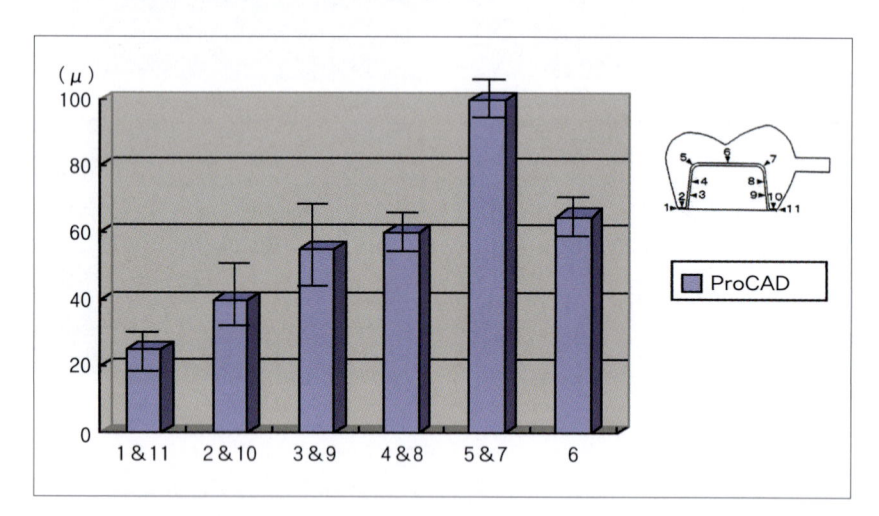

図26　適合精度はマージン部で20μm 前後。

7. 強度

　フライブルク大学（ドイツ）でエンジェルクラウンの犬歯を Voβ 試験法で破壊強度試験を行ったところ、十分な強度があると評価された（図27）。

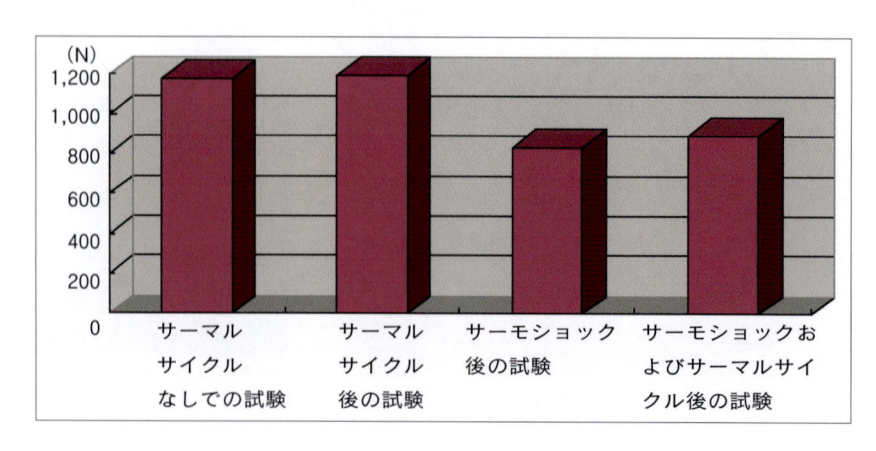

図27　十分な強度が証明されている。

8. 最終補綴物の装着（図28～30）

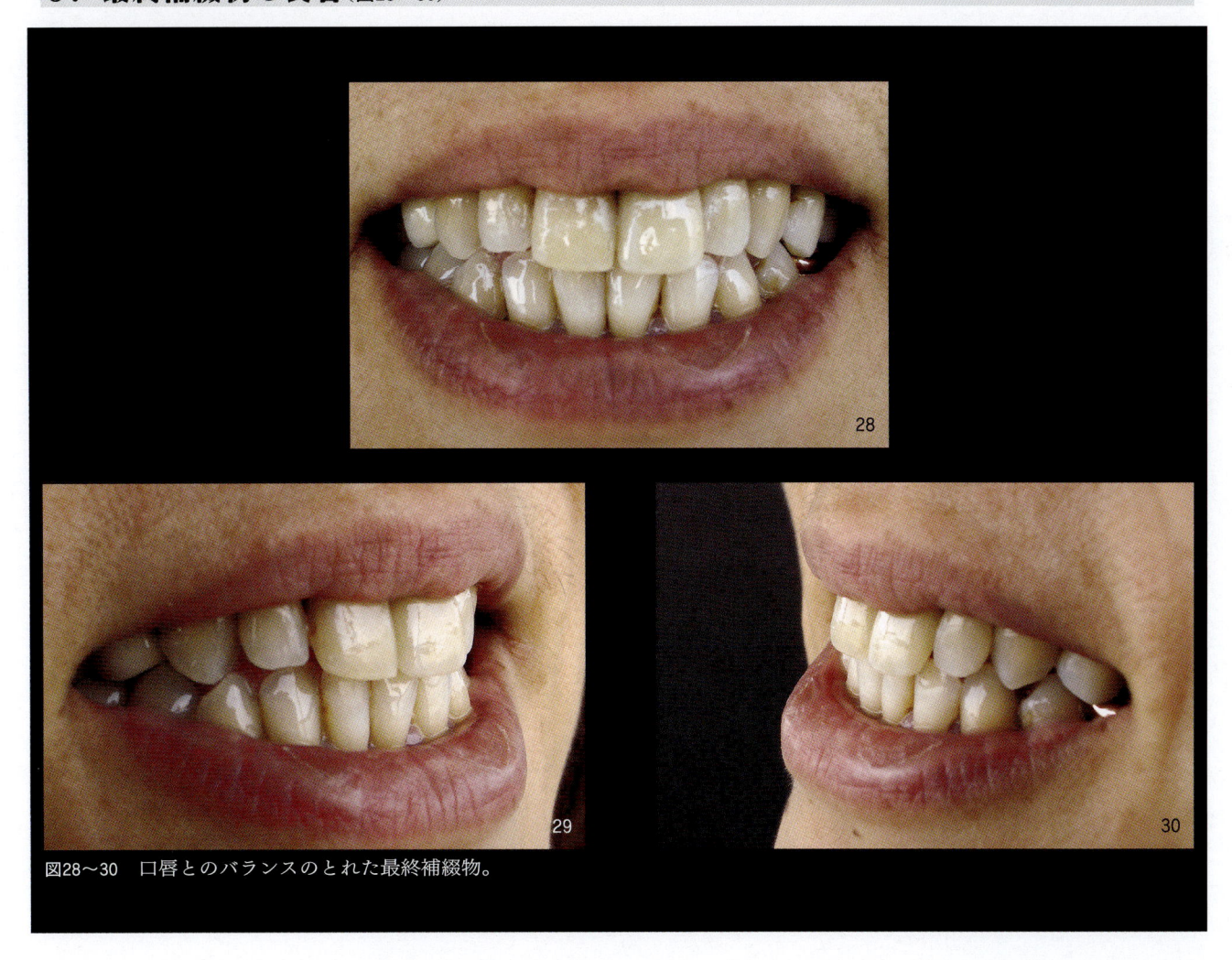

図28～30　口唇とのバランスのとれた最終補綴物。

おわりに

リーズナブルな価格で提供されるエンジェルクラウンによって、今後オールセラミックスの普及率がアップし、患者には価格と質で満足していただけるのではないかと筆者は期待している。

参考文献

1. 特集　オールセラミックスを語る　山崎長郎先生インタビュー．Tooth&Smile 2005；2：4-5．
2. 牛木猛雄，高瀬保晶，平井義人，石川達也，出井庸喜，若林一道，中村隆志，丸山剛郎．CAD/CAMシステム「DECSY」はこう使える．日本歯科評論 1999；59(685)：97-108．
3. 出井庸喜，中村隆志，高梨知宏．特集　歯科用CAD/CAMの現状と今後の展開―いかに臨床の場に定着させるか：デンタルCAD/CAMシステム「DECSY(デクシー)」の臨床応用，日本歯科評論 2003；63(724)：63-72．
4. 宮崎隆．特別取材．日本歯技 2000；369：22-33．
5. 宮崎隆，堀田康弘，小林幸隆，李元植，古谷彰伸，川和忠治．特集：[CAD/CAMシステムの現状　どこまで生かせるか？]Decsyシステムの特徴と臨床応用．QDT 2000；25(11)：34-41．
6. Ivoclar Vivadent ホームページ http://www.ivoclarvivadent.com/jp/jp/b08_02_01_procad_overview.htm
7. デジタルプロセス(株)ホームページ　http://www.dipro.co.jp/products/decsy/decsy_top.htm
8. DECSYホームページ　http://www.decsy.net

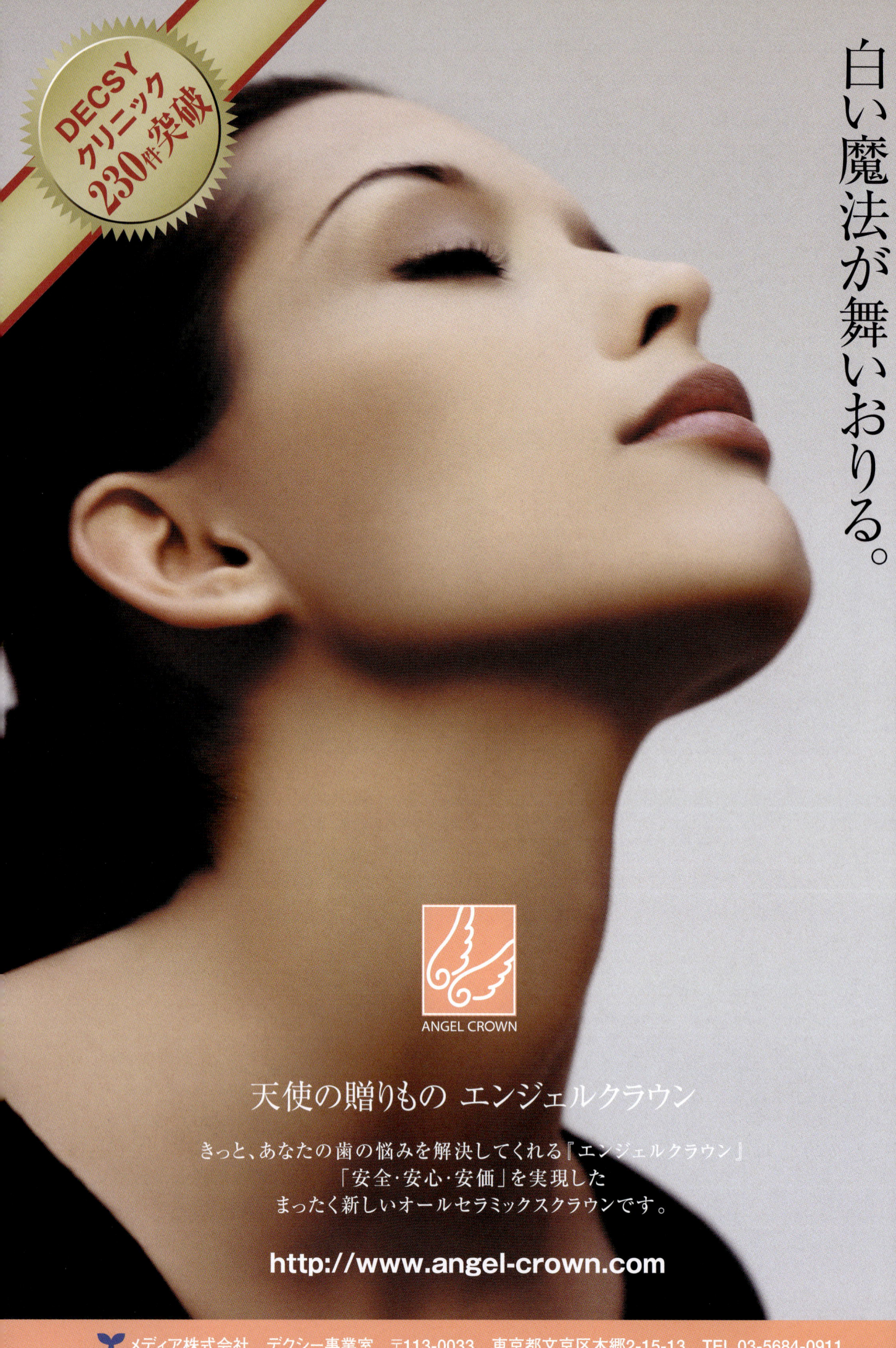

DECSY クリニック 230件突破

白い魔法が舞いおりる。

ANGEL CROWN

天使の贈りもの　エンジェルクラウン

きっと、あなたの歯の悩みを解決してくれる『エンジェルクラウン』
「安全・安心・安価」を実現した
まったく新しいオールセラミックスクラウンです。

http://www.angel-crown.com

メディア株式会社　デクシー事業室　〒113-0033　東京都文京区本郷2-15-13　TEL.03-5684-0911

ANGEL CROWN

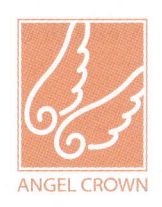

「エンジェルクラウン」誕生

「白くて自然な美しい歯の治療を願わない患者さんはどこにもいない。」
しかし、今までの歯科技工の仕組では、高品質でしかも自然なオールセラミックスクラウンを安価に提供することは難しいことでした。
メディアの歯科用CAD／CAMシステム「DECSY」と、イボクラールビバデント社のセラミックシステム「ProCAD」とのコラボレーションは、
安全、安心、安価なオールセラミックスクラウンのご提案を可能にしました。

白い歯の治療を望みながら、なかなか「白い歯で…」と言い出せなかった患者さんにこそ「エンジェルクラウン」が最適と私達は考えています。
ぜひ一度、メディアがご提案する安心で安全な、そして安価なオールセラミックスクラウン「エンジェルクラウン」を実際にご覧頂き、
その「安定した品質の良さ」をご確認いただきたいと思います。
既に「エンジェルクラウン」を製作する歯科技工所は「DECSYステーション」として全国に設置されております。
更に今後、「エンジェルクラウン」を患者さんに薦めていただける歯科医院を「DECSYクリニック」と名づけ、
患者さんに訴求して参りたいと考えております。
ぜひ、この機会に「DECSYクリニック」「DECSYステーション」をご検討していただき、ご登録(無料)をお待ちしております。

●詳細については、下記弊社担当部署にお問い合わせください。

DECSYクリニック、DECSYステーションの募集を行ないます。

- ●メディアではエンジェルクラウンを安心・安全・安価なメタルフリーの歯冠補綴物として広く患者様向けにご紹介していくため、さまざまな広告キャンペーンを企画中です。
- ●登録されたDECSYクリニックには、患者様向けに商品取り扱い告知を下記の商品広告媒体等を利用して行なっていただきます。
- ●エンジェルクラウンのご注文はメディア株式会社へお問合せ下さい。ご提携歯科技工所が責任を持って作製させていただきます。

DECSYクリニック

東日本：●医社)秀英会 こばやし歯科医院[北海道]●医社)秀英会 大谷地インター歯科医院[北海道]●医社)秀英会 太平歯科医院[北海道]●日之出歯科診療所[北海道]●日之出歯科真駒内診療所[北海道]●医)あさひ歯科医院[岩手県]●医)尚歯会 菊月歯科医院[岩手県]●歯科ハーフムーン[宮城県]●電力ビル歯科クリニック[宮城県]●村上歯科医院[宮城県]●ひない根田歯科医院[秋田県]●にしはら歯科クリニック[福島県]●医)裕仁会 ウララ歯科クリニック[茨城県]●医社)誠善会 岡田歯科医院[茨城県]●堤歯科医院[茨城県]●泉が丘歯科医院[栃木県]●四季デンタルクリニック インプラントセンター[栃木県]●名取歯科医院[栃木県]●岡田歯科医院[群馬県]●はるな生協歯科診療所[群馬県]●袋歯科医院[群馬県]●歯科医院ラブアンドティース[群馬県]●丸山歯科医院[群馬県]●さいす歯科医院[埼玉県]●坂詰歯科医院[埼玉県]●平島歯科医院[埼玉県]●丸山歯科医院[埼玉県]●植草歯科医院[千葉県]●医社)和風会 江見歯科医院[千葉県]●かえで歯科[千葉県]●医社)和風会 中原歯科医院[千葉県]●中村歯科医院[千葉県]●医社)雄翔会 NAMBA DENTAL OFFICE[千葉県]●野口歯科医院[千葉県]●まりも歯科医院[千葉県]●南町歯科医院[千葉県]●実籾歯科[千葉県]●AOYAGI DENTAL OFFICE[東京都]●あき歯科医院[東京都]●秋山歯科クリニック[東京都]●池田歯科クリニック[東京都]●医社)雄翔会 オーク銀座歯科クリニック[東京都]●岡村歯科医院[東京都]●押上ファースト歯科[東京都]●河田歯科医院[東京都]●医社)皓南会 きくかわ歯科[東京都]●北野駅前歯科診療所[東京都]●吉祥寺 北歯科[東京都]●京島歯科[東京都]●銀座松崎デンタルクリニック[東京都]●銀座マロニエ通り歯科[東京都]●医社)小池歯科医院[東京都]●国際ビル歯科[東京都]●こみや歯科医院[東京都]●近藤歯科[東京都]●佐久間歯科医院[東京都]●さとう歯科医院[東京都]●歯科 米沢医院[東京都]●じゅん歯科[東京都]●台東歯科クリニック[東京都]●高輪インテグレーテッドクリニック[東京都]●医社)高村歯科医院[東京都]●健石歯科医院[東京都]●田中歯科[東京都]●チューリップ歯科[東京都]●塚崎歯科医院[東京都]●デンタルオフィス針谷[東京都]●ときざき歯科[東京都]●ナカノ歯科医室・矯正[東京都]●医社)橋本会 橋本歯科医院[東京都]●原宿デンタルオフィス[東京都]●東池袋山内歯科医室[東京都]●ひかり歯科医院[東京都]●日高歯科医院[東京都]●ひろき歯科医院[東京都]●博雅会 布田歯科医院[東京都]●医社)星友会 星野歯科駒沢クリニック[東京都]●松尾歯科医院 山王パークタワー診療所[東京都]●松尾歯科医院 渋谷診療所[東京都]●松尾歯科医院 目黒診療所[東京都]●みなと歯科医院[東京都]●モウリデンタルクリニック[東京都]●柳澤デンタルオフィス[東京都]●矢吹歯科[東京都]●雪ヶ谷歯科[東京都]●井出歯科クリニック[神奈川県]●岡村デンタルクリニック[神奈川県]●小沢歯科医院[神奈川県]●落合歯科医院[神奈川県]●勝又歯科クリニック[神奈川県]●川村歯科クリニック[神奈川県]●岸歯科医院[神奈川県]●木村歯科医院[神奈川県]●古谷田歯科医院[神奈川県]●鈴木歯科医院[神奈川県]●スマイルコンセプト矯正歯科 ベイクリニック[神奈川県]●聖母歯科医院[神奈川県]●つるま歯科医院[神奈川県]●デンタルオフィスヒラタ[神奈川県]●鳥山歯科医院[神奈川県]●中川歯科医院[神奈川県]●なかの歯科[神奈川県]●成瀬歯科クリニック[神奈川県]●伴場歯科医院[神奈川県]●日高歯科クリニック[神奈川県]●ひとみ歯科医院[神奈川県]●ふじわら歯科[神奈川県]●古川歯科医院[神奈川県]●ほりぐち歯科医院[神奈川県]●マメド鈴木歯科医院[神奈川県]●マルシマ南林間歯科[神奈川県]●水永歯科医院[神奈川県]●メディカルサイト歯科[神奈川県]●メディケア歯科クリニック[神奈川県]●八巻歯科医院[神奈川県]●山田歯科医院[神奈川県]●医社)桜城会 友愛歯科クリニック[神奈川県]●ルナ歯科医院[神奈川県]●医)文正会 内藤歯科医院[長野県]●小林歯科医院[長野県]●ケン歯科クリニック[長野県]●小栗歯科医院[岐阜県]●石崎歯科医院[静岡県]●医社)顕正会 エクセル歯科[静岡県]●医社)顕正会 エンジェル歯科[静岡県]●医社)顕正会 オアシス歯科[静岡県]●神谷歯科医院[静岡県]●医社)顕正会 ガリバー歯科[静岡県]●医社)顕正会 コスモ歯科[静岡県]●歯科クリニックみよし[静岡県]●医社)顕正会 スマイル歯科[静岡県]●医社)顕正会 ドリーム歯科[静岡県]●医社)顕正会 ハミング歯科[静岡県]●医社)顕正会 はまなか歯科医院[静岡県]●医社)顕正会 ファミリー歯科[静岡県]●医社)顕正会 フラワー歯科[静岡県]●医社)顕正会 フレンズ歯科[静岡県]●医社)顕正会 ホワイト歯科[静岡県]●医社)顕正会 マリーン歯科[静岡県]●医社)顕正会 メロディー歯科[静岡県]●医社)顕正会 ライオン歯科[静岡県]●医社)顕正会 レインボー歯科[静岡県]

西日本：●神谷歯科医院[愛知県]●キタムラ歯科[愛知県]●こまつ歯科医院[愛知県]●榊原歯科医院[愛知県]●澤歯科[愛知県]●歯科サンセール[愛知県]●歯科ナチュラル[愛知県]●シバタ歯科[愛知県]●シバタ歯科中島診療所[愛知県]●スタジアムデンタルクリニック[愛知県]●ダイワ歯科[愛知県]●野口歯科医院[愛知県]●はなまる歯科[愛知県]●医)葉山会 葉山歯科医院[愛知県]●ばんの歯科[愛知県]●本多歯科医院[愛知県]●宮地歯科医院[愛知県]●みやしま歯科医院[愛知県]●みやび歯科クリニック[愛知県]●吉木デンタルクリニック[愛知県]●伊藤歯科医院[三重県]●大塩歯科医院[三重県]●福森歯科クリニック[三重県]●だいき歯科クリニック[滋賀県]●愛歯科医院[京都府]●小佐々歯科診療所[京都府]●みやま岡田歯科[京都府]●医)あおき歯科[大阪府]●医)緑葉会 池田クリニック[大阪府]●井ノ内歯科医院[大阪府]●岩間歯科[大阪府]●医)晴和会 うしくぼ歯科[大阪府]●医)松歯会 OAP松本歯科[大阪府]●医)太田歯科医院[大阪府]●太田歯科医院[大阪府]●医)尚歯会 大山歯科クリニック[大阪府]●岡田歯科医院[大阪府]●おだデンタルクニリック[大阪府]●おのだ歯科[大阪府]●上領歯科医院[大阪府]●くきデンタルオフィス[大阪府]●こうらい歯科[大阪府]●小柳歯科クリニック[大阪府]●佐藤歯科[大阪府]●じょうだい歯科[大阪府]●医)田村歯科医院[大阪府]●冨田歯科医院[大阪府]●中塚歯科医院[大阪府]●西田歯科[大阪府]●ハタ歯科医院[大阪府]●ひろ歯科[大阪府]●ふくもと歯科[大阪府]●医)友歯会 富国ビル歯科診療所[大阪府]●ふじしろ歯科[大阪府]●藤原歯科医院[大阪府]●医)松歯会 松本歯科医院[大阪府]●医)松本歯科医院[大阪府]●医)歯鴻塾 三木歯科[大阪府]●水井歯科医院[大阪府]●村井歯科医院[大阪府]●医)真宇会 よし藤歯科医院[大阪府]●りんくうインプラントセンター 和田歯科[大阪府]●六車歯科医院[兵庫県]●いさか歯科医院[兵庫県]●加藤歯科医院(かとうデンタルクリニック)[兵庫県]●かわむら歯科[兵庫県]●医社)神戸歯科診療所[兵庫県]●小寺歯科医院[兵庫県]●斎藤歯科[兵庫県]●司馬歯科診療所[兵庫県]●高石歯科医院[兵庫県]●つぼた歯科[兵庫県]●てらだ歯科クリニック[兵庫県]●中川歯科医院[兵庫県]●蓮池歯科医院[兵庫県]●ハナダ歯科診療所[兵庫県]●医社)春藤歯科医院[兵庫県]●吉原歯科医院[兵庫県]●フジモト歯科[奈良県]●三室歯科医院[奈良県]●医社)木村歯科医院[和歌山県]●下出歯科医院[和歌山県]●小田歯科医院[広島県]●医社)仁至会 河上歯科医院[広島県]●わたなべ歯科[徳島県]●こが歯科医院[福岡県]●さくら歯科[福岡県]●スターガーデン・ヒロデンタルオフィス[福岡県]

ivoclar vivadent　イボクラールビバデント社　　白水貿易株式会社　　デジタルプロセス株式会社　　メディア株式会社

メディア株式会社　デクシー事業室
〒113-0033　東京都文京区本郷2-15-13お茶の水ウイングビル　TEL. 03-5684-0911 FAX. 03-5684-2516

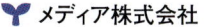

2005/8/31現在

第1章　各種CAD/CAMシステムの概要とその臨床応用

臨床治験結果が示す信頼性
CERCON smart ceramics

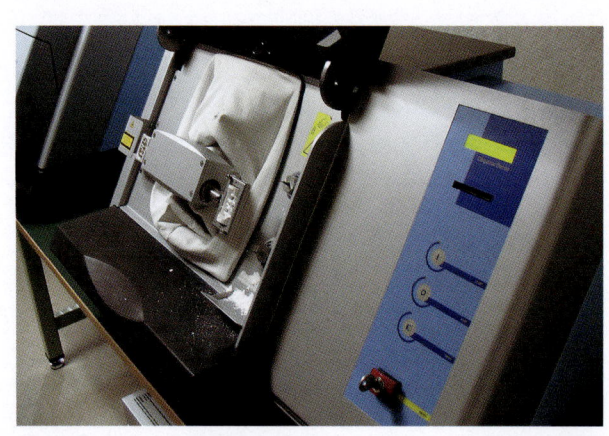

三輪武人[*2]／飯島俊一[*1]／木村健二[*2]

[*1]I.T.デンタルクリニック／[*2]協和デンタルラボラトリー
[*1]千葉県袖ヶ浦市福王台2-13-5／[*2]千葉県松戸市西馬橋3-3-7

I．システム概要

1．CERCONとは

　審美歯科への関心が高まる近年、オールセラミックスの需要が急速に高まってきている。また、各メーカーでは多くの新しいマテリアルおよびシステムが発表されており、欧米ではメタルを使用しての補綴修復は過去の症例となるかの勢いである。

　CERCONは、スイスのチューリヒ工科大学とチューリヒ大学との共同研究により開発された、DeguDent社製のCAM支援オールセラミックシステムである。CERCONでは、材料であるジルコニア(酸化ジルコニウム)を焼結する前の状態で加工するため、クラウンブリッジ製作を能率的、かつ経済的に行うことができる。ジルコニアは、アルミナより強く、臼歯部ブリッジのフレーム材料としても適しているが、高密度に焼結するプロセスが困難なため、近年まで歯科補綴物治療の材料としては用いられなかった。CERCONの開発により、ジルコニアを前歯部・臼歯部を問わず広範囲な部位に用いることができ、強度・適合精度・生体親和性、そして審美性にすぐれたオールセラミック補綴物を確実に製作することが可能になったのである。

　機器の構成は、スキャニングとミリングを行うCERCON brain、シンタリングファーネスであるCERCON heat、バキューム機能であるCERCON clean、マテリアルであるCERCON baseからなり、それぞれが安全・精密に、そして効率的に作業できるように設計されている。築盛陶材はCERCON ceram Sを使用する。

　CERCONシステムを用いたオールセラミッククラウン・ブリッジの臨床治験は、1998年4月から行われてきた。システム開発の初期段階において、チューリッヒ大学歯学部ですでに長期間の臨床試験が始まっていたため、2002年にシステムが市販された時点では、参考となる3年間以上の臨床治験結果が得られていた。

　200以上の補綴物について、数年間の予後観察を行った結果、単冠あるいは複数歯ブリッジにおいてフレームの破折が一つもなく、特に臼歯部における3～5ユニットブリッジがこれまでの予後観察で破折していないことは、ジルコニア材料の比類のない

図1　CERCON専用のセラミックブロックであるCERCON base。

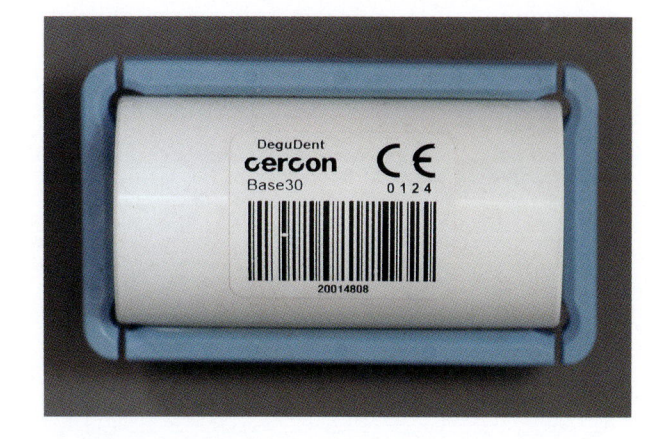

強度と、それが歯科補綴に適していることのあかしといえるであろう。

2．ポイント

1）使用可能なセラミックブロック

CERCONでは、専用のセラミックブロックCERCON baseを用いる。CERCON baseは直径25mmの円筒形であり、高さは26.5mm、50mm、60mmの3種類がある。シェードは白色とカラード（日本未発売）の2種類がある（図1）。

2）セラミック・フレームの計測法

クラウンあるいはブリッジのワックスパターンを、レーザー光により非接触的にスキャン（走査）する。この時、ワックスパターンを正確に読み込ませるために、スキャニングパウダーを均一な厚みになるよう塗布する。綿くずなどのゴミがワックス表面に混入・付着すると、スキャニング・ミリングエラーの原因になる場合があるので注意する。

3）計測にあたり推奨される模型・支台歯形成

小臼歯および大臼歯部の咬合面の展開角は120～140°で、咬合面歯質は少なくとも1.5mm削除する。前歯部は、一般的なオールセラミックスの支台歯形成と同様に、切端を2.0mm削除する。支台歯の切端の厚みは、0.9mm以上確保する。外周の削除量は1.0mm、軸面のテーパーは挿入方向に対し3°以上にする。前歯部・臼歯部ともにマージン部は1.0mm削除し、6～8°のテーパーを付与する。軸面と切縁の移行部は丸くし、ナイフエッジやベベルの付与は適さない。

4）セラミック・フレームのデザイン法

CERCONはワックスパターンをスキャニングするため、現状ではPCなどでの修正はできない。メタルセラミックスと同様に、陶材スペースができるだけ均一になるようにワックスアップを行う。ポンティックから支台歯にかけての連結部の断面積は、臼歯部において9 mm^{2}で十分な強度を達成することができる。

5）加工、削り出し

ミリングのプロセスは2段階で行われ、最初は粗く削り出し、つぎにフレームをきめ細かく削り出す。ミリングされたフレームをCERCON heatで最終温度1,350℃で約6時間焼結する。焼結プロセスによりCERCON baseを焼結すると約30％の体積収縮が起こるが、CERCON baseはあらかじめ収縮量を計算して拡大した状態でミリングされている。この拡大は、CERCON brainによって自動的に行われる。

6）使用可能な築盛用陶材

CERCONでは、ジルコニア用専用陶材として開発された、CERCON baseによくマッチしているCERCON ceram Sが推奨されている。ジルコニア用であれば、他社の陶材も使用可能である（図2）。

7）推奨される使用セメント

現在報告されている研究によれば、接着性セメントとしてPanavia 21とPanavia Fが推奨されている。通常のセメントによる合着では、支台表面に特別な表面処理は必要ない。CERCONは仮着が可能で、どのテンポラリーセメントでも仮着を行うこと

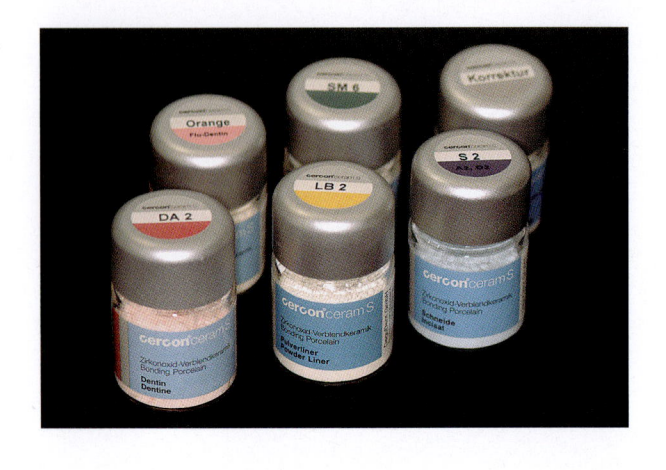

第1章　各種CAD/CAMシステムの概要とその臨床応用

図2　CERCON ceram S。

ができるが、後に接着性セメントを使用する場合は、ユージノールの含まれていないテンポラリーセメントが推奨されている。

8) フレームの適応症

CERCONは、単冠のクラウン、クラウンの連結冠、3ユニットブリッジが製作可能である。その大きさは、解剖学的近遠心径が38mm以内である。適切な支台歯形成が行われていれば、部分被覆冠も製作可能である。適応外としては、根管ポスト、インレーブリッジ、接着性ブリッジが挙げられている。

II. 臨床応用

1. 症例概要

患者の主訴は、矯正後の後戻りによる2+2の審美不良で、小さくきれいに並んだ歯を希望。診断を行った結果、患者の矯正への不信感もあり、インプラント治療により回復することになった(図3〜7)。歯肉のディスカラーを避けるため、アンキロスシステムのCERCONアバットメントを使用。上部構造物としてオールセラミック修復が選択され、CERCONによるジルコニアキャップに陶材を築盛して補綴修復となった。

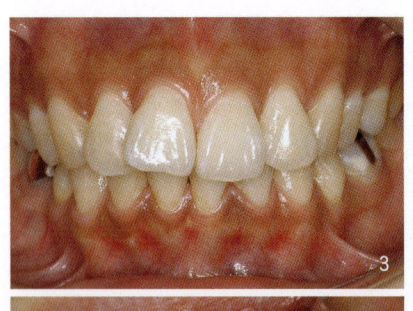

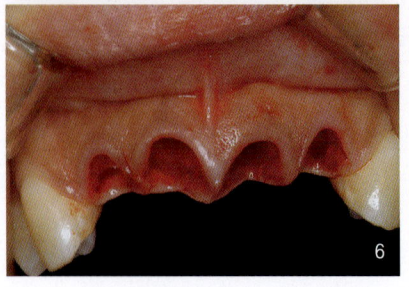

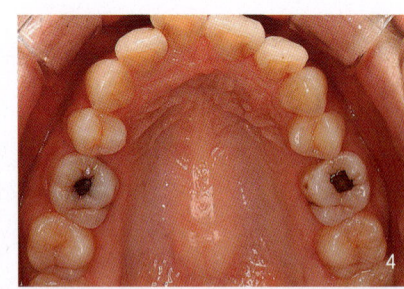

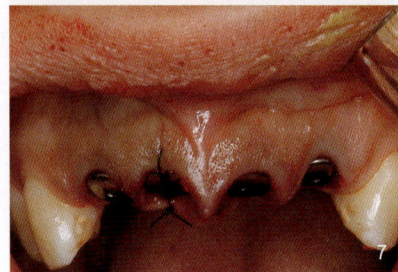

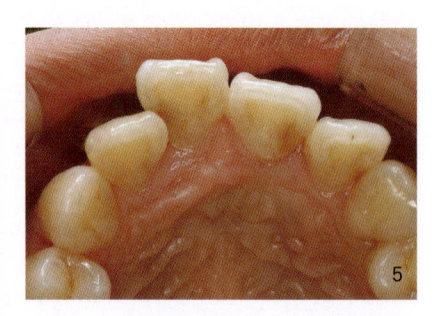

図3〜7　患者は以前上顎両側第二小臼歯を抜歯、矯正治療を行ったが満足な結果が得られなかったために矯正以外の治療法を求めて来院。そこで歯冠修復を勧めたが、突出している歯槽部の形態にも不満がありインプラント治療による改善を望んだ。最終的に抜歯後、アンキロスインプラント®を埋入した。

臨床治験結果が示す信頼性
CERCON smart ceramics

2. 支台歯形成の要点

　模型上で診断用ワックスアップを製作し、スペース確認のためのシリコーンコアを製作する。2+2すべてにおいて CERCON アバットメント15°ラージを選択した。シリコーンコアを用いて、通法どおりダイヤモンドポイントでアバットメント調整を行った（図8〜11）。

図8　アバットメントの装着。
図9　模型上でCERCON CE アバットメントの選択と調整を行った。

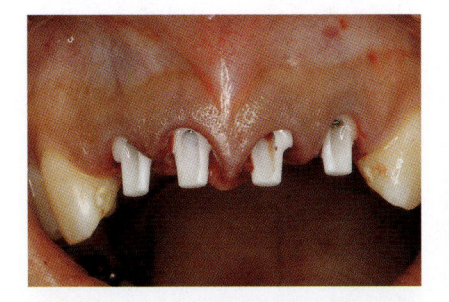

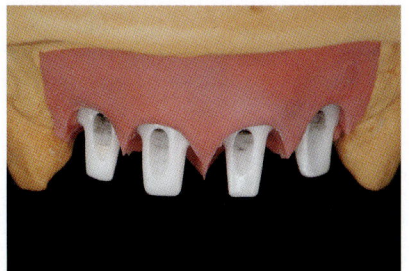

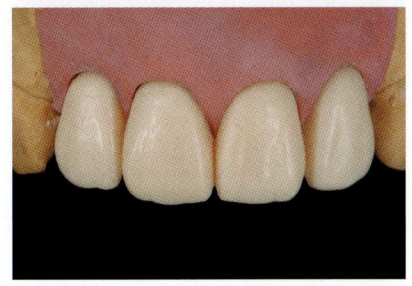

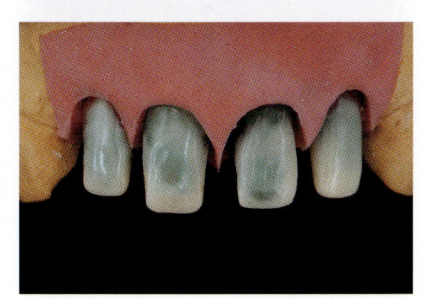

図10　模型上での外形ワックスアップ。
図11　ワックスフレームの完成。陶材スペースが均一になるよう注意する。

3. CAD/CAMによる計測

　今回コーピングは、ワックスを選択した（図12）。メタルセラミックスと同様にワックスアップを行い、鋭い形成のないことを確認する。ワックスフレームをワックスワイヤーまたはプラスチックスティックでスキャニングフレームに固定する際に、ミリングマシーンにスキャニングフレームを装着し、パターンの中央部まで下げて固定する。固定したスキャニングフレームを注意深く上方に引き上げる。フレームを固定したスキャニングフレームをサベイヤーから取り外し、レーザーによるスキャニングのため、ワックス表面にスキャニングパウダーを塗布する（図13）。この時、スキャニングおよびミリングエラーの原因となる異物が、ワックス表面に混入・付着していないことを確認する。CERCON brain のX-Yポジショニングテーブル左側のフレームホルダーにフレームを装着し、右側にミリングフレームに装着した CERCON base を装着する。防護カバーを閉め、CERCON brain のスタートキーを押す。スキャニングとミリングは、中断せずに全自動で行われる（図14）。

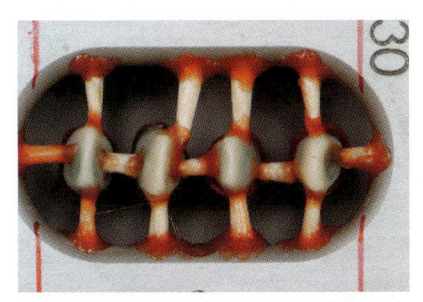

図12　スキャニングフレームに変形の少ないつまようじを使い、ワックスパターンをスティッキーワックスで固定。
図13　スキャニングパウダーの塗布。パウダーの塗りづらい部位にはワックス分離剤を塗布。 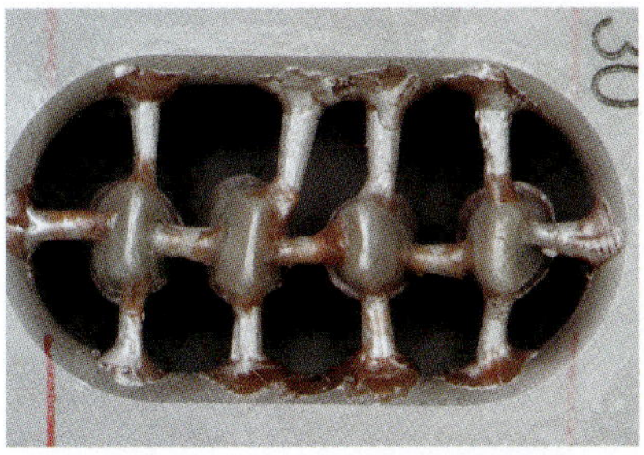
図14　スキャニングフレームをCERCON brainに装着。

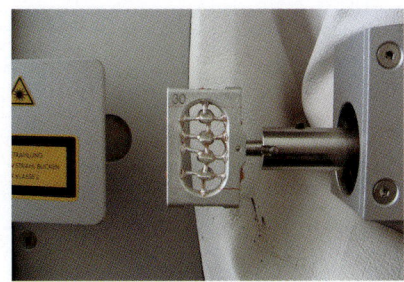

第1章　各種CAD/CAMシステムの概要とその臨床応用

4．加工、削り出し

　ミリングは、2種類のミリングカッターで行われる(図15)。最初はコアース2.8mmで粗く削り出し、つぎにファイン1.0mmでフレームを細かく削り出す。スキャニングとミリングの所要時間はCERCON baseのサイズによって異なり、CERCON base12で約33分、CERCON base30で約70分、CERCON base38で約90分必要となる。カッターは、1本のバーで約100歯分のミリングが可能である。完全燃焼後のジルコニア結晶体を削ると、バーの寿命が短くなり、コストが高くなるが、CERCONは、焼結する前の柔らかいCERCON baseを削り出すため経済的である(図16～20)。

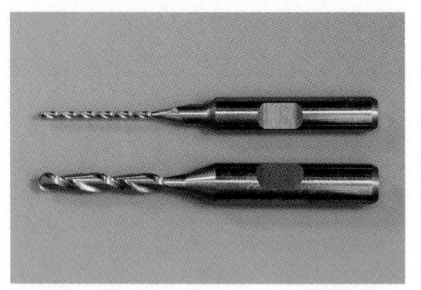

図15　(図上)ミリングカッター、ファイン1.0mm。(図下)ミリングカッター、コアース2.8mm。

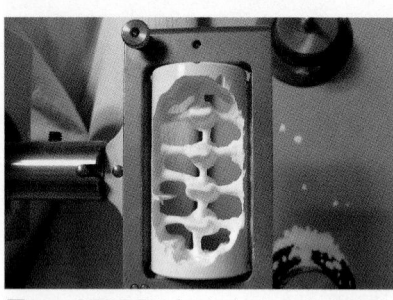

図16　CERCON brainによるCERCON baseの削り出し。

図17　CERCONフレームの削り出し。

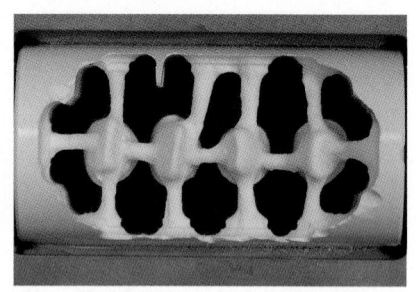

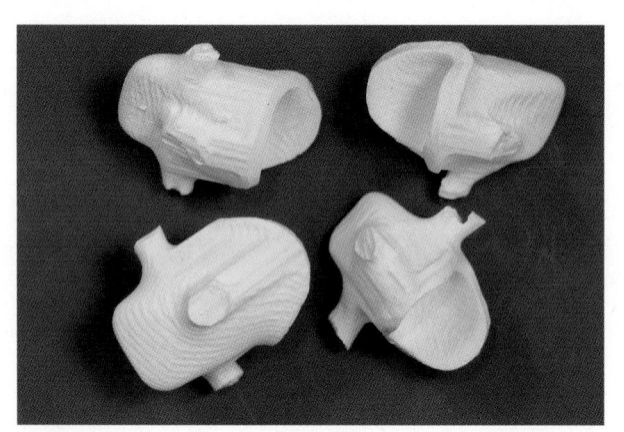

図18　削り出したフレームをダイヤモンドディスクとタービンによってカットした直後。

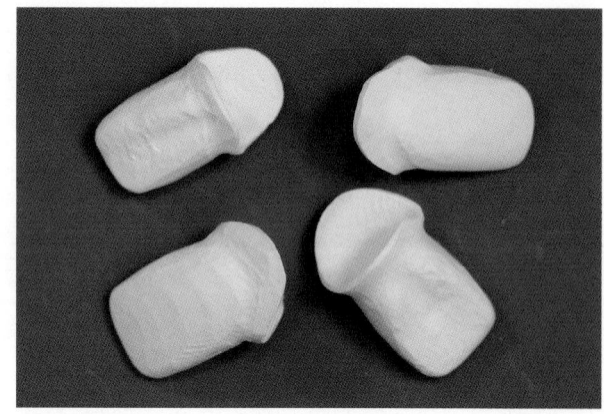

図19　カーバイトバーでフレーム調整が終了した状態。

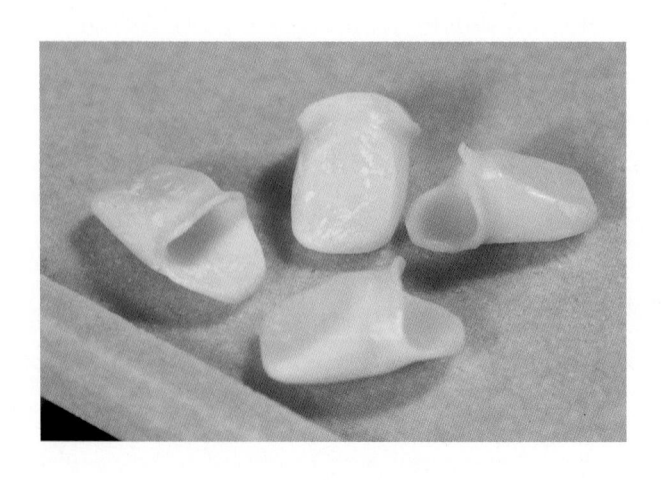

図20　フレームをCERCON heatで焼成した状態。

5. ジルコニア・フレームの適合精度

　基本的にはマージンの多少のバリと、バーの切削が行き届かない所の調整となる。オクルーザルスプレーを支台に塗布し、注水下でダイヤモンドポイントを使用してフレームが完全に適合するまでこれを繰り返し行う（図21～26）。

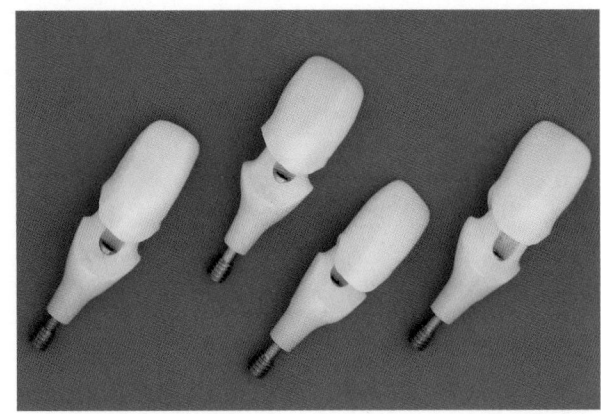

図21、22　CERCON CE アバットメントとフレームの適合状態の確認。

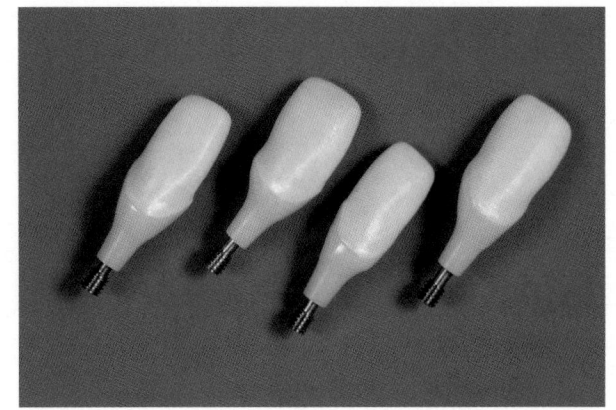

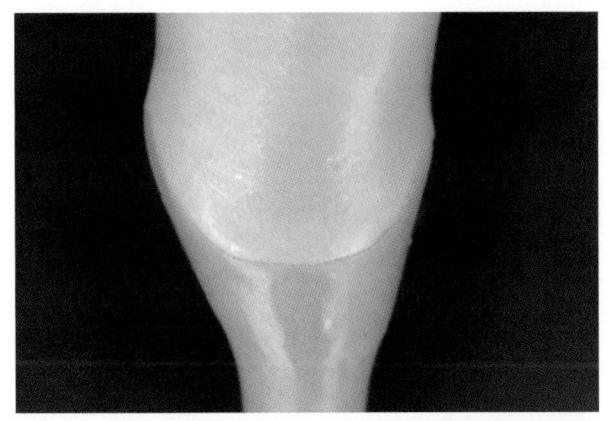

図23　マージンの適合状態。良好な適合が得られている（唇側観）。

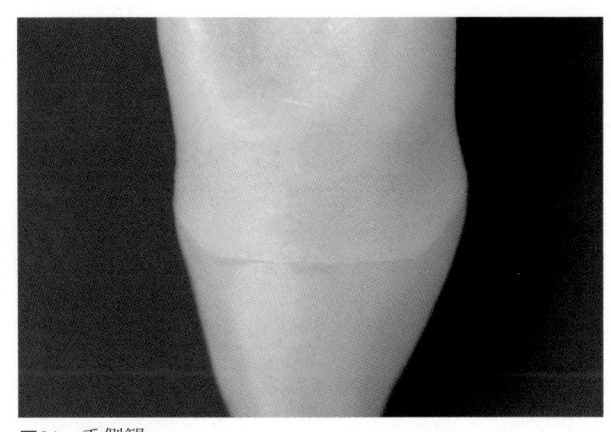

図24　舌側観。

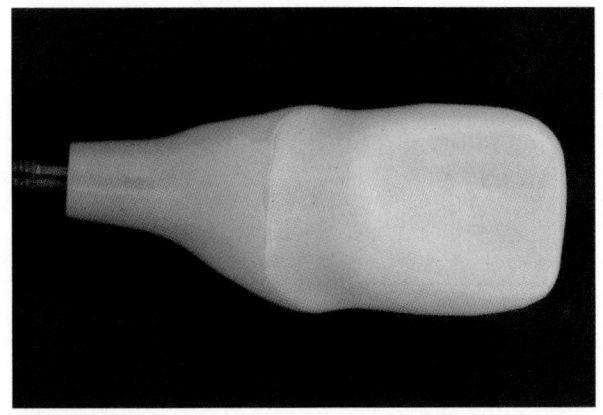

図25　舌側観。

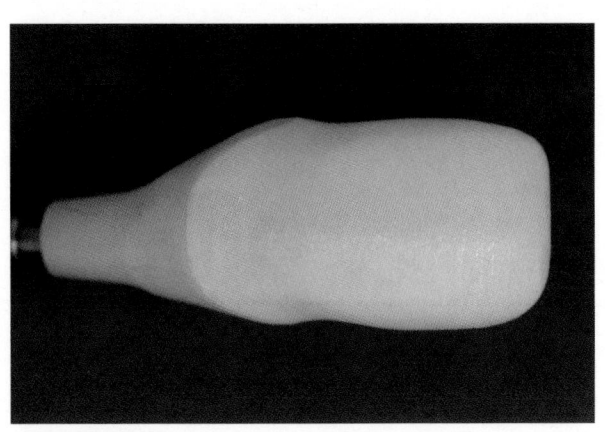

図26　唇側観。

第1章　各種 CAD/CAM システムの概要とその臨床応用

6．コア・フレームの強度

　ジルコニアの曲げ強度は約900MPa、弾性係数は約210GPa ある。臼歯部3ユニットブリッジの静的破壊強度は、加圧成形型セラミックスあるいはガラス浸潤式セラミックスで製作したものと比べ、2〜3倍高い。臼歯部オールセラミッククラウンの破砕強度を比較すると、CERCON のジルコニア製作物は、現在市販されているオールセラミックシステムと比較して著しく高い破砕強度を示す。前歯部クラウン形態の模型実験では、貴金属を用いたメタルセラミッククラウンの破砕強度に匹敵することが示され、さまざまな臨床応用に十分な機械的強度を有していることが証明されている（図27）。

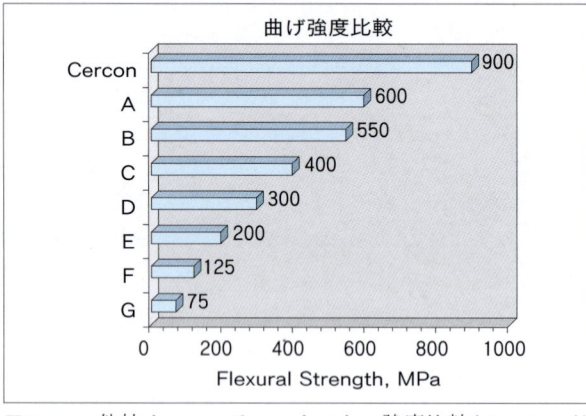

図27a、b　他社オールセラミックスとの強度比較（DeguDent 社調べ）。

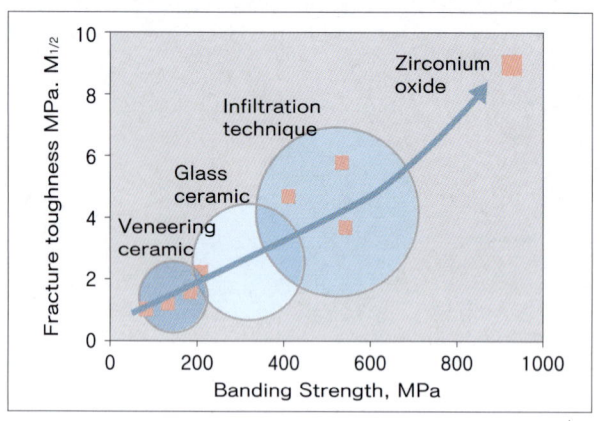

7．接着

　本症例では、まずユージノールの含まれていないテンポラリーセメントにより仮着を行い、その後CERCON で推奨されている3M Vitremer™ による合着を行なった（図28、29）。

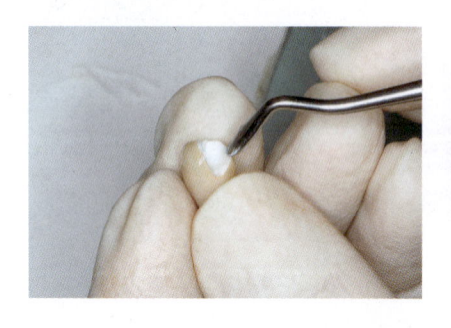

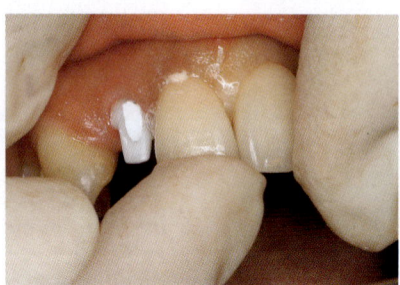

図28　クラウン内面に Vitremer™ セメントを注ぐ。
図29　ジルコニアヘッドに合着する。

8．模型上の完成・最終補綴物の装着

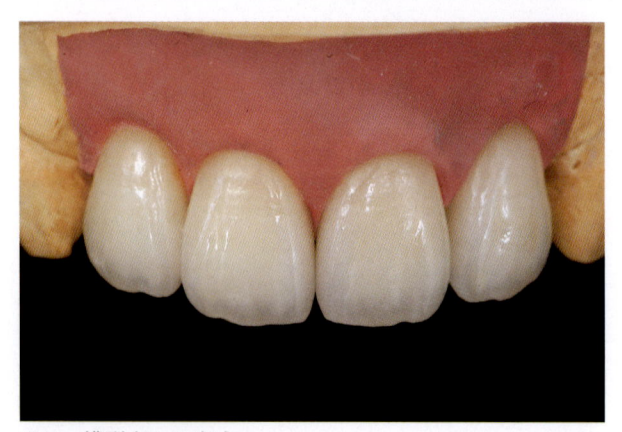

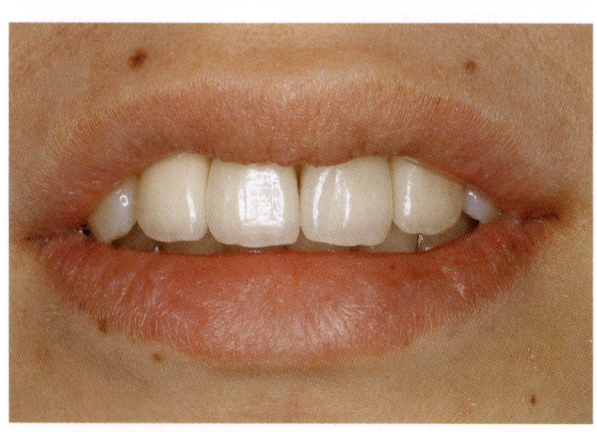

図30　模型上での完成。
図31　最終補綴物装着時。

9. 完成したオールセラミッククラウンの口唇とのバランス

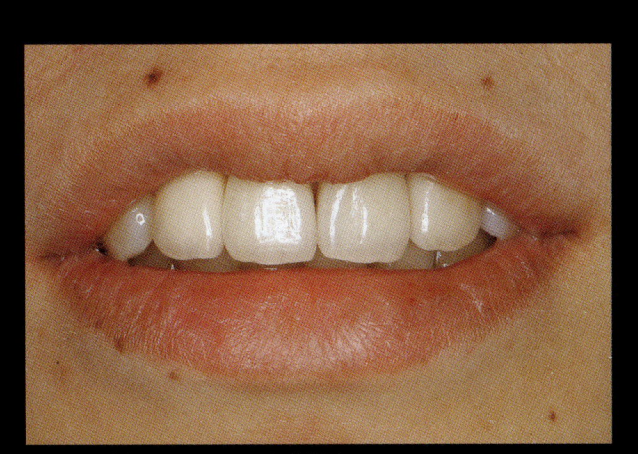

図32　口唇とのバランスを確認する。

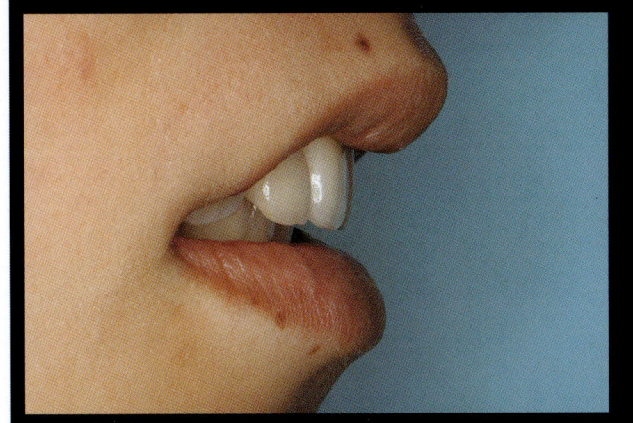

図33　右側面観。

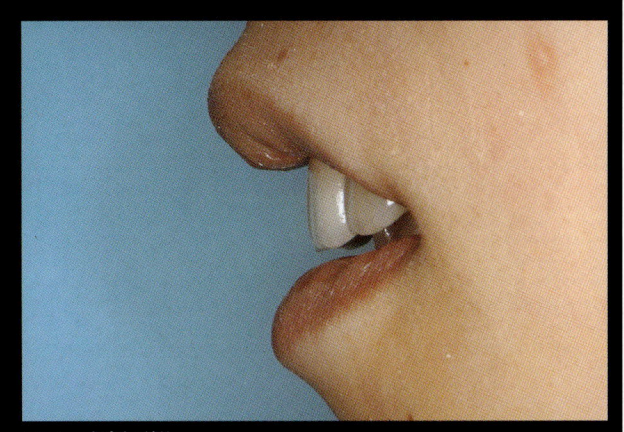

図34　左側面観。

おわりに

チェアサイドにおいては、使用するジルコニアフレームが高強度(900MPa)を有するため、フレームの試適・仮着が可能となった点は、革新的なことであろう。また適応範囲が広いため、金属アレルギーの患者への対応もできるようになった。

ラボサイドでは、製作者の技術をワックスアップにより再現しミリングを行うため、インプラントのサブストラクチャーやアタッチメントワークなど、臨床での応用範囲が広く、歯科医師のニーズに応えることができる。また、チョーク状の未焼結ジルコニアブロックをミリング加工するため、作業効率が飛躍的に上がった。

参考文献

1. 重村宏，佐藤政志．高精度のオールセラミックスをめざして．— GN-1 と In-Ceram による CAD/CAM とハンドパワーの融合．QDT2004；29(4)：32-54.
2. 内山洋一，疋田一洋，飯山賢一．実用化された歯科用 CAD/CAM - ジーシー・システムの特徴．QDT 2000；25(12)．38-46.
3. 疋田一洋，内山洋一，舞田建夫ほか．歯科用 CAD/CAM をいかに使いこなすか．補綴臨床　2004；37(7)：389-399.

第1章　各種CAD/CAMシステムの概要とその臨床応用

接触式計測法で高度な適合精度を実現
Cadim105

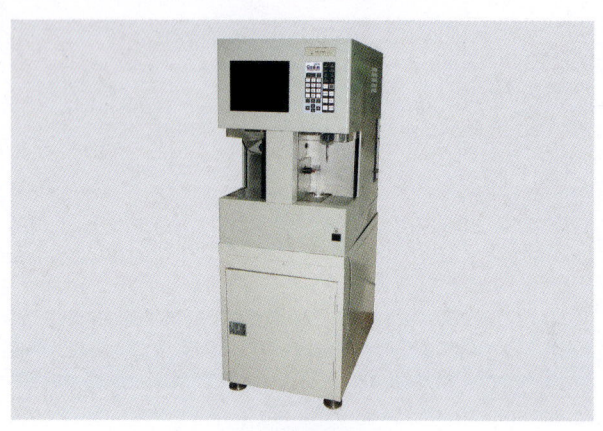

星 晴夫

ほし歯科医院
神奈川県横浜市磯子区杉田5-24-41

I. システム概要

1. システム構成

　歯科用に補綴治療用としてコンピュータを使用したCAD/CAMシステムが開発・市販され、実用に供されている。ここではCadim105システムについてその概要を紹介する。本システムは、形状計測部分、計測した形状の操作・修正が可能なCAD部分、および切削加工を行うCAM部分からなり、これらが一体化された装置である。

2. ポイント
1）使用可能なセラミックブロック

　Cadimは臨床で製作する形成歯のさまざまな大きさに対応できるよう、前歯・犬歯・小臼歯・大臼歯用などさまざまなセラミックブロックを取りそろえている（図1）。そのほか築盛用フレームを計測し切削後、築盛することも可能である。表1、2に各ブロックの大きさと物性を挙げる。表2の数値からもわかるように、より物性が天然歯に近いブロックになっている。

2）セラミックフレームの計測法

　Cadimの三次元形状計測部分はレニショー社製であり、コンピュータの自動制御により計測・計算・切削のプロセスを経て自動製作される接触式計測方法を採用している。接触式計測方法を採用することで立体的形態が測定され、これを数値化することにより、測定誤差が小さくなる。こうして補綴物の適合精度が向上し、完成補綴物の内面調節時間の短縮が可能となる。その接触子（スタイラス）の先端直径は1mm、材質はルビーまたは金属（タングステンカーバイト）であり、高精度計測を可能としている。

　計測タイプは2種類（タイプ1およびタイプ2）あり、計測する対象モデルによって計測方式も定まるが、いずれを選択するかは利用者が選ぶことが可能となっている。

　タイプ1は、支台歯模型を計測した支台面データとワックスアップなどを計測した咬合面データを組み合わせて切削対象モデルをコンピュータ内に生成させる方法である。タイプ2は、テンポラリークラウン（レジンパターン）の内面と外面（マージンラインから最大豊隆部分まで）および咬合面から最大豊隆部

図1　Cadimでは、前歯・犬歯・小臼歯・大臼歯など、それぞれの大きさに対応するセラミックブロックが用意されている。

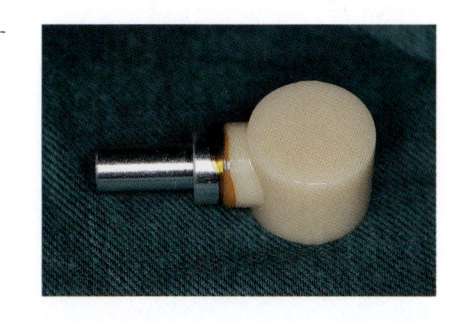

表1　CadimブロックCeの大きさについて。

サイズ	a	b
M	Φ12.0mm	Φ10.0mm
L	Φ14.5mm	Φ11.5mm
LL	Φ17.0mm	Φ13.0mm
3L	Φ17.0mm	Φ18.0mm

*各サイズA2、A3、A3.5、A4、B2、B3のシェードがある。

表2　CadimブロックCeの物性について。

種類	曲げ強度（MPa）	圧縮（降伏）強度（MPa）	ヴィッカース強度
天然歯エナメル（文献値）	80〜90	200〜442	270〜366
Cadimバイオセラミックス	90〜100	400〜500	280〜380

までを直接計測し、切削対象モデルを得る方法である。インレーの場合はモデルの支台面と咬合面を直接計測する（タイプ2は、ワックスではマージン部の情報が計測時に削られる恐れがあるため、計測できない）。

これらの計測方式としては、等高線・放射・並行計測などが可能ではあるが、もっとも精度よく計測できる方式がコンピュータ内にあらかじめ登録されており、自動で選定される。したがって、利用者がどの計測方式を選定するかを指定する必要はなく、計測対象モデルを指定するのみで、自動計測が可能である。

3）計測にあたり推奨される支台歯形成

Cadimでは直径2mmの太さのツールを使用して支台面および咬合面の切削を行う。そのため支台歯形成の隅角部分のエッジを丸め、角のない丸みを帯びた形成を行い、半径1mm以上のRをつけて形成を行うようにし、支台の幅もしくは厚みは2.5mm以下にはしない。マージン部はヘビーシャンファー形態あるいはショルダー形態に形成し、滑らかなマージンラインが望まれる（図2〜6）。

4）セラミックフレームのデザイン法

CAD部分は、支台歯模型を計測したデータをクラウン内冠のデータに変換する反転変換、マージンラインの目視確認や小修整機能、リブの自動付加機能のほか各種データ変換、ミラー変換、回転、拡大・縮小変換など多種多様な機能を有しているが、必要とされる部分はほとんど自動化しており、術者は個々の機能を意識し操作することが要求されないシステムとなっている。

デザインの実際は、モデルを2D（マージン部を接触させマージンラインを計測）ならびに3D（支台歯面全体を接触し計測を行う）で計測した後、ソフト画面上にてマージンチェック画面が表示され、各パラメーター（Depth・Z. cut・Depth. cut）の曲線補正ボタンの操作によりマージン点間の曲線としての繋がりを補正する。これにより、正確なマージンラインを表現し、実際の支台歯模型と比較しながらマージンの調節を行うことができる（図7）。

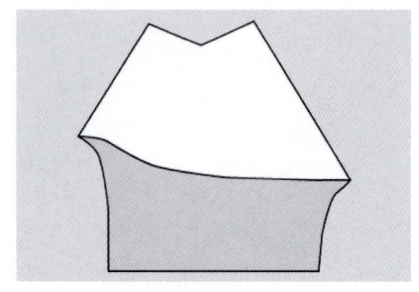

第1章　各種 CAD/CAM システムの概要とその臨床応用

図2　シャンファーバーを用いて少しテーパーをつけ形成する。

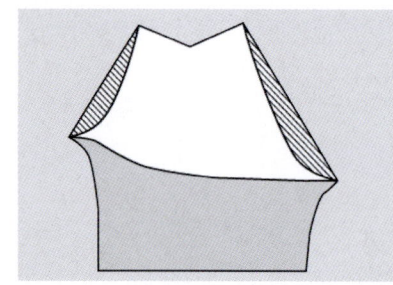

図3　マージン部をシャンファー形態にしなおす。マージン部の厚みをできるだけとる。先端に1mm程度Rのついたバーを使用することが推奨される。

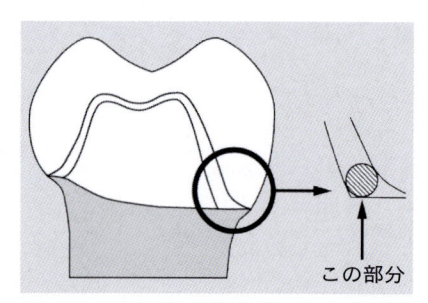

図4　ショルダー形態に形成しても適合性に問題はないが、マージン部にセメント層が多くできる。

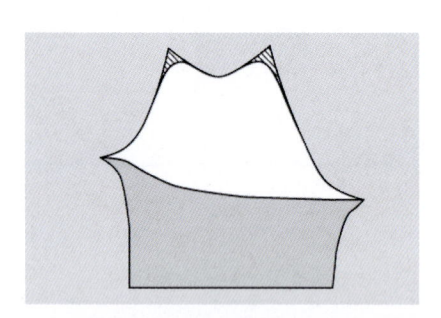

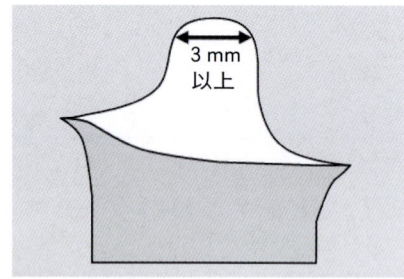

5 | 6

図5　ツールと同じRのついたCadiming バーが推奨される。

図6　支台歯の厚みは、最低3mm以上確保する。

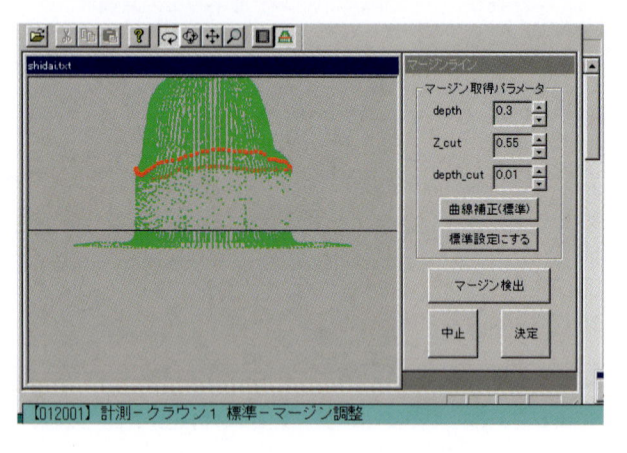

図7　セラミックフレームのデザイン法。計測後、ソフト画面上でマージンの調節を行う。

5）加工・削り出し

　切削は、咬合面や支台面の計測データを利用してコンピュータ内に切削対象モデルを生成させ、さらに必要に応じてリブ部分を合成して、このモデルに対してカッターパス（工具軌跡）を計算させる。このデータをコントローラが受け取り、切削装置を稼動させる。

　切削用ツールは、セラミックス用としては直径2mmおよび1mmのダイアモンドバーが、チタン用としては同じ直径のボールエンドミルが使用可能となっている。なお、切削工程においては2mmから1mmへのツール交換時は人手を要するが、それ以外はすべて自動化されている。

　Cadim専用のダイヤモンドバーによる切削方法として標準・精密モードがある。

　標準モードは主に直径2mmのバーで切削を行い、R1（ϕ2mm）以上の丸みを付けて形成を行った支台歯を切削する。

　精密モードは2mmおよび1mmにて切削を行い、ϕ2mmであら加工、ϕ1mmで仕上げ加工の切削を行う。オールセラミックに適した形成を（R1［ϕ2mm］以上の丸みを付けた形成）し、標準か精密の選択を行う。切削に要する時間は、小臼歯標準モデルで25分、精密で60分程度である。

図8 シランカップリング剤によるセメントの接着力。

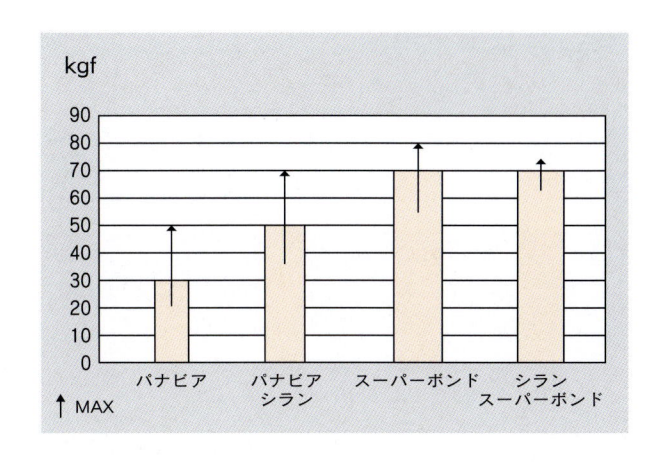

6) 使用可能な築盛用陶材

現在市販されている築盛用陶材のなかで使用可能な陶材は、VITA Ti ポーセレン(ジーシー)ならびにDUCERATIN(大信貿易)である。ともにコア材との相性は良好である。

7) 推奨される使用セメント

現在市販されているセメントのなかでは、セラミックスの強度確保のためにも、歯面の処理と補綴物内面の処理を確実に行える接着性レジンセメントが推奨される。図8は、スーパーボンドとパナビアを接着試験したデータであるが、スーパーボンドの接着力が良好であることがわかる。

8) コア・フレームの適応症

支台歯形成の要件が満たし得られたフレームは、インレー・クラウンのセメントスペースを10μ〜100μmの間で術者が自由に設定できる。これは支台歯の形成面の削り残しの部分を確認することにより、クラウンアダプリテンションの具合を調整できることを意味する。

II. 臨床応用

1. モデルケース―ケースの概要

患者は2 1の審美不良を主訴に来院(図9)。1は失活歯のため、歯内療法後、ファイバーポストを用いたレジンコアにて支台築造を行った。2は生活歯であり、う蝕があるためコンポジットレジンにて被覆。その後、Cadimを用いてオールセラミック修復を行った。

図9 1は硬質レジン前装冠が変色。2はコンポジットレジンの境界が明瞭なのを気にしている。

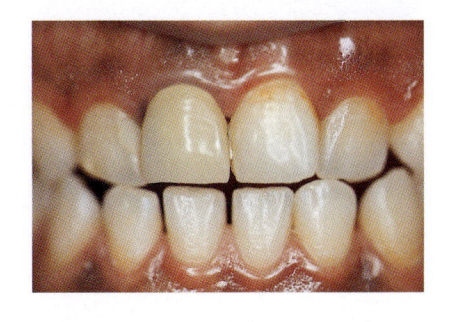

第1章　各種CAD/CAMシステムの概要とその臨床応用

2．支台歯形成

　マージンはヘビーシャンファーが望ましい。また、隅角部はエッジを丸め、角のない丸みを帯びた形態にするのが望ましい（図10）。

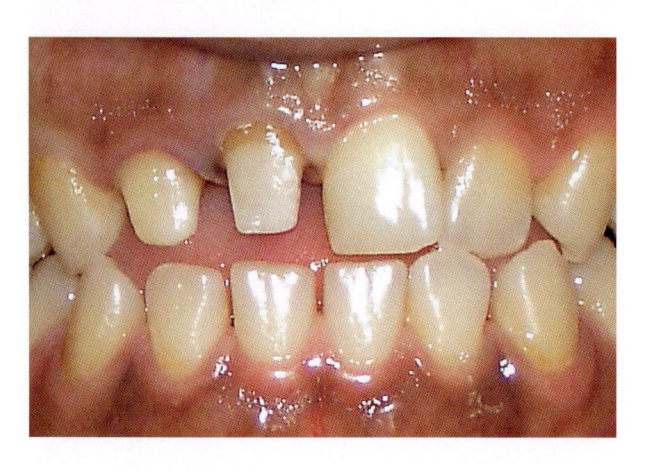

図10　支台歯形成は、角のない丸みを帯びた形態とするのが望ましい。

3．模型完成

　タイプⅡでの模型製作は、マージン部を鮮明にしモデルを作りやすくすることがポイントとなる。また、タイプⅠで補綴物を製作する場合、もっとも低くなるマージン部から5mm以上全周にわたって削除することが必要になる（いずれの場合でもマージン部が最大豊隆となる）。

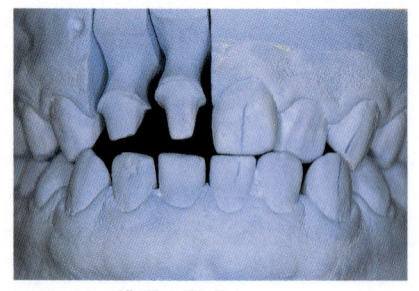

図11〜13　模型の完成。　　　　　　　　　　　　　　　　　11｜12｜13

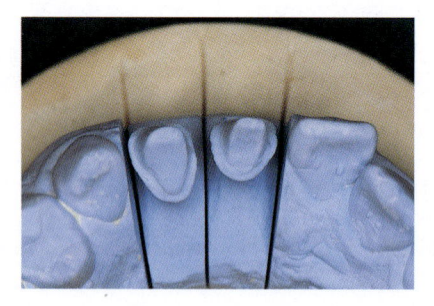

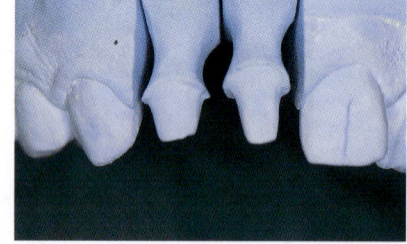

4．計測

　パターンレジンにてレジンパターンを製作。パターンレジンをCadim105にて計測する（図14〜16）。初めに最大豊隆部を2Dモードで計測した後、3Dモードにて立体的形態を計測。咬合面・支台面のそれぞれを行う。

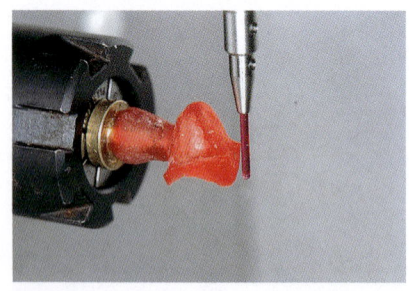

図14　パターンレジンをCadim105にて計測。

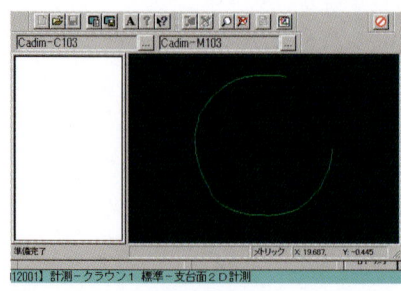

図15　2Dモードで計測中。

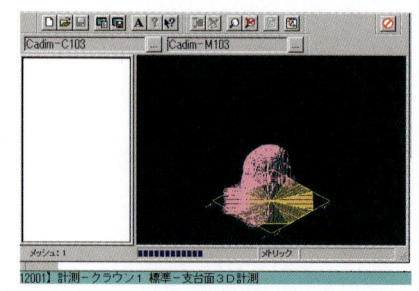

図16　3Dモードで計測中。

5．加工・削り出し

　画面上でブロックサイズ(図17)や、加工時の削り残し個所(図18)をチェックした後、バイオセラミックブロックをCadim105に取り付け、切削する(図19〜23)。

バーの種類は、セラミック用・チタン用とも1mmと2mmが用意されている(図24)。

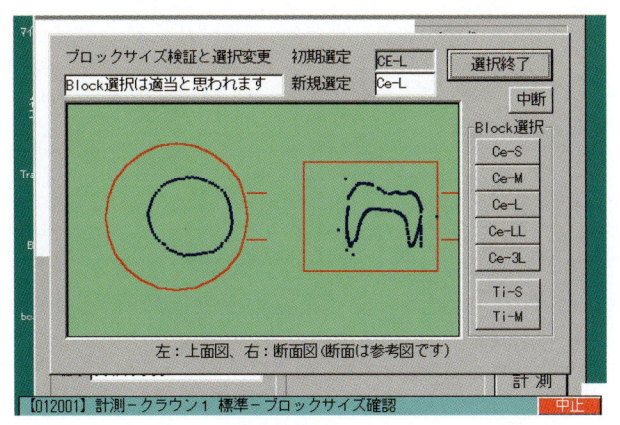

図17　ブロックサイズ確認画面。

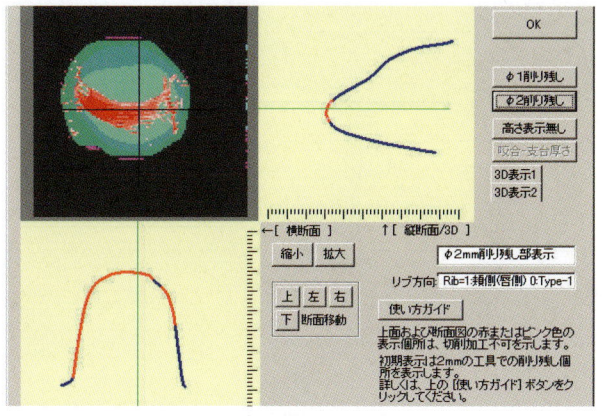

図18　加工時の削り残し個所表示画面。

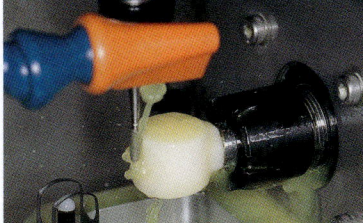

図19、20　バイオセラミックブロックをCadim105に取り付け、切削を開始。

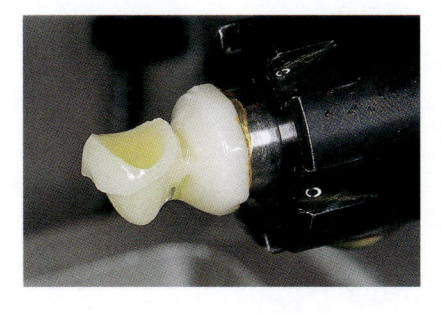

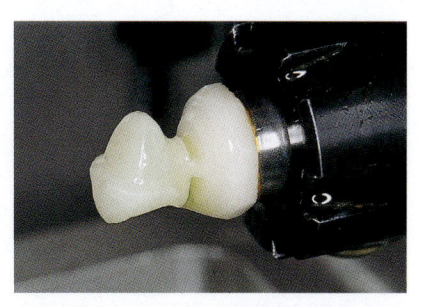

図21、22　切削の完了。

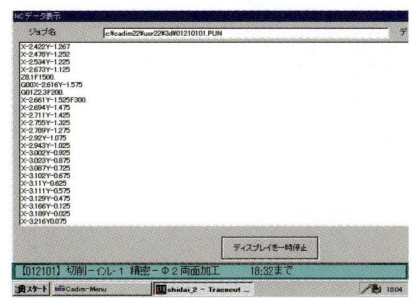

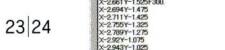

図23　切削中画面。
図24　切削バー。左から、セラミック用1mm、同2mm、チタン用1mm、同2mm。

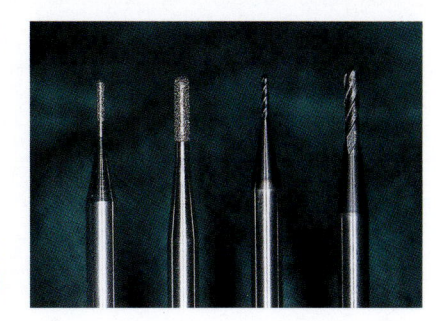

第1章　各種 CAD/CAM システムの概要とその臨床応用

6．デザインされたセラミック修復物の適合精度

　支台歯形成が Cadim の形成条件を満たしたものは術者が 0〜100μm のセメントスペースの設定を行うことができるので、均一なセメントスペースが得られることにより今回のセラミックコアの適合は良好であった（図25、26）。

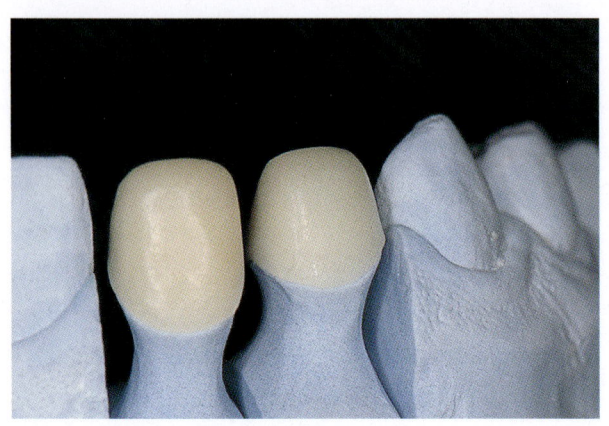

図25　セラミックフレーム。唇側より。

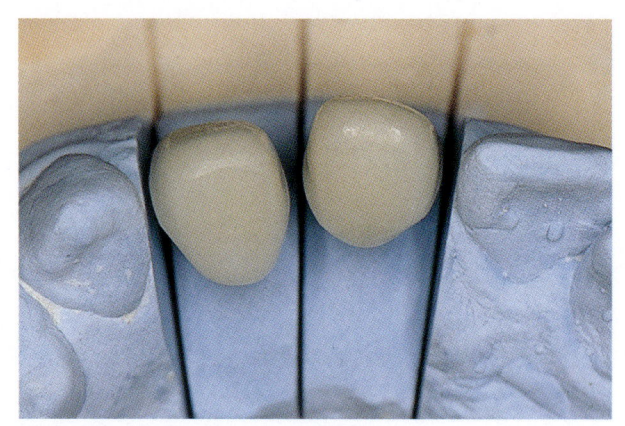

図26　セラミックフレーム。口蓋側より。

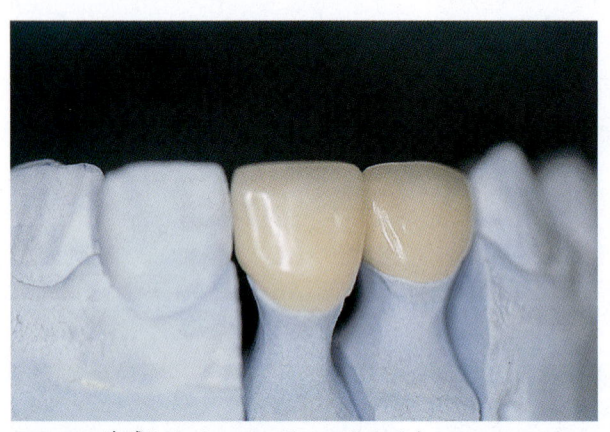

図27、28　完成したオールセラミッククラウン。

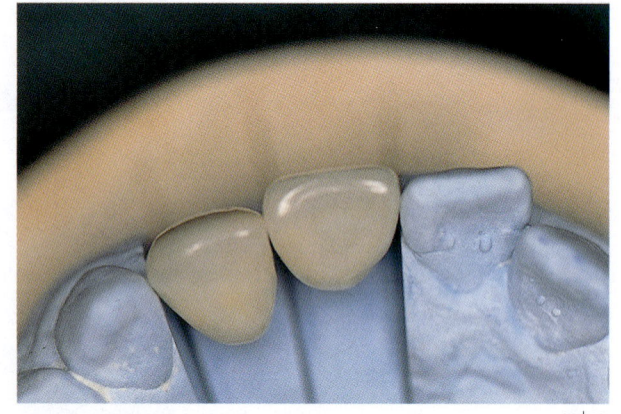

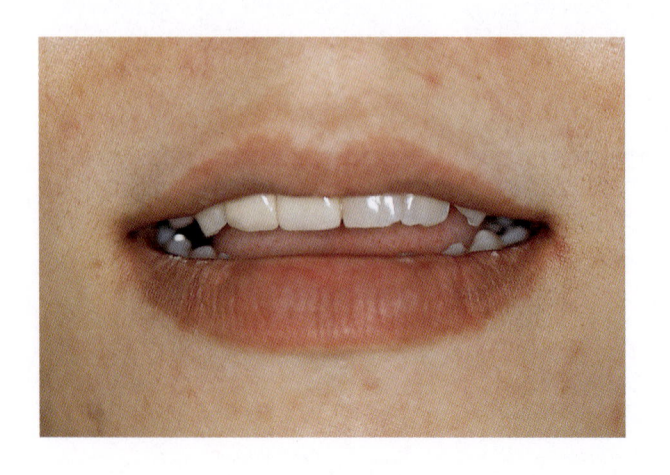

図29　口腔内装着。口唇とのバランスのとれた補綴物が製作できた。

7. 最終補綴物の完成と口腔内への装着（図30〜33）

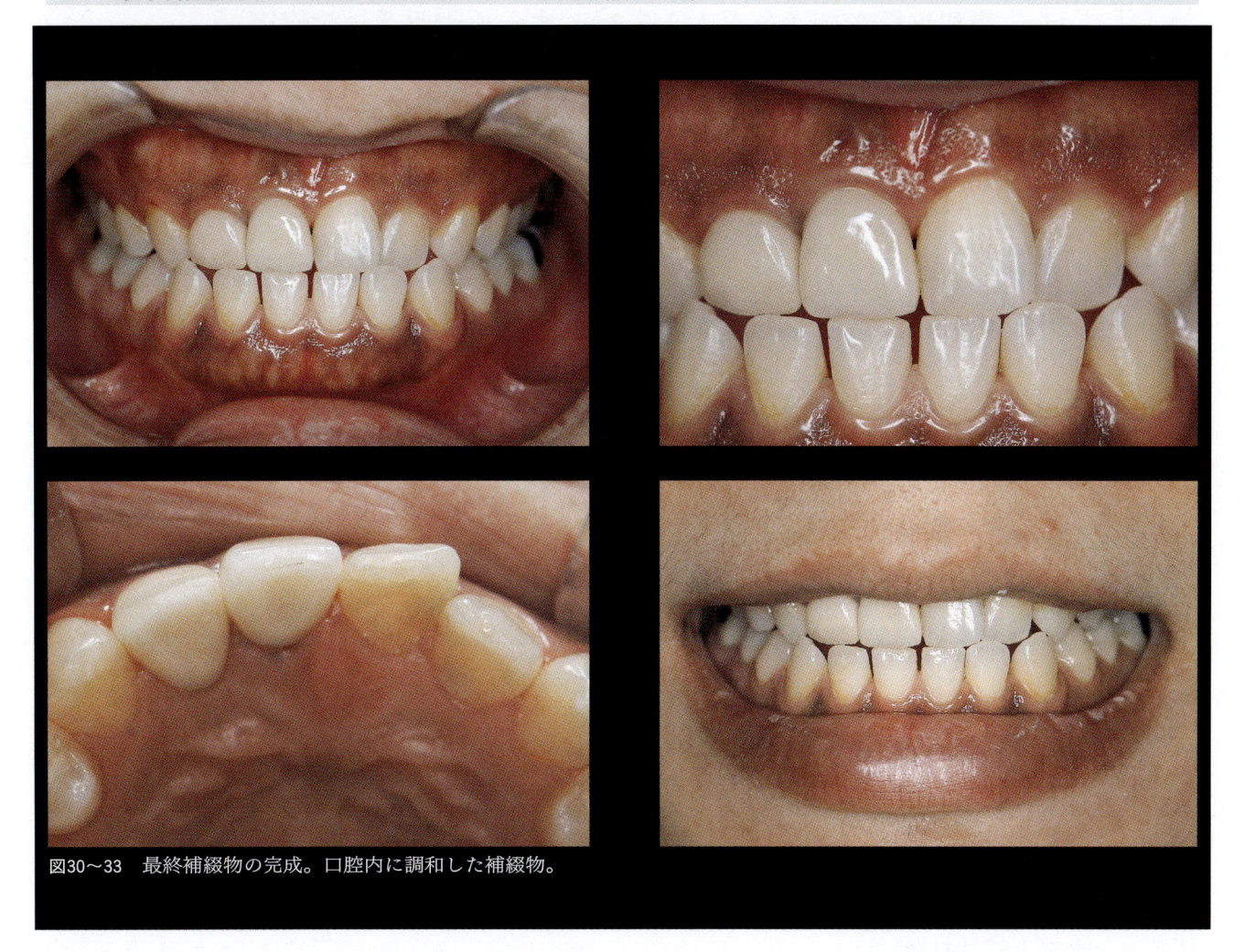

図30〜33　最終補綴物の完成。口腔内に調和した補綴物。

おわりに

　Cadim105の使い方は、本症例の一方法に限られるものではない。
　CAD/CAMは、プログラム・ブロックの性能により大きく左右されるが、新たな使い方、バイオセラミックブロック＋ポーセレン、バイオセラミックブロック＋ハイブリッド材料、またグラデーション様になっている単体ブロックの使用などが、今後の開発に期待される。

参考文献

1. QDT YEAR BOOK 2002. 東京：クインテッセンス出版，2002.
2. 山田和伸．特別企画2つのCAD/CAMシステムによるオールセラミッククラウン製作の実際―1ラボにおけるProceraとCerec inLabの症例に応じた活用．歯科技工；2005(3)；293-310.
3. サンメディカル株式会社．スーパーボンド取扱説明書．2002.
4. クラレメディカル株式会社．パナビアF2.0取扱説明書.
5. 高橋英登，島田和基，山本尚吾，編．デンタルダイヤモンド増刊号 メタルフリー自由自在 審美・健康を考えた最新臨床の実際．東京：デンタルダイヤモンド社，2002.
6. アドバンスCadim 取扱説明書．2003.

第1章　各種CAD/CAMシステムの概要とその臨床応用

歯科医院でできるCAD/CAMオールセラミック修復
CEREC 3D システム

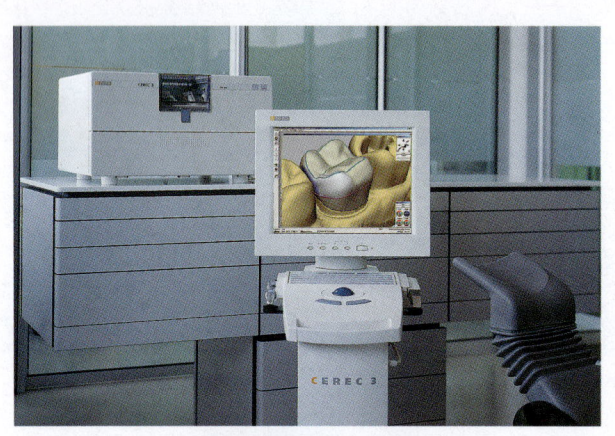

風間龍之輔

松本歯科大学 総合歯科医学研究所 健康増進口腔科学部門
長野県塩尻市広丘郷原1780

I．システム概要

1．コンセプトと歴史
1）コンセプトは「即日修復」

　オールセラミック修復物専用の自動切削システムであるCERECは、コンポジットレジンの重合収縮による辺縁漏洩を解決する、新しい歯冠色修復法として開発が始まった経緯をもつ。そのため、コンポジットレジン充填と同様の即日修復(One-day treatment)をコンセプトとしており、間接法に頼る他のCAD/CAMシステムとは一線を画する。歯科医師がチェアサイドで選択する修復法として位置づけることができる。

　一般的な歯科用CAD/CAMは支台歯情報の取り込みに際し、デバイスの大きさや所要時間の制約から、直接口腔内で計測を行うことが困難である。そのため、従来の間接法による印象採得と歯科技工士による模型調整や上部陶材の築盛作業を必要としている。また患者は最低2回の来院が必要であり、CAD/CAMのメリットを十分に享受しているとはいいがたい。

　しかし、CERECシステムでは、従来の印象材・歯型材を必要とせず、小型CCDカメラにより直接口腔内において写真撮影を行うことで、支台歯の三次元情報の取り込みを瞬時に行う光学印象採得法を採用している。また、品質管理下に規格生産されたセラミックブロックを、10～15分程チェアサイドで切削加工することにより補綴物を製作する。レジンセメントによる接着操作を含めても、1時間程度のチェアタイムが確保できれば即日修復が可能であり、1回の来院ですべての処置を終了することができる。

2）システムの変遷

　本システムは1980年初頭、チューリヒ大学のMörmannらにより開発された。1985年には臨床応用が始まり、1988年にヨーロッパでドイツのSiemens社からオールセラミック修復専用の歯科用CAD/CAMとして市販された。初代機CERECでは補綴物の切削を1枚のディスクが担っていたため、切削可能な補綴物の形態は非常に限定されていた。完成補綴物には咬合面形態が付与されず、咬合調整

に長時間を要した。

しかしその後、大幅な改良が加えられ、1994年に発売されたCEREC 2では補綴物の精度が向上した。ディスクに加えバーを使用して補綴物を製作することにより、制限の多かった外側性窩洞にも対応し、咬合面形態の付与も可能となった。

現行のCEREC 3は、①計測用CCDカメラと補綴物の設計を行うコンピュータを有するイメージングユニット、②2本のダイヤモンドバーを連動させる6軸制御加工機であるミリングユニット、の二つのユニットから構成されている。この2ユニット構成のシステムは個別に導入・設置が可能なため、医院により異なるさまざまな診療体制に対応している。また、最新のグラフィックボードを採用することで立体的な画面表示を可能とした設計用ソフトウェアでは、CADの専門的なスキルが不要な、歯科技工所における技工操作と同様の直感的な設計作業を行うことが可能である。

2．ポイント
1）使用可能なセラミックブロック

CERECシステムでは、① VITABLOCS（VITA Zahnfabrik）、② ProCAD（Ivoclar Vivadent）の2種のセラミックブロックを使用することが可能である。

VITABLOCS Mark IIは、VITAPAN Classicalおよび VITAPAN 3Dシェードに対応している。また、光線透過性の高いVITABLOCS ESTHETIC LINEや3色の層状シェードを有するVITABLOCS TriLuxe（日本未発売）が市販されている。

ProCADブロックは、クロマスコープシェード対応のブロックに加え、光線透過性の高いエステティックブロックおよびブリーチシェードブロックが市販されている。

VITABLOCSおよびProCADとも、ソフトウェアにより指定される必要なブロックサイズを選択することで、ミリングバーの消耗と切削時間を削減することができる。

2）支台歯（窩洞）の計測法

本システムは三角測量法の原理を応用した光学印象採得法により、瞬時に直接口腔内の支台歯の形状計測を行うことが可能である。

その手順は、まずデータ計測を行う支台歯および隣在歯に界面活性剤（CEREC Liquid, VITA）を塗布し、均一になるようエアブローを行う。

次いで、湿潤状態の窩洞に酸化チタン粉末（CEREC Powder, VITA）を噴霧する。粉末の過不足は計測データのエラーとなり、補綴物の製作精度に影響を与えるため、可及的に均一に噴霧する。特に、血液や唾液の浸潤による汚染を防止し、舌や頬粘膜を圧排するためにラバーダムによる連続防湿を施すと、より確実な計測を行うことが可能となる。

その後、イメージングユニット付属のCCDカメラを口腔内に挿入し、イメージングユニット下部のフットペダルを押し上げたままモニターに映し出される画像を確認してカメラヘッドの位置を合わせ、フットペダルから足を離すことで撮影が完了となる。

3）計測にあたり推奨される支台歯形成

補綴物の厚みは、咬合に関与しない部位で1〜1.5mm、咬合接触部で1.5〜2mmを確保する。インレー修復の場合、補綴物の物性上の問題とソフトウェア上の設計要件から、側室部の隣接面窩縁隅角は60°以上確保する必要がある（図2）。また、窩縁斜面は付与しない。クラウン修復の場合、辺縁形態は全周1mm幅を確保したディープシャンファーまたはショルダーとする（図3）。

4）セラミック修復物のデザイン法

補綴物の設計は、モニターに三次元表示される疑似模型上で行う。術者は半自動設定されるマージンラインを入力するだけでよい。

補綴物の設計モードはDental DatabaseおよびCorrelationの2種から選択する。

Dental Databaseモードは、あらかじめソフトにインストールされている歯冠データベースを利用する設計法であり、Correlationモードは、形成前後に光学印象を行うことにより、術前の歯冠形状や旧補綴物の外形を設計データとして用いる設計法である。

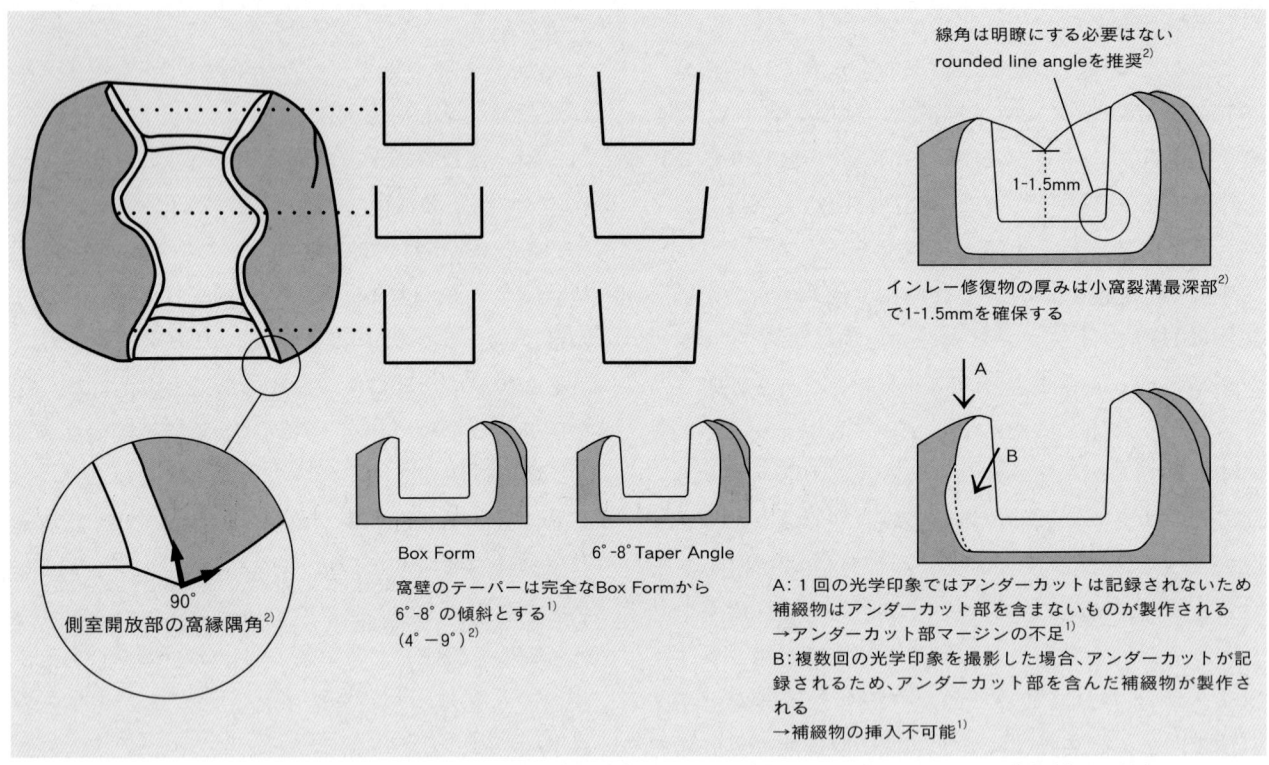

第1章　各種 CAD/CAM システムの概要とその臨床応用

図2　推奨されるインレー形成の要件。側室部の隣接面窩縁隅角は60°以上確保する必要がある。また窩縁斜面は付与しない。

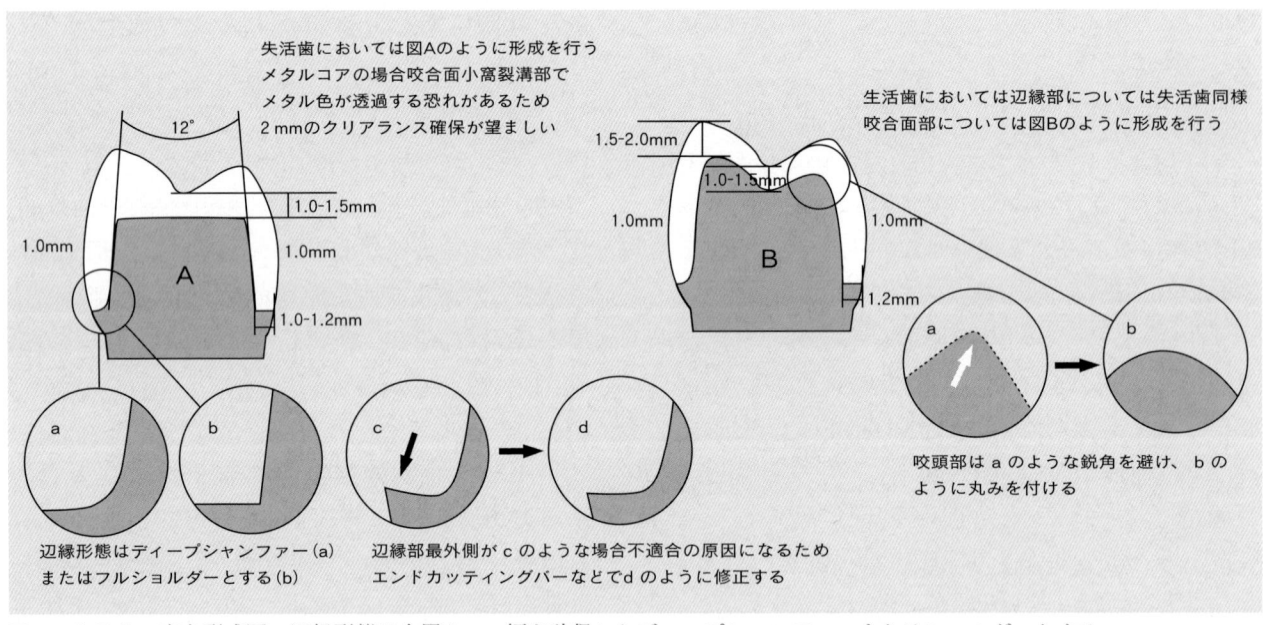

図3　クラウン支台形成図。辺縁形態は全周1mm幅を確保したディープシャンファーまたはショルダーとする。

5）加工・削り出し

　使用するブロックの種類とシェードを選択し、指定されたサイズをミリングチャンバーのスピンドルに固定する。ミリング工程はテーパー形状とフラットエンド形状のダイヤモンドバーが連動し切削を行う。フラットエンド形状のバーは、先端径を1.2mmと1.6mmから1種選択する。

　ミリング中はモニター上に切削に要する時間がリアルタイムに表示される。切削時の注水は内部循環式のため、ソフトウェアの警告が表示された時に交換する必要がある。その際、潤滑油（Dentatec, SIRONA）を規定量混入する。

6）使用可能な築盛用陶材

前歯部をはじめとした、より高度な審美性を要求される部位では、ステイニングを行うことが可能である。VITABLOCS は VITA Akzent または VITA Shading paste を用いて1,130℃で、ProCAD は Pro-CAD Shade/Stains Kit を用いて780℃で焼成する。両システムとも焼成は短時間で完了するため、即日修復での応用も可能である。

7）推奨される使用セメント

CEREC 修復物の接着にはレジンセメントの使用が必須となる。ラミネートベニアを除く補綴物では、光照射によるレジンセメントの硬化深度に限界があるため、Clapearl DC（クラレ）、Panavia F2.0（クラレ）、Nexus 2(Kerr)などのデュアルキュア型のレジンセメントが推奨される。

ラミネートベニア修復では、支台歯やセメントの色調が透過するため、基本シェードの他にオペークやモディファイヤーをそろえた、ライトキュア型のレジンセメント Clapearl LC（クラレ）が推奨される。

8）適応症

CEREC 3システムでは、単独歯のインレー・アンレー・クラウン・ポストクラウンおよびラミネートベニアを製作することが可能である。窩洞のアンダーカットは計測されないため、挿入不可能な補綴物が製作されることはない。その場合、アンダーカット部はセメントで補填されることとなる。

補綴物の大きさが、最大サイズのブロック（I 14サイズ）より大きい場合や、支台歯高径がミリングバーの長さより長い場合には、切削不可能となるため適応外となる。

II．臨床応用

1．モデルケース—ケースの概要

7 6 メタルインレーの金属色が気になるとの主訴により、歯冠色材料による修復が選択された。遠方より来院される患者の希望により、治療回数の削減を図るため CEREC による One-Day Treatment の適応となった。（図4～6）

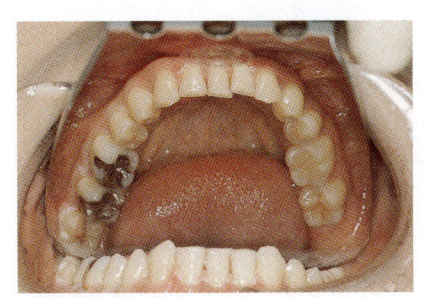

図4　6 には BOD、7 に OB のメタルインレーが装着されていた。初診時に確認できる二次う蝕は認めなかったが、金属色が気になるという患者の主訴により、歯冠色材料による修復を行うこととした。

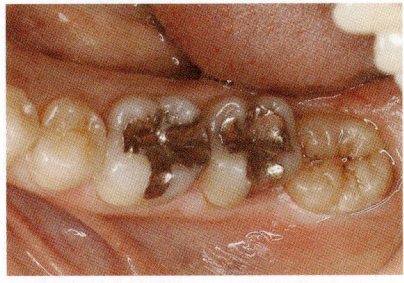

図5　6 および 7 とも、周囲歯質への金属色の透過が認められる。

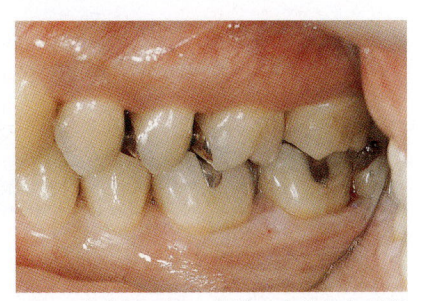

図6　歯肉側辺縁の位置が光学印象採得の難易度を決定する。本症例ではすべての部位が歯肉縁上に位置しているため、比較的容易であることが予測できる。

第1章　各種 CAD/CAM システムの概要とその臨床応用

2．窩洞形成

　メタルインレーからの再修復にオールセラミックスを選択する場合、除去後の窩洞形態は、咬合面では補綴物の厚みの不足や狭小なイスムスを示し、隣接面ではスライスカット形態を示すことが多いため、若干の形態修正を必要とすることがある。

　本症例では7̄6̄メタルインレーを除去したところ、両歯とも咬合面部では1〜1.5mmの厚みと十分なイスムスが確保されたため、窩洞の形態修正を行わなかった。

　右下6遠心側室部では、充填されていたグラスアイオノマーセメントの辺縁にう蝕を認めたため、セメントを完全に除去し、う蝕検知液をガイドに罹患歯質の除去を行った。う蝕除去後の側室窩洞最深部および窩壁のアンダーカットはフロアブルレジン (UniFil Lo Flo, GC) にて充填した。（図7、8）

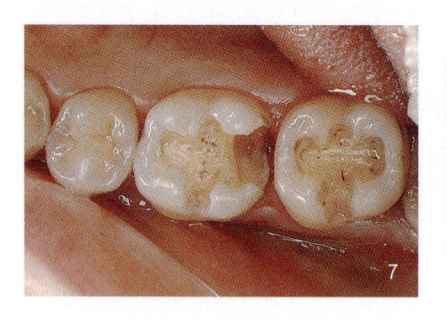

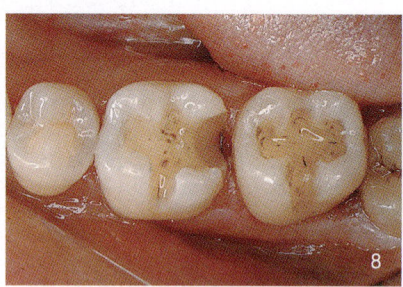

図7　6̄遠心側室部はグラスアイオノマーセメント充填が施されていた。充填部周囲にう蝕を認めたため、セメントおよび感染歯質の除去を行った。

図8　6̄遠心側室部はフロアブルレジン (UniFil Lo Flo, ジーシー) により、気泡を巻き込まないよう短針にて埋め立てを行った。

3．CAD/CAM による計測

　CEREC システムによる窩洞の計測は、前準備として窩洞に酸化チタンパウダーを噴霧する必要がある。標準的なパウダーの厚みはソフトウェアにより補正される。パウダーの噴霧後、口腔内へ CCD カメラを挿入し、両手でカメラヘッドの位置を決め、フットペダルによりシャッターを切ることで計測工程は完了する。

　本症例では2歯を同日に修復するため、4枚の光学印象画像を撮影し、ソフトウェアの Quadrant 機能により画像合成を行った。（図9、10）

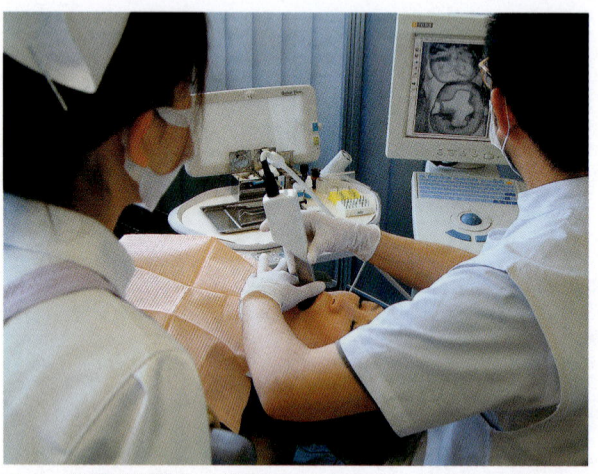

図9　光学印象採得。術者は CCD カメラを両手で把持し、イメージングユニットのモニター上に表示される画像を目安にカメラの位置決定を行う。

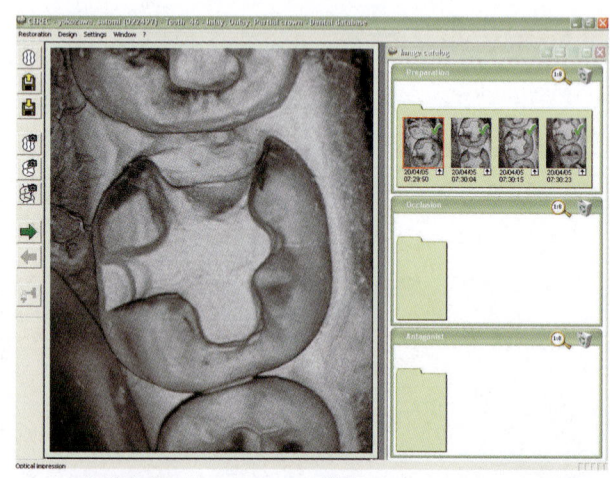

図10　光学印象画像。カメラは酸化チタンパウダーの噴霧された部位のみ認識する。本症例では4枚の光学印象画像を撮影し、画像合成を行う。

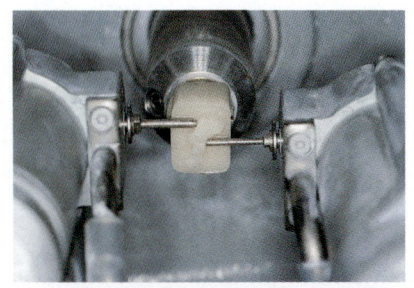

4．セラミック修復物のデザイン

　ソフトウェアにより構築された模型上で補綴物の辺縁を設定するが、コンピュータのアシストの下、半自動的に行われる。また、辺縁部の読み取りが困難なケースにおいては、マニュアルモードで設定することも可能である。設計線の修正もマニュアルモードにて行う。その後、各種ツールを使用し、実際の歯科技工所におけるワックスアップと同様の感覚で補綴物データの修正を行うことができる。（図11、12）

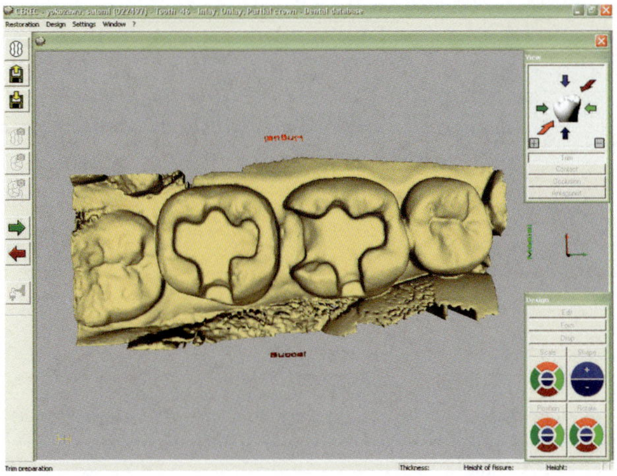

図11　光学印象画像の合成(Quadrant)により構築された疑似模型。この段階から模型を任意の方向に回転させることが可能となる。

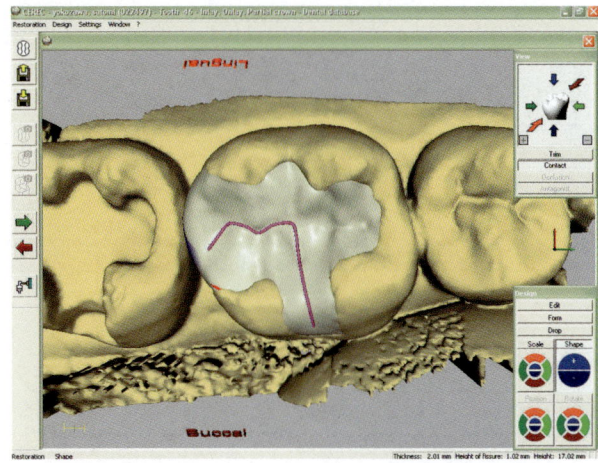

図12　補綴物の設計。マージンラインのみ設定するだけで、補綴物の外形が自動設計される。その後、任意の部位を各種ツールで調整する。

5．加工・削り出し

　補綴物の切削は、ミリングチャンバー内左側に位置するテーパーバーと右側のフラットエンドシリンダーダイヤモンドバーが注水下に連動して行う。
　フラットエンドシリンダーバーは1.6mm または 1.2mm を選択する必要があり、通常は1.6mm を、前歯部クラウンの場合に1.2mm を選択する。切削に要する時間は1.6mm のバーを選択した場合 7 〜 15分、1.2mm の場合20分前後である。（図13〜16）

図13　CEREC システムで使用するミリングバー。左：テーパードダイヤモンドバー、右：フラットエンドシリンダーバー（直径1.6mm）。

図14　インレー修復物の切削工程。左右のミリングバーが連動して切削を行う。実際は注水下で行われる。

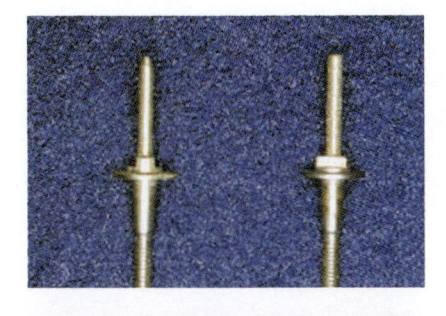

図15　ミリング工程の終了後、スプルーの除去を行ったインレー修復物。左：$\overline{7}$ OBインレー、右：$\overline{6}$ BODインレー。

図16　同内面。ミリング工程の終了した内面には、ミリングバーの圧痕が観察できる。

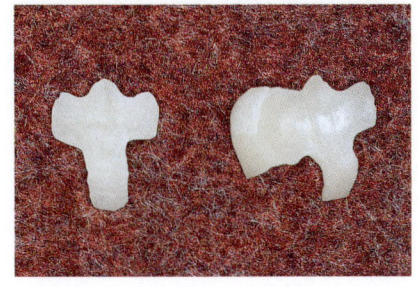

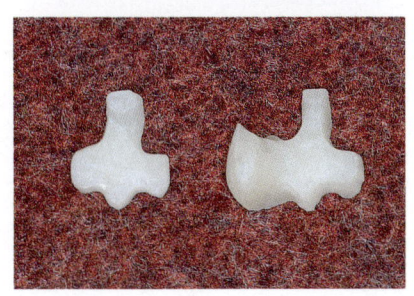

第1章　各種 CAD/CAM システムの概要とその臨床応用

6．デザインされたセラミック修復物の適合精度

　筆者らの行った実験で、CEREC 3システムで製作したインレー修復物の適合精度は、辺縁部で30μm前後、内面部で95μm前後の値が得られている。

　直接法によるインレー修復症例の多くは、接着前に隣接面コンタクトの調整のみ行い、内面部と辺縁部の調整が不要である。しかし、光学印象時に歯肉側辺縁部が不明瞭である場合、補綴物辺縁に微細なバリを生じることがある。またインレー窩洞の外開きが大きい場合に補綴物の浮き上がりを認めることがあり、若干の内面部削除が必要とされる。(図17、18)

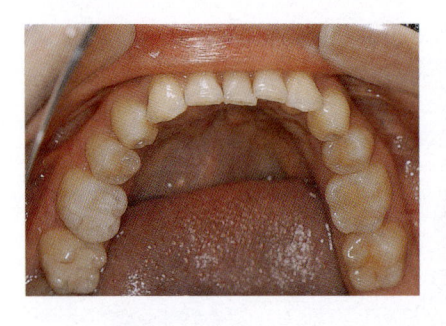

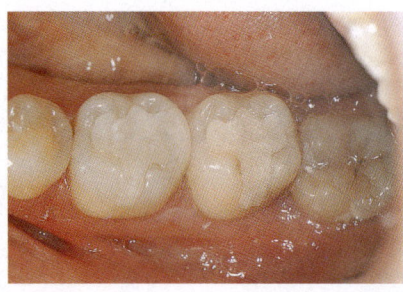

17│18

図17　インレー修復物の試適。ミリング後の無研磨の状態では、反対側同名歯と比較して白く浮き上がって観察される。

図18　本症例では、6̄のコンタクト調整のみで定位置に試適可能であった。周囲歯質と比較して白く透明度が低い。

7．強度

　CEREC 3により製作された VITABLOCS および ProCAD クラウン修復物は、従来法によるオールセラミッククラウンと比較して、有意に高い圧縮加圧強度を有し、平均的な臼歯部咬合圧に十分耐えうるとの報告がある[1]。適切な窩洞形成と接着操作を完遂できた場合、従来法によるセラミック修復物と比較して、マシーナブルセラミックス修復物は臨床上十分な強度を発揮する。(図19)

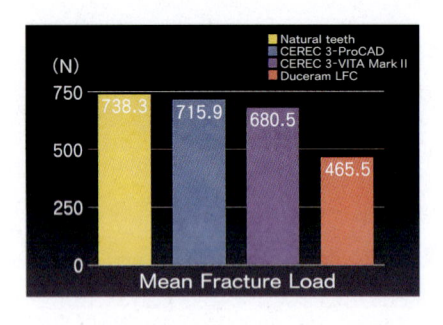

図19　従来法(Duceram)と比較して、CEREC により製作された補綴物(ProCAD および VITA Mark II)は有意に高い破折強度を示す。

8．接着

　CEREC インレーの接着にはデュアルキュア型のレジンセメントの使用が推奨される。本症例では Porcerain Bond Activator(クラレメディカル)と Megabond Primer(クラレメディカル)の混和液によりシランカップリング処理を行い、Clapearl DC セメントユニバーサル色(クラレメディカル)により接着した。歯間部の余剰セメントが完全に硬化した場合、除去が困難となるため、仮照射を行った段階で完全に除去する必要がある。(図20、21)

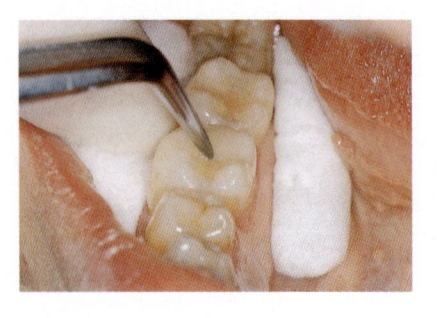

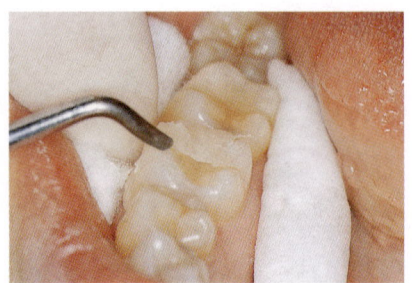

20│21

図20　レジンセメントによる接着。補綴物の浮き上がりを避けるため、咬合面から加圧したまま光照射を行う。

図21　仮照射を行うことで、溢出したセメント泥はエキスカ、探針およびフロスなどで簡単に除去可能となる。

9. 最終補綴物の装着（図22〜24）

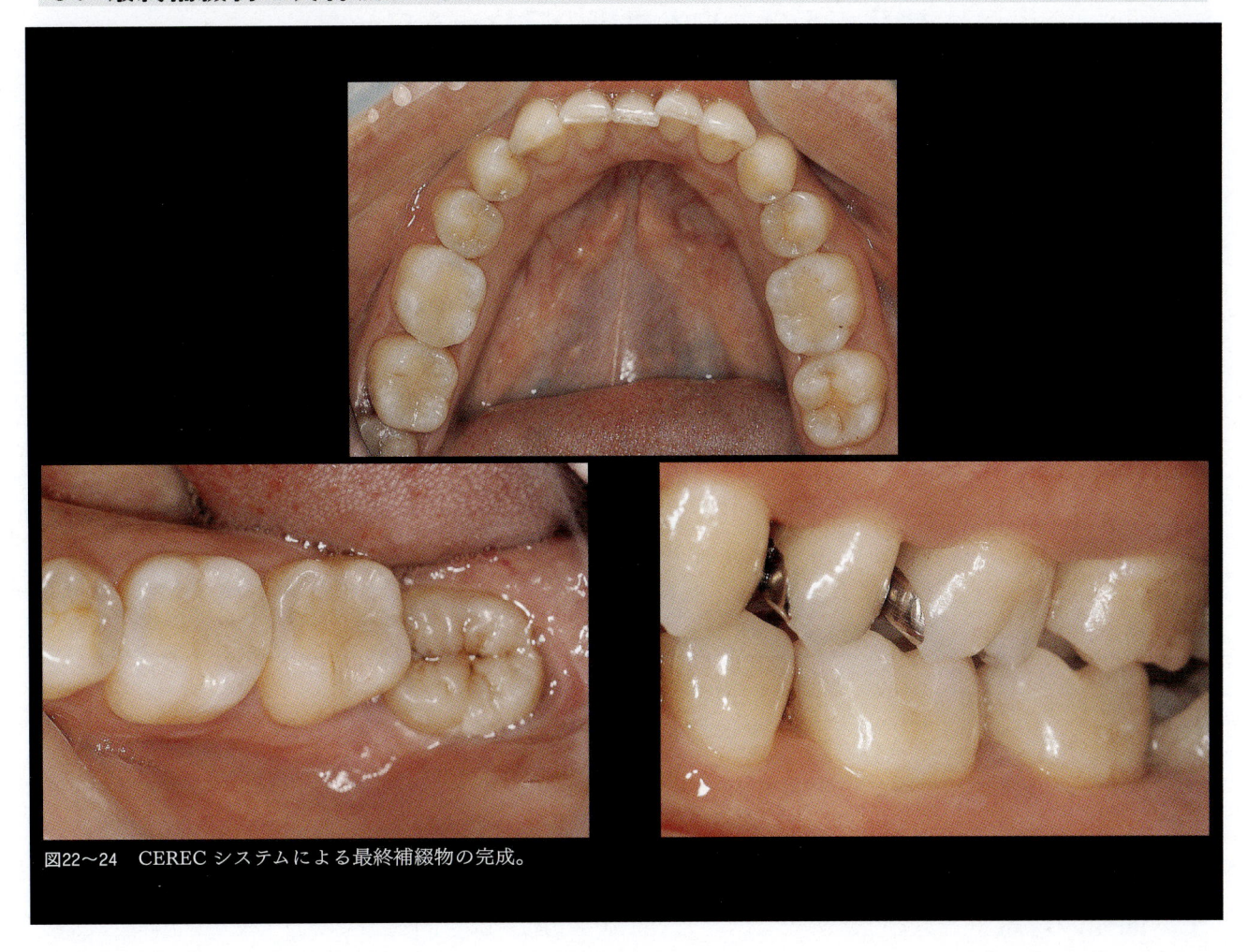

図22〜24　CERECシステムによる最終補綴物の完成。

おわりに

　チェアサイドにおいてオールセラミック修復を即日に完了することは、患者の通院回数を削減し、高度な審美性、生体親和性を平易かつ安価に獲得することにつながる。そのためCERECによるオールセラミック修復は、単に新しい審美修復の一法というだけでなく、術者と患者の双方の負担を大幅に軽減するシステムであるといえる。

　わが国の一般的な診療体制において、本修復法を実践するためには、本システム独自の操作法はもとより、基本的な接着技法に習熟することが肝要である。

参考文献
1. Attia A, Kern M. Influence of cyclic loading and luting agents on the fracture load of two all-ceramic crown systems. J Prosthet Dent 2004 ; 92(6) : 551 - 556.

第1章　各種CAD/CAMシステムの概要とその臨床応用

酸化ジルコニウム専用のフレームワーク
LAVA™オールセラミックシステム

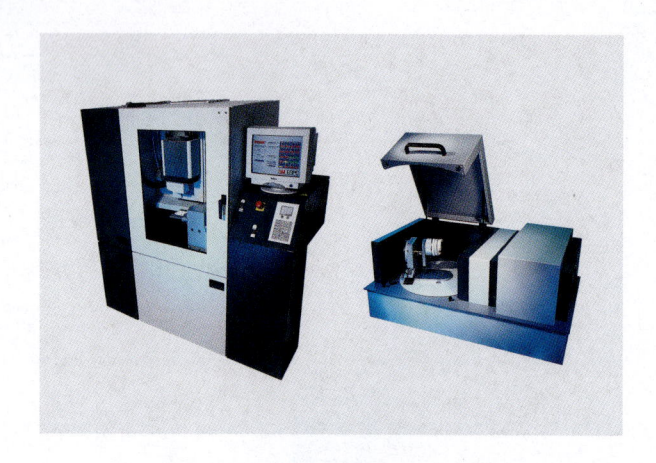

山﨑長郎

原宿デンタルオフィス
東京都渋谷区神宮前5-2-2-3F

I．システム概要

1．開発の背景

　一般的にポーセレンによる修復は、世界的に見ても長い間歯科治療において重要なポジションを占めてきているが、その歴史は古く初めての成功は17世紀に遡ると報告されている(Duchateau and Dubois de Chemant, Paris)。

　そして19世紀初頭にCharles Henry Landが長石ベースのポーセレンジャケットクラウンを開発した。周知の通り、現在でも多少改良された長石ベースのポーセレンは広く使われている。それから50年後、酸化アルミナで補強されたジャケットクラウンは、McLeanとHughesによって良好な結果を残している。

　その後・リューサイト・雲母・ハイドロキシアパタイト・ガラス浸潤型など結晶含有率の高い原料をベースにさらに高い破壊靭性を追求した材料が開発され現在に至っている。なかでも純粋な多結晶型セラミックス(Procera)は10年以上臨床に使用されている。

　CAD/CAMの歯科への応用は、1970年代に起案され、その10年後にチェアサイド型CAD/CAM装置として初めてCerecシステム(Sirona)が発売された。その後、ハードウェアやソフトウェアの性能が上がるにつれて、ここ数年で歯科技工用CAD/CAMシステムは目覚しい進歩を遂げることになる。

　近年、新しいセラミック材料は前歯への応用においては10年前後の長期臨床にも耐えうる信頼を獲得している。30年以上の臨床成績をもつメタルセラミックの成功例を見ると、オールセラミッククラウンも前歯だけでなく、臼歯においても10年後の生存率は少なくとも85％以上求められるであろう。

　オールセラミッククラウンは、接着性のレジンセメントで補強することで応力を分散し、生存率を高めることが可能であるが、小臼歯以降の長期臨床報告は現状では少ない。

　こうしたなか、より高い審美性と生態親和性が求められてきているが、従来のガラスセラミックスやガラス浸潤型では臼歯部のブリッジにおける長期間の安定性には限界があるといわれている(図1～3)。そこで注目されているマテリアルが、酸化ジルコニウムである。

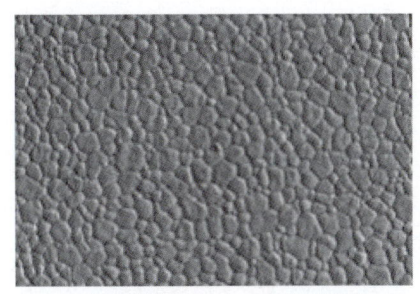

酸化ジルコニウム専用のフレームワーク
LAVA™オールセラミックシステム

図1　多結晶型セラミック表面構造。

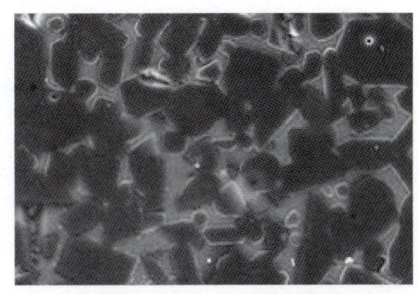

図2　浸潤型セラミック表面構造。

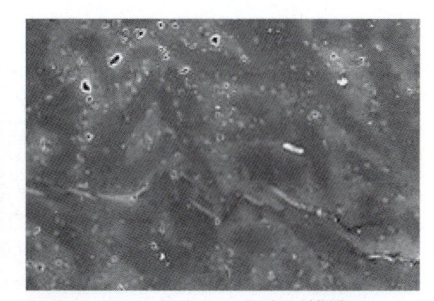

図3　ガラスセラミック表面構造。

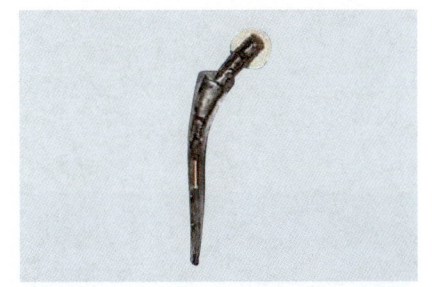

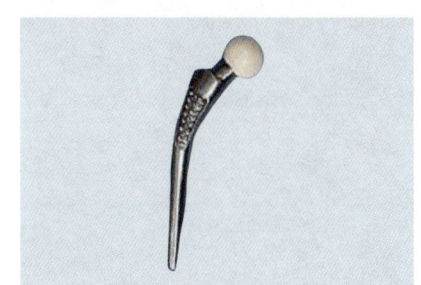

図4、5　ヒップインプラント。

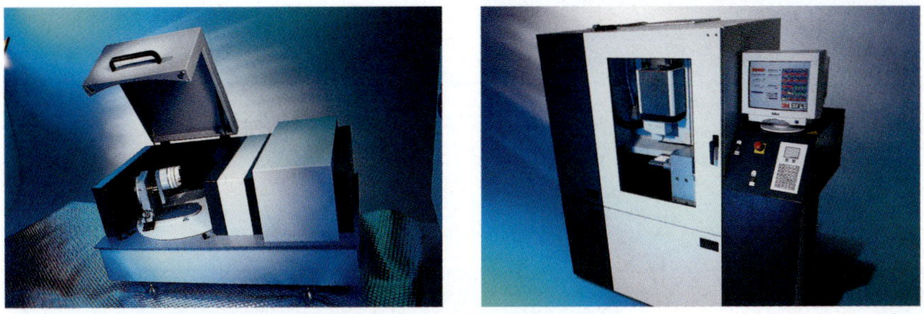

図6 a、b　システムの外観。

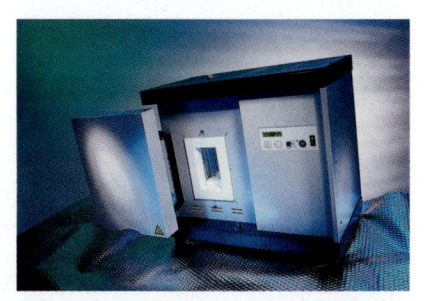

図7　ポーセレンファーネスの外観。

酸化ジルコニウムは、ヒップインプラント（図4、5）でも応用されているように高い強度と生体親和性があることが知られており、さらには器械によるフレームワークの製造が可能である。これらの特長を利用して、LAVAは酸化ジルコニウム専用のフレームワーク製造マシンとして開発された。

II. ポイント

1. システムの特長

3M ESPE のLAVA™ オールセラミックシステムは、前・臼歯用オールセラミッククラウンブリッジのフレームワークを製造するCAD/CAMシステムである。フレームワークは、焼結前（グリーンステージ）のジルコニアブロックをCAD/CAMを使用し製造する。

卓越した精度と高い強度は、LAVA™ 専用のファーネスで焼結する際の収縮率をブロックごとにインプットし、コンピューターで補正しながらミリングすることで実現している。CAD/CAM、そしてポーセレンファーネスはそれぞれ独立しているが遠隔操作はできないため、製造工場で一箇所に連結されている（図6、7）。

2. 工程

1）スキャニング

LAVAシステムは、データ送信型ではないため、石膏模型をスキャニングしてデータ化しフレームワークをデザインする。したがって精密に印象された石膏模型を製造拠点に提供しなければならない。より高い精度を求めるなら高精度の支台歯形成と印象採得は不可欠である（図8、9）。

提供された石膏模型（図10）のスキャニングは、光学式3Dスキャナーでクラウン6分、ブリッジは8分で完了する。

第1章　各種 CAD/CAM システムの概要とその臨床応用

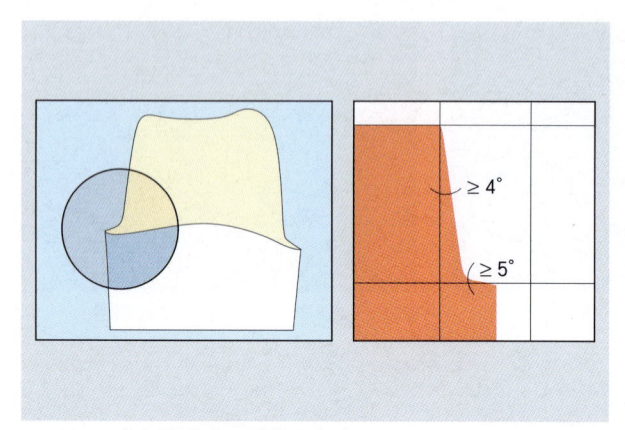

図8、9　支台歯形成の形態と角度。

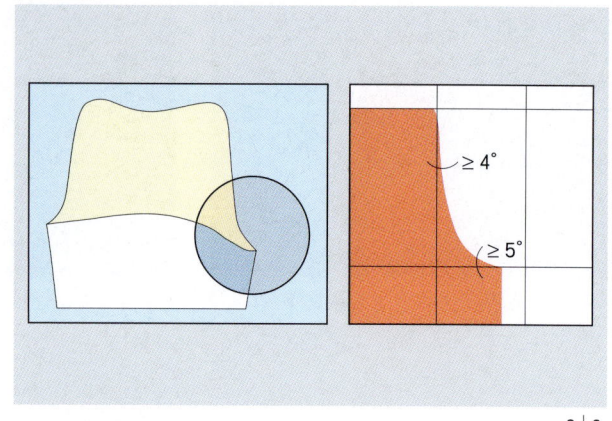

8 | 9

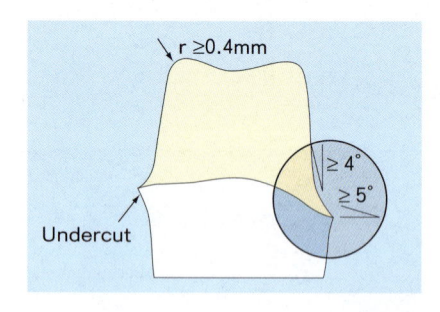

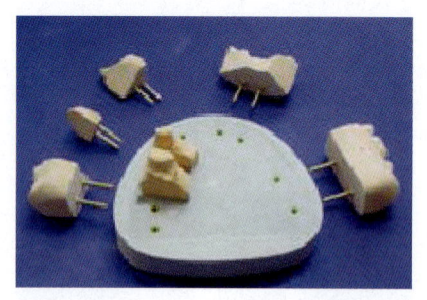

10 | 11

図10　支台歯形成。
図11　石膏模型。

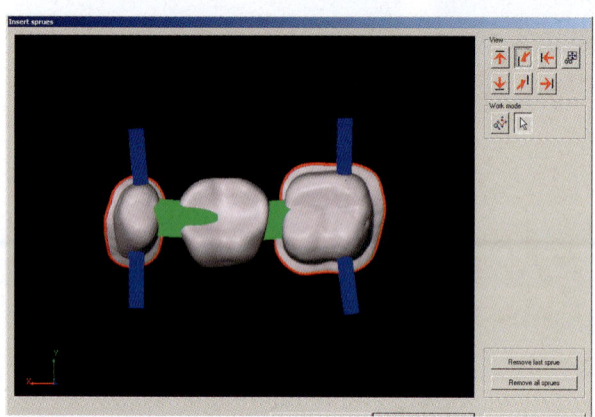

図12a、b　画面上でのデザイン。

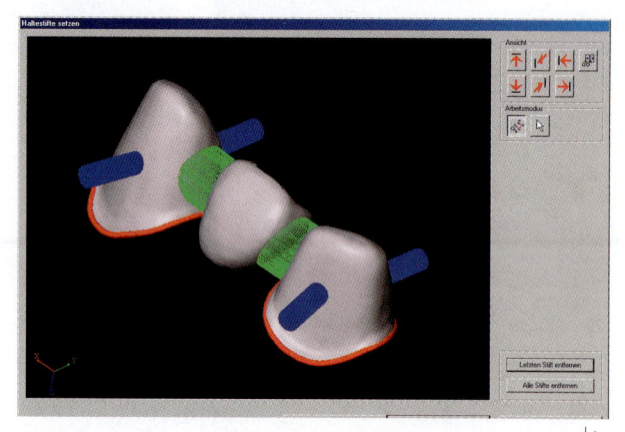

a | b

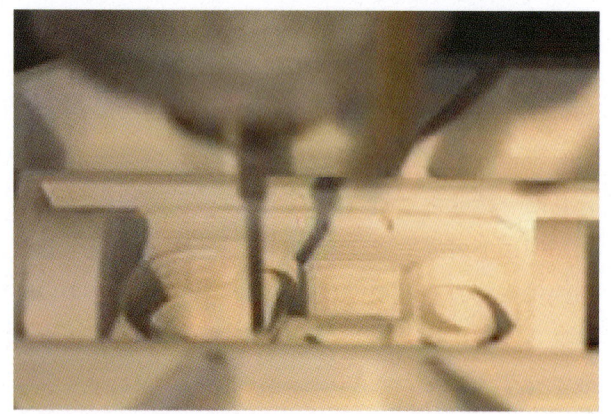

図13a、b　ミリング時のようす。ミリングバーの交換は自動で行われる。

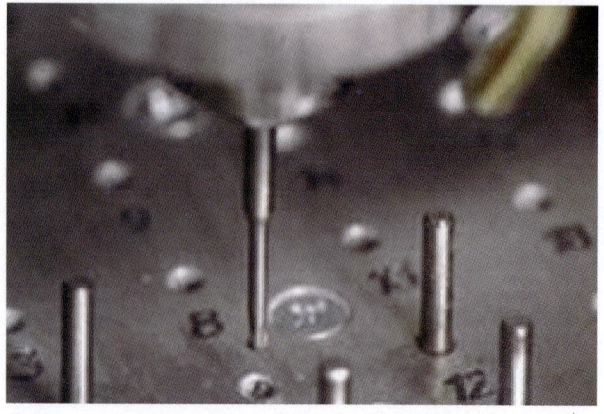

a | b

92　QDT 別冊「システム別にみる CAD/CAM・オールセラミック修復」

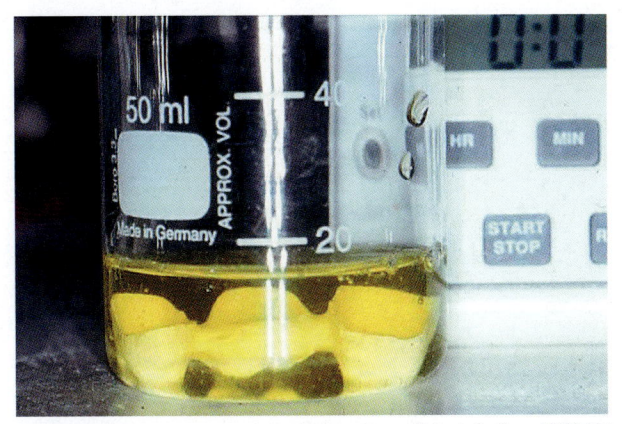

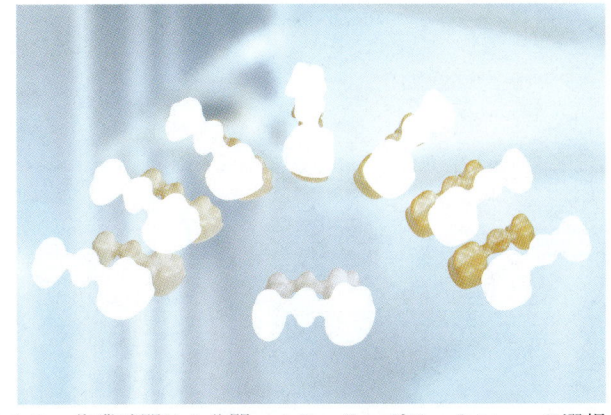

図14a、b　フレームワークにカラーリングするため、焼結前に染色する。作業時間は1分間。カラーリングは、8シェード選択が可能。

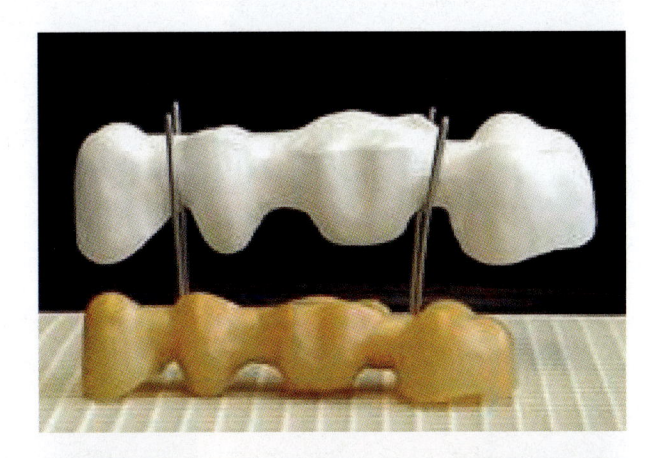

図15　ミリングされた直後のフレームワーク（写真上）とLAVA専用のファーネスで約8時間焼結後のフレームワーク（写真下）。

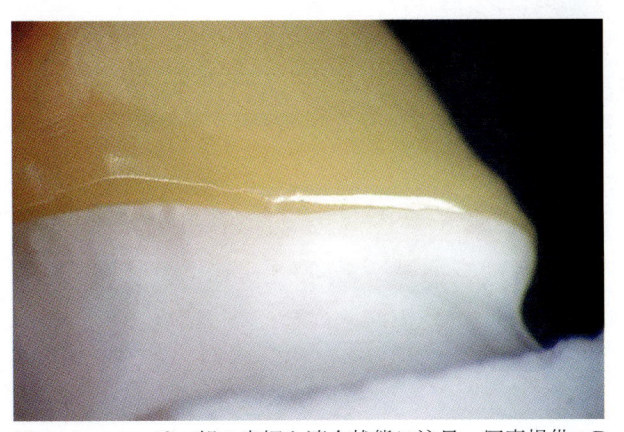

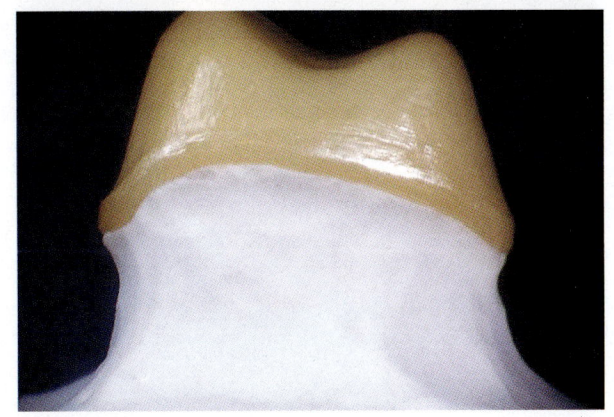

図16a、b　マージン部の良好な適合状態に注目。写真提供：Dr. Massironi, Mr. Pascetta, CDT。

2）切削・加工

次にイメージ化されたフレームワークを画面上でデザインする（図11、12）。この時にすべての情報をインプットする。データの取り込みとデザインが終了した段階でブランクのブロックの収縮率やそのほかの情報を関連付ける。そして連結されているミリングマシンにデータを送信するとミリングマシンが自動的に稼動する。データさえ蓄積できれば、あとは自動で20個以上のフレームワークを製作することが可能（図13）。

ドイツ3M ESPE AGのデータによると焼結後のフレームワークの物性は、Weibull strength 1,345MPaに達する。

また、5年後の生存率を想定するための指標として50Nの負荷を10,000回かけ続けた後の強度は、615MPaであると報告されている。

第1章　各種 CAD/CAM システムの概要とその臨床応用

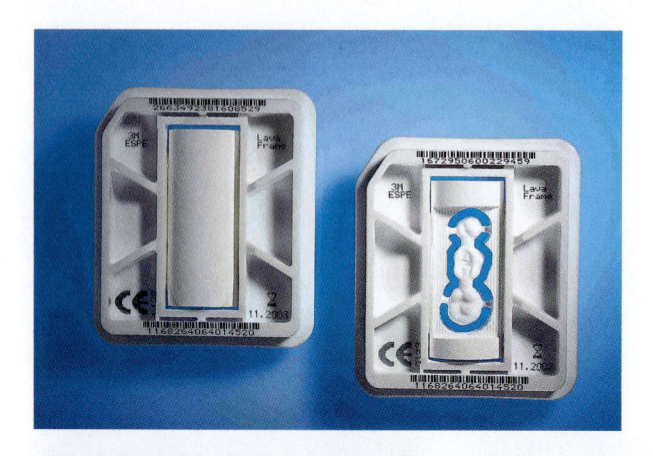

図17　LAVAのフレームワーク用ジルコニアブロック。

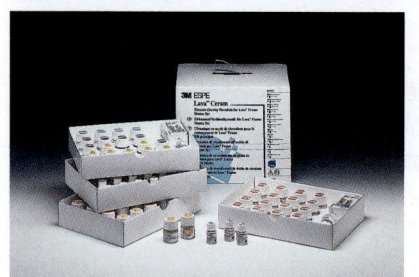

図18　LAVA Ceram。

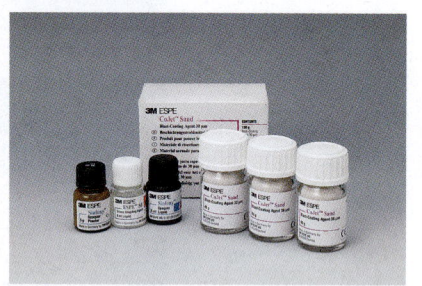

図19　CoJet™ Sand。

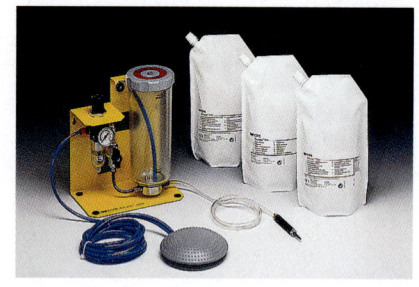

図20　Rocatec Sand。

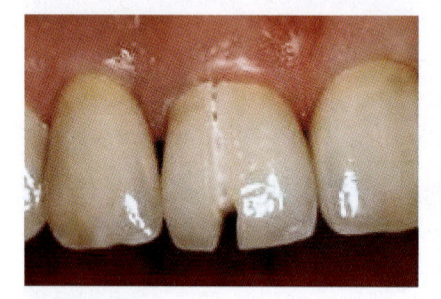

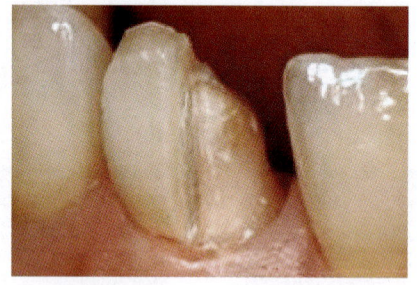

図21a、b　ジルコニア用のバーも用意されており、撤去する場合も問題はない。

3）使用可能なセラミックブロック

　LAVAシステムは、従来のCAD/CAMシステムとは異なり、LAVA酸化ジルコニウム専用のフレームワーク製造プラントであるため、市販されているセラミックブロックや酸化ジルコニウムのブロックは使用できない。ジルコニアブロックも原材料であるため市販されていないようである。

　LAVA専用のブロック（図17）は、19mm・40mm・60mmの3タイプが用意されている。

4）使用可能な築盛用陶材

　LAVAのフレームワークには、LAVA専用の陶材である"LAVA Ceram"が用意されている（図18）。以下にLAVA Ceramのシステムを挙げる。

・デンティンマテリアル：16シェード
・ショルダーマテリアル：7シェード
・フレームワークモディファイアー：16シェード
・マジックシェード：10シェード
・インサイザル：4シェード
・エナメルエフェクト：2シェード
・トランスパオパール：4シェード
・トランスパクリア
・エキセントリックカラー：10シェード

5）推奨されるセメント

　とくにセメントを選ばないが、リン酸セメント以外であれば、従来型のグラスアイオノマーセメントや接着性レジンセメントであればよい。インターナ

ルサポートや強度が十分なため、必ずしも接着性レジンセメントでないといけないわけではない。

臨床家にとってはグラスアイオノマーセメントを使用できるオールセラミックスはたいへん便利であると思う。また、接着性レジンセメントを使用してさらに接着力を求めるなら日本でも市販されているCoJet™システムやRocatec Sand（30μm）を併用すれば良い（図19、20）。

すでに国内でもジルコニアとの接着力強化に有効だとの報告がなされているように、セラミックスの表面処理には欠かせないアイテムである。

また、一般的にジルコニアは撤去できないといった不安があるが、欧米ではジルコニア用のバーも販売されており、万が一撤去せざるを得ない場合でも問題はない（図21）。

III. 臨床応用

1. LAVAシステムで応用した審美インプラント補綴症例

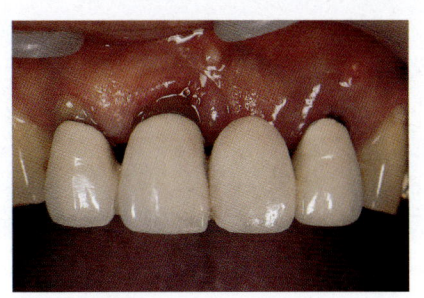

図22　患者は53歳男性。25年前に装着された4本ブリッジが二次う蝕により支台歯の抜歯を余儀なくされた再初診時。

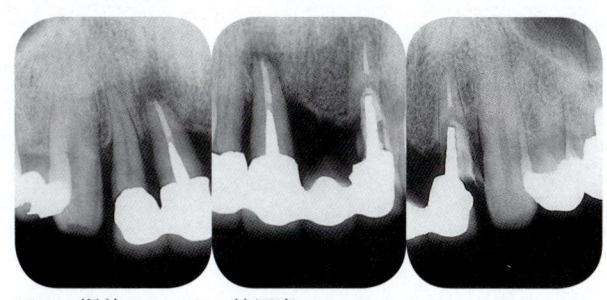

図23　術前のエックス線写真。

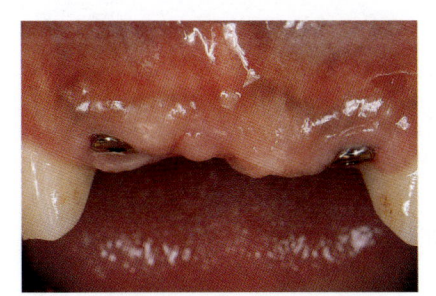

図24　即時埋入した2部と先に2部を抜歯をしたコンビネーション症例である。フラップレス埋入時。

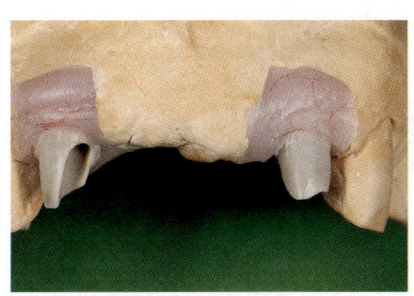

図25　手術後、印象採取し、カスタムプロビジョナルアバットメントを製作した。

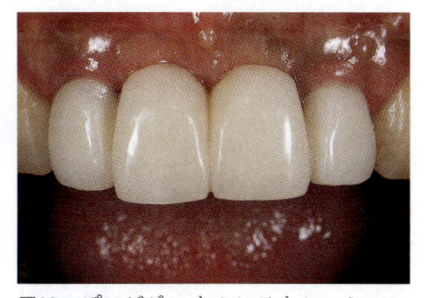

図26　プロビジョナルレストレーション装着時。これにより、インプラント部のソフトティッシュマネジメントを行う。

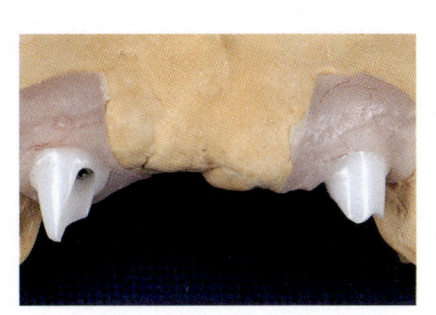

図27a、b　カスタムインプレッションコーピングテクニックを用いて製作されたジルコニア（Nobel Biocare製）カスタムアバットメント。

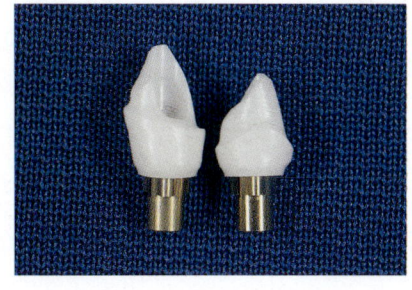

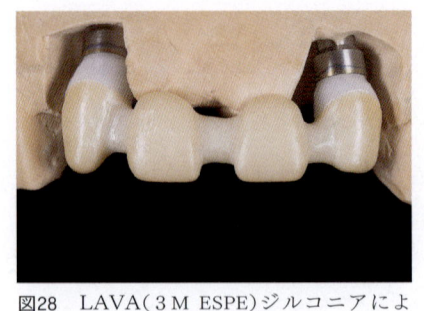

第1章　各種 CAD/CAM システムの概要とその臨床応用

図28　LAVA(3M ESPE)ジルコニアによる4ユニットのフレームワーク。

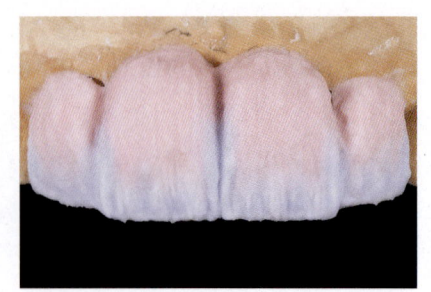

図29　ポーセレン築盛時。

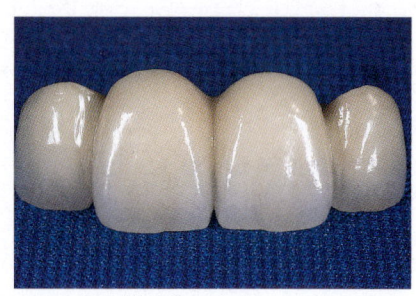

図30　最終補綴物の完成

2．口腔内装着

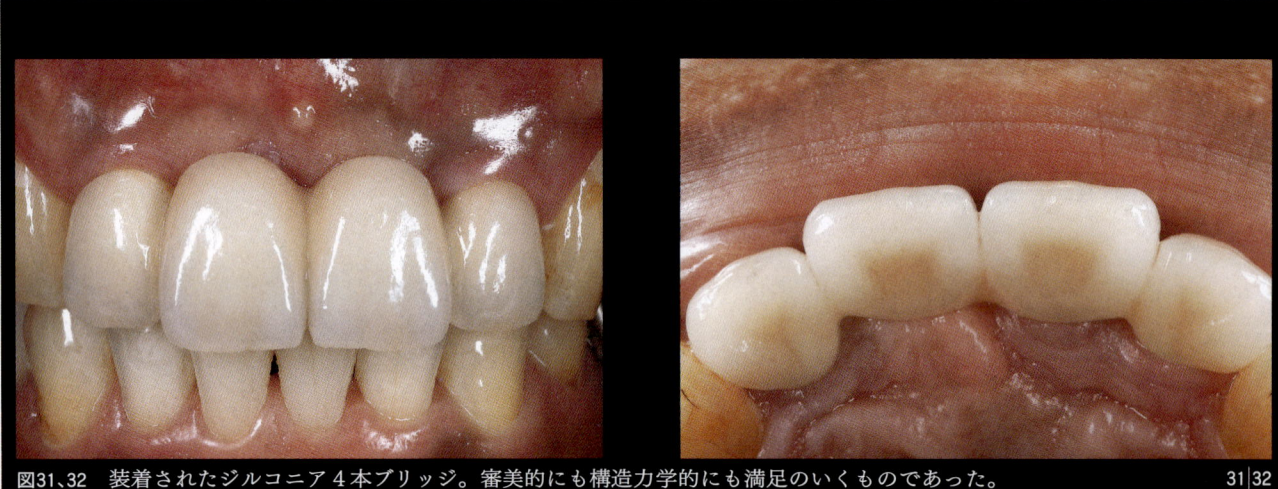

図31、32　装着されたジルコニア4本ブリッジ。審美的にも構造力学的にも満足のいくものであった。

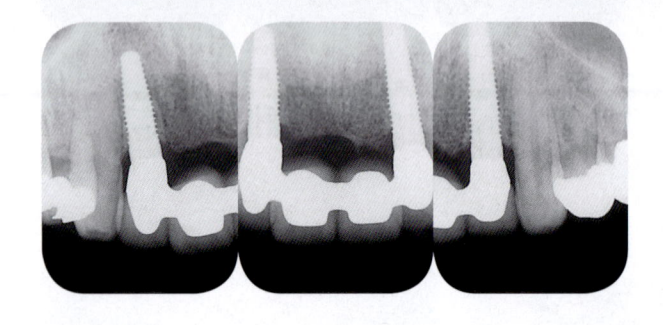

図33　術後のエックス線写真。

おわりに

　本システムの日本での導入は未定のため、以上の資料は、ドイツの3M ESPE AG から提供いただいた。臨床ケースも訪独した際に提供いただいたものであるが、一日でも早い日本での導入が待たれる。

1. Daniel S, Holger H, Stefan H, Gunter H. Das LAVA-system von 3M ESPE fur vollkeramische zro2-kronen-und bruckengeruste. QZ 2001；27(9)：1018-1026.

3M ESPE CoJet™ Sand
コジェット サンド
歯科用アブレシブ研削材™

接着が実感できます。

〈ロカテック〉技工用サンドブラスターのチェアサイド向けのアルミナ研磨材です。接着性レジンセメントとの接着強化にご使用できます

幅広い用途にご使用いただけます。

接着強化
- メタル及び、セラミックのインレー、オンレーのセメント接着補助
- オールセラミッククラウン、ブリッジ内面のセメント接着補助
- 矯正用ブラケットのセメント接着補助

修復
- メタルボンド、オールセラミック破折のレジン修復時の接着補助
- 人工歯のレジンによるリペア時の接着補助

※口腔内では使用できません。

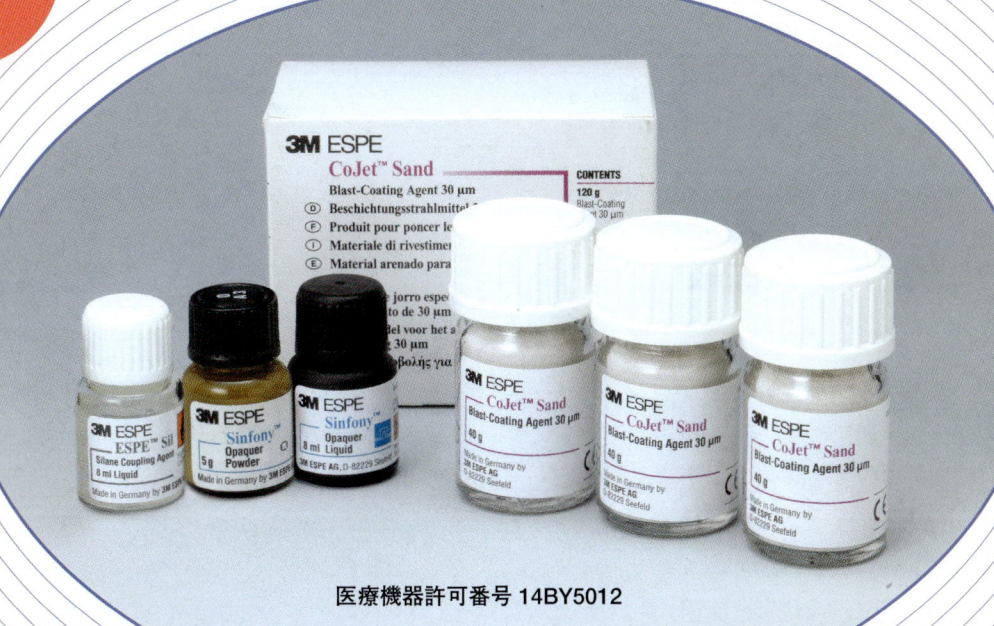

医療機器許可番号 14BY5012

イントロパック〉
コジェット™ サンド（40g×3）
エスペ™ ジル
シンフォニー™ オペーカーパウダーA3
シンフォニー™ オペーカーリキッド
　　製品番号：68411J　希望医院価格 ¥23,000（本体価格）

単品〉
コジェット™ サンド（40g×3）
エスペ™ ジル
シンフォニー™ オペーカーパウダーA3
シンフォニー™ オペーカーリキッド

ご使用の前に：市販の小型サンドブラスターをご用意ください。
※スリーエム ヘルスケア（株）では、サンドブラスターの取り扱いはしておりません。

◎オールセラミックの接着強化

1. クラウンやインレーの接着面に〈コジェット〉を均一に吹付けます。吹付け後は、軽めのエアーで粉を除去します。
2. 内面にエスペジルを塗布して5分間乾燥します。
3. ご使用されている接着性レジンセメントの用法に従って歯面処理およびセメント練和しセットします。

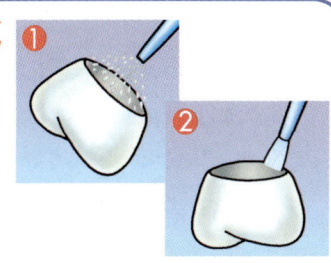

参考文献：Bonded Porcelain Restoration in the Anterior Dentition
Pascal Magne , PD,DR MED DENT
Urs Belser , PROF,DR MED DENT

3M〉〈ESPE〉〈CoJet〉〈コジェット〉は、3M社またはその関連会社の商標です。

ホームページ http://www.mmm.co.jp/hc/dental/

スリーエム ヘルスケア株式会社
歯科用製品事業部
本社 〒158-8583　東京都世田谷区玉川台2-33-1

日本橋支店　TEL.03-5641-2830
名古屋支店　TEL.052-322-9648
大阪支店　　TEL.06-6447-3985
福岡支店　　TEL.092-733-2711
広島営業所　TEL.082-247-2741

人がいる。夢がある。 3M

第1章　各種CAD/CAMシステムの概要とその臨床応用

フルマウスの症例に対応
デンタCADシステム

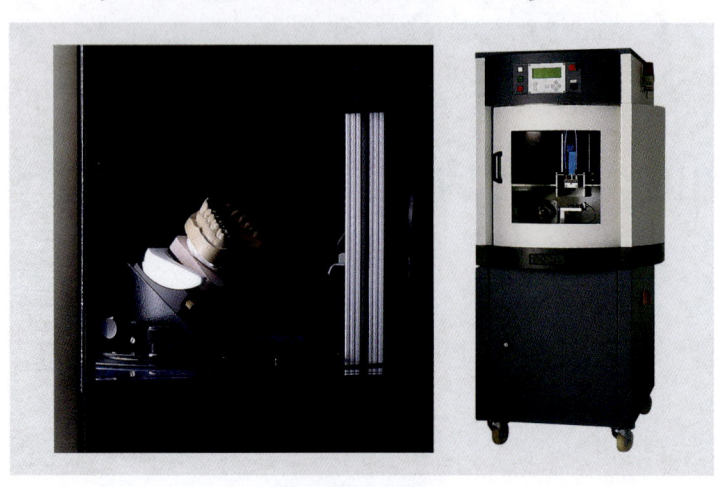

山﨑長郎

原宿デンタルオフィス
東京都渋谷区神宮前5-2-2-3F

I．システム概要

1．特長
1) 計測から切削まで一貫したシステム設計

　ヒンテルズ社製「デンタCADシステム」は、高精度オプティカルスキャナーと専用ソフトウェア、フルオートマチックの切削機や多様な切削ツール、そして材料にいたるまで、多種多様な製品群をラインナップした歯科用CAD/CAMシステムとして開発された。

　計測から切削まで一貫したシステム設計が施されているため、従来の技工ステップに準じて作業が行えるうえ、繊細な作業工程をも簡単な操作で短時間に、精度の高い歯科補綴物を製作することができる。また、この「デンタCADシステム」は、高精度のスキャニング能力と豊富な設計ソフト、高性能切削機とのコンビネーションで、単冠やブリッジのみならず、フルマウスの症例に対応できる国内唯一の歯科用CAD/CAM装置である。

　本システムの開発元であるドイツ・ヒンテルズ社は、一般工業界で採用されてきたCAD/CAM技術を歯科技工へ応用し、1999年ドイツIDSにて「ヒンテルズ デンタCADシステム」を発表、高い評価を得た。同社は、現在もヨーロッパの著名な研究機関であるフラウンホーファ研究所との共同研究を行っており、さらなる最先端のCAD/CAM技術開発に取り組んでいる。

2．ポイント
1) ハイスキャン(高精度3Dスキャニング装置，図1)

　ハイスキャンはグレーコードシーケンス方式に基づき、短時間で単冠からフルマウス、さらには非常に複雑な解剖学形態まで、非接触方式で計測可能な高精度フルオートマチック3D光学式スキャナである。

　まず、作業模型をスキャナー内のターンテーブル上にセットすると、プロジェクターから連続投影されるグレーコードが作業模型上に映し出される。次に専用PCのモニター上で計測の範囲と解像度を設定すると、支持アームに装着されたCCDカメラにて模型を撮影し、計測を開始する。計測範囲はフル

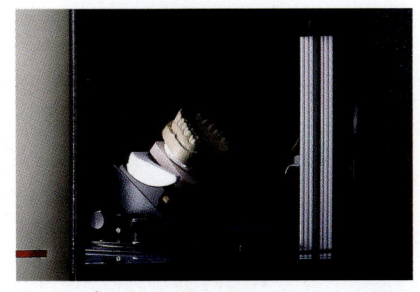

図1　デンタCADシステム ハイスキャン。

表1　デンタCADシステム ハイスキャンの基本性能

計測精度	5〜15μm
計測範囲	90mm×90mm（フルマウス対応）
計測方式	グレーコードシーケンス方式
解像度	1360×1030ピクセル（600万画素）
計測時間	約2〜6分
設計までの作業時間の目安	単冠：約10分／3本ブリッジ：約20〜25分

マウスにも対応可能な90mm×90mmと広範囲で、計測精度は5〜15μmと非常に高い計測能力を発揮する。

計測時間は症例によって異なるが、単冠で約3分、3本ブリッジで約6〜8分である。また、解像度の選択が可能で、例えばブリッジの場合、より精密な計測が必要な支台歯は、高解像度で計測することで鮮明なマージンラインを再現でき、粘膜面は低解像度でごく短時間にスキャニングできるので、症例ごとのニーズにあった計測が可能である（表1）。

2）豊富な設計用ソフトウェア

計測完了後、ヒンテルズ社が独自に開発した設計用ソフトウェアにて補綴物をデザイニングする。モニター上の指示に従って操作するので、専門的なCAD知識をもたない術者でも、簡単な操作で短時間に思いどおりのデザインを製作することができる。

アンダーカットの調整、仮想咬合平面を使用してのクリアランスの調整、また、フレームの厚みやマージン形態、フィニッシングライン、セメントスペースの調整など、使用材料や症例にあわせた設計をモニター上で確認しながらオペレーションする。ソフトウェアの種類は、基本となる単冠・クラウン・ブリッジ対応のベーシックソフトに加え、咬合器・テレスコープのソフトも用意されている。

計測から設計完了までの作業時間の目安は、単冠で約10分、3本ブリッジの場合でも約20〜25分でCAD処理が完了する。また、各症例ごとにカルテが作成され、計測から設計まですべての作業記録をデータ管理することができる。

3）ハイカット（高性能CAM装置，図2）

ハイカットは4軸制御機構をもつセミオートマチックタイプの高性能CAM装置。径の異なる4種類の切削バーをあらかじめ15本まで装着可能で、金属からセラミックス・ジルコニアまで幅広い材料の切削加工が行える。CADデータを切削用の加工データに変換し、ハイカットにデータ転送すると同時に切削が開始される。転送データを順次加工していくので、全データ転送を待つことなく、タイムラグのない加工が可能である。

切削加工は、材料によって乾式または湿式のいずれかを選択する。単冠はもちろんのこと、プレート状の材料を使用することによりフルマウスの加工にも対応できる。チャッキング装置にもこだわりが見られ、スイス・エロワ社製のチャックを搭載。その精度は3μmを維持するため、高精度の補綴物の製作が可能となる。

4）dmmx（フルオートマチックCAM装置，図3）

dmmxはフルオートマチックタイプの4軸制御機構CAM装置である。径の異なる4種類の切削バーを計30本、加工材料は最大31個を一度に装着できるので、連続して複数の補綴物の製作が可能となり、作業効率の大幅な向上を図ることができる。切削バーと材料の交換はロボットアームが全自動で行う（図4，5）。必要な切削バーと複数の材料をセットし、切削加工データを転送しておくと、自動的に切削までの全行程を完了し、複数のコアが完成する。切削材料、チャッキング装置はハイカットと同様である。

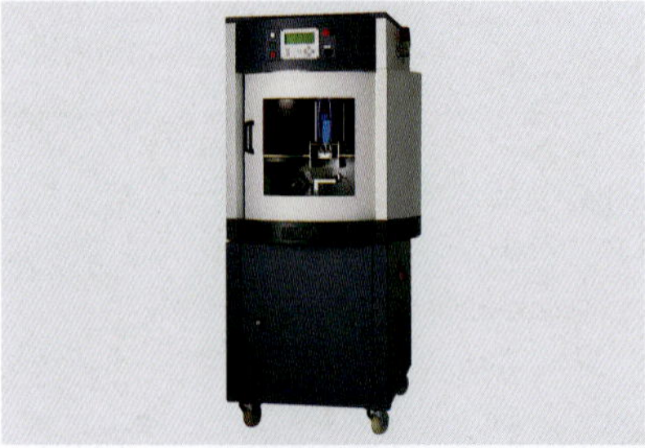

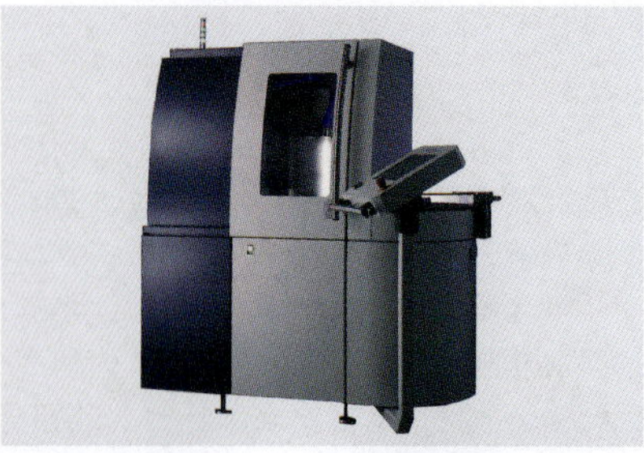

第1章　各種 CAD/CAM システムの概要とその臨床応用

図2　デンタ CAD システム ハイカット。
図3　デンタ CAD システム dmmx。

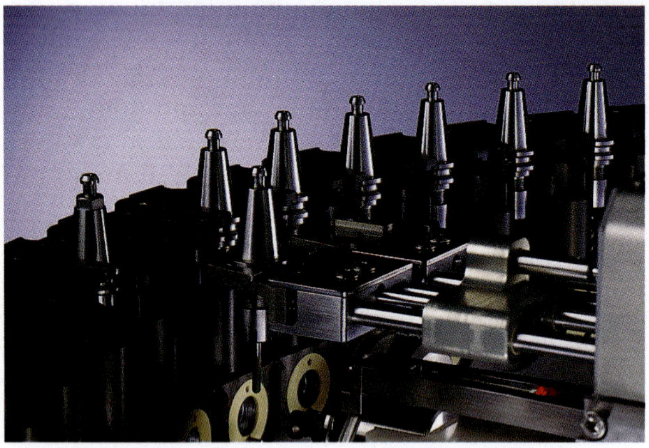

図4　ロボットアームによるミリングバーの交換。

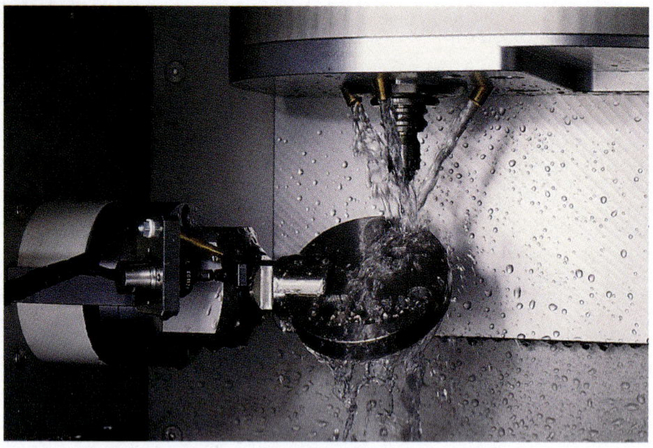

図5　湿式で金属プレートを切削。

5）切削バー

メタル用カーバイドバー（φ1.0mm、φ1.5mm、φ2.0mm、φ3.0mm）、セラミック用ダイヤモンドバー（φ1.2mm、φ1.6mm、φ2.0mm、φ3.0mm）ともに4種類の切削バーをそろえている（図6、7）。

6）切削加工材料

ヒンテルズ社製「デンタ CAD システム」は、歯科切削加工用のチタン、アルミナおよび HIP ジルコニアなどの材料に使用することができる。また、システム自体は一般工業界の CAD/CAM 技術を歯科技工に応用したものであり、HIP ジルコニアの物性をしのぐ材料も切削可能であろう。そこで、このたび工業製品に応用されている高靱性のジルコニア素材に注目し、歯科医療への可能性を探ってみた。

松下電工(株)が開発したナノジルコニア(仮称)は、高い強度と超硬合金を超えるきわめて高い靱性値を兼ね備え、かつイットリア系ジルコニア(Y-TZP)の本質的欠点とされている低温劣化を克服した新たなジルコニア材料として、将来、広範な実用展開が可能になるものと期待されている。ナノジルコニア($Ce-TZP/Al_2O_3$)は、セリア安定化正方晶ジルコニアの結晶粒内にナノサイズ(10^{-9}m)の微細なアルミナ粒子が、また同時に、アルミナ結晶粒内にもナノサイズのジルコニア粒子がそれぞれ分散した"双方向ナノ複合化組織"から構成されている（図8、9）[1,2]。

この双方向ナノ複合化組織は、特殊な方法を用いることなく、通常の粉末冶金的な手法により製作可能である。すなわち、原料粉末としてジルコニアよりもわずかに難焼結なアルミナを分散相として選択することにより、焼結過程で自然に形成することができる。このように、新たな材料設計に基づくナノ複合化組織の実現により、現在広範に使用されているイットリア系ジルコニア(Y-TZP)に匹敵する強度と3倍の靱性値をあわせもつ、画期的なナノジルコニア新素材が世界に先駆けて開発されたのである[3]（図10、表2）。

7）操作の概要（計測から切削）

図11～21に操作の概要を示す。

8）築盛用陶材

チタン、アルミナ、HIP ジルコニアなどの材料には、それぞれの熱膨張係数に適した市販の専築盛用陶材が使用できる。

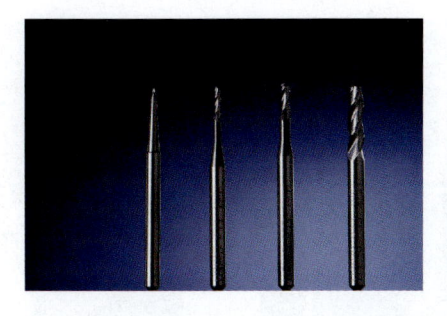

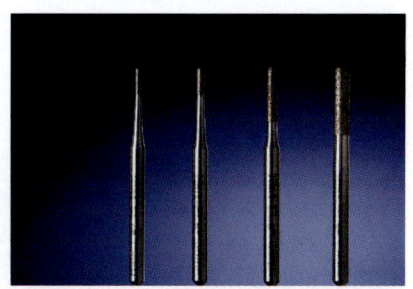

フルマウスの症例に対応
デンタCADシステム

図6　カーバイドバー（メタル用）。
図7　ダイヤモンドバー（セラミック用）。

6 | 7

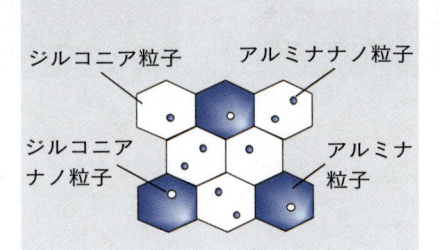

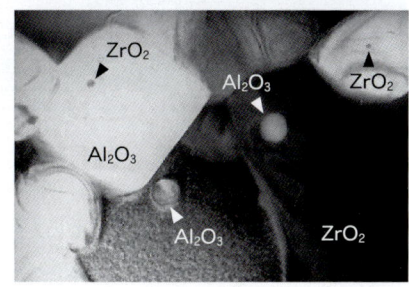

8 | 9

図8　双方向ナノ複合化組織の概念図。
図9　Ce-TZP/Al$_2$O$_3$ナノ複合化組織（TEM）。

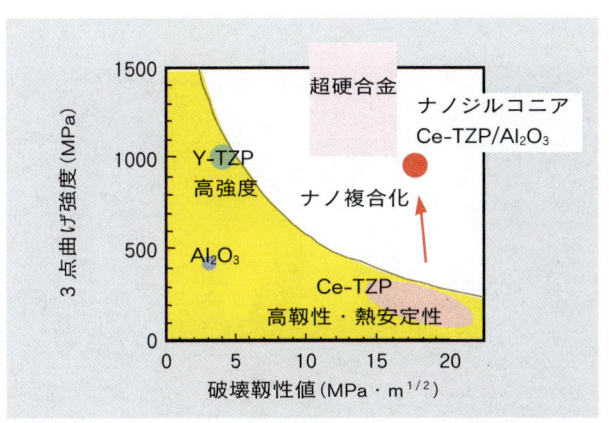

図10　ナノジルコニアの強度物性。

表2　ナノジルコニアの特性

見掛密度	g/cm^3	5.55
ビッカース硬さ	GPa	11.5
3点曲げ強度	MPa	950
2軸曲げ強度	MPa	1,500
ヤング率	GPa	240
破壊靭性（IF法）	MPa・m$^{1/2}$	18
線膨張係数	×10^{-6}/℃	10.1

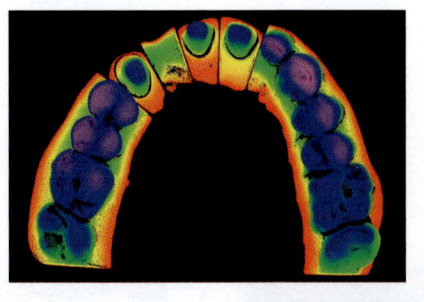

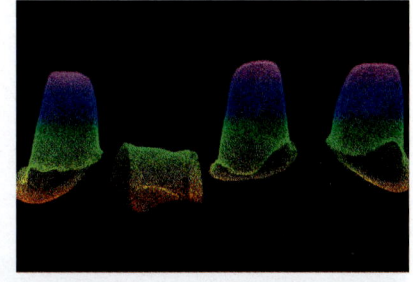

11 | 12

図11　スキャニングが完了した全顎模型。
図12　CAD作業に必要な箇所をそれぞれ編集し、合成ソフトを用いて完成したスキャニングデータ。

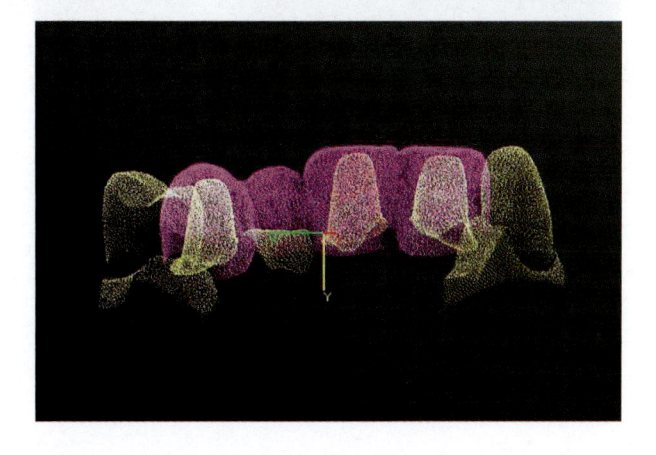

図13　プロビジョナルクラウンが装着された石膏模型をシリコーンで印象採得し、スキャニングに用いた模型にシリコーン印象を戻す。この印象にインレー・ワックスを流し込みプロビジョナルクラウンを再現する。ワックス表面に乱反射防止処理を行ったうえでスキャニングし、支台歯スキャニングデータに合成する（舌側面観）。

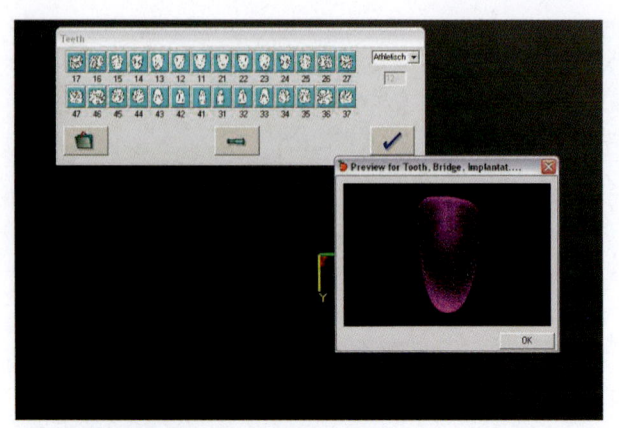

第1章　各種 CAD/CAM システムの概要とその臨床応用

図14　ライブラリーより該当部位のポンティック形態を選択する。

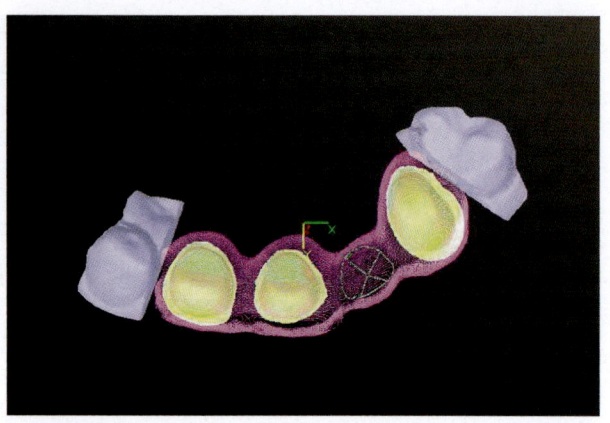

図15　選択したポンティック形態を欠損部におく。拡大・縮小・回転など自由に変更可能。ピンク色はプロビジョナルクラウン、イエロー部分は設計が完了したコーピングクラウンをあらわす。

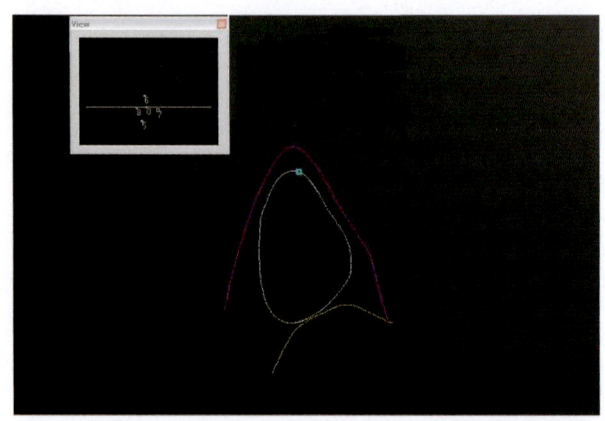

図16　断面図にてポンティックフレームの位置の変更と確認ができる。ピンクのラインはプロビジョナルクラウン外形線、ホワイトのラインはポンティックフレーム外形線、イエローのラインは粘膜面をあらわす。

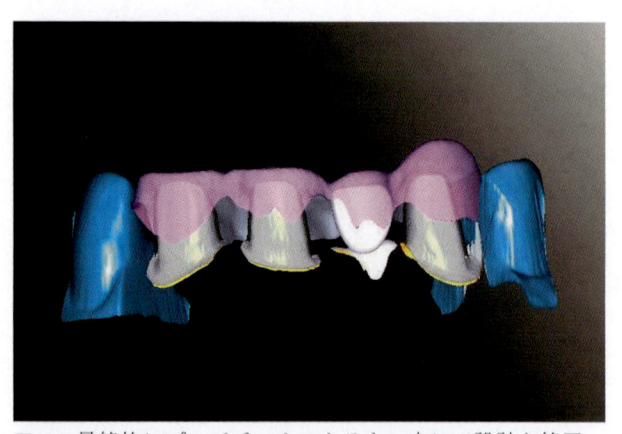

図17　最終的にプロビジョナルクラウン内にて設計を終了。完成したコーピングフレーム。

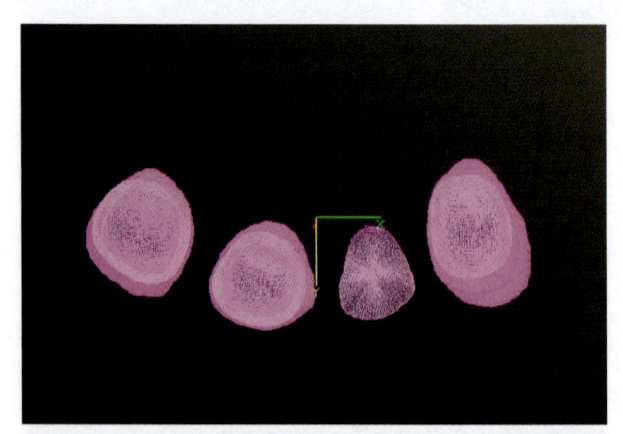

図18　コネクター付与作業を行う。自動または任意の接合面積を付与できる。

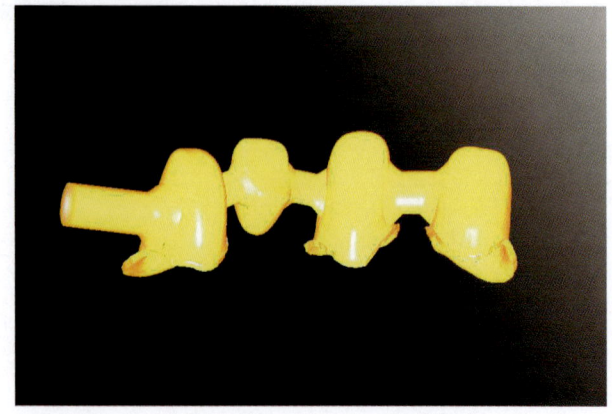

図19　各コーピングとポンティックの連結完成。

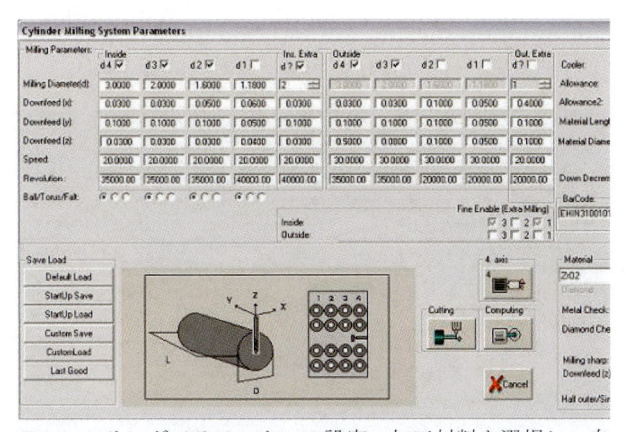

フルマウスの症例に対応
デンタ CAD システム

図20　ミリングパラメーターの設定。加工材料を選択し、自動または任意の条件を設定し CAM 装置へのデータ転送を行う。

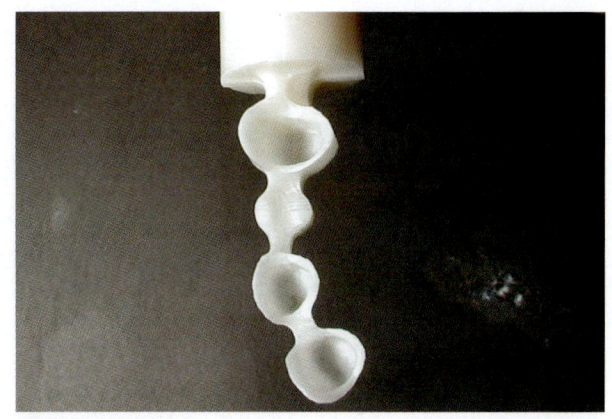

図21　加工後のコーピングフレーム。

II. 臨床応用

1. モデルケース―ケースの概要

患者は70歳女性。装着後15年のメタルセラミックポーセレンブリッジのマージン部金属色と形態が気になることを主訴として来院。

22│23

図22、23　術前の口腔内の状態。審美性に不満があった。

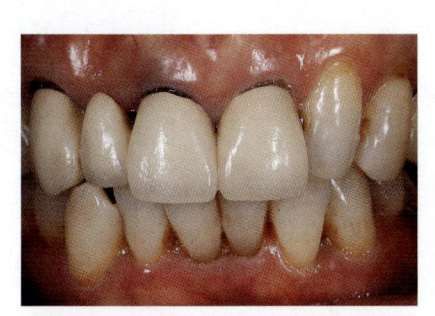

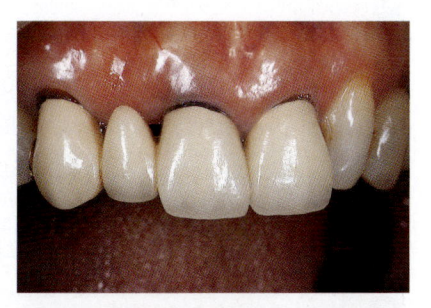

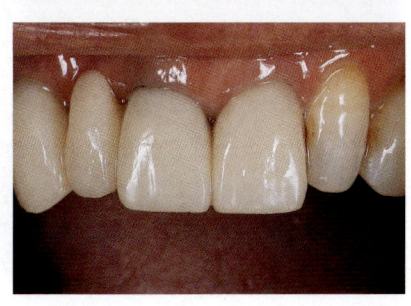

24│25

図24　支台歯形成時。
図25　プロビジョナルレストレーションの装着。

第1章　各種 CAD/CAM システムの概要とその臨床応用

2．技工工程（図22～33、技工作業：Dental Labor GROSS GmbH 社　担当技工士：花輪容子先生　指導・チェック：大畠一成先生）

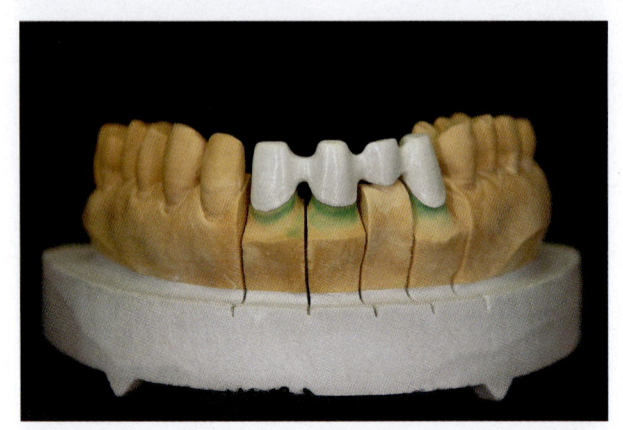

図26　ナノジルコニアコーピング完成。

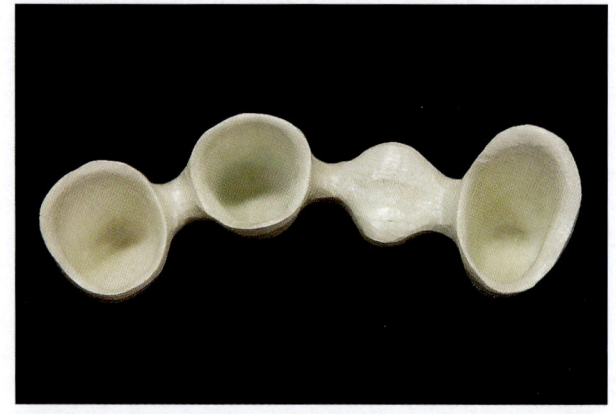

図27　ナノジルコニアコーピング内面。

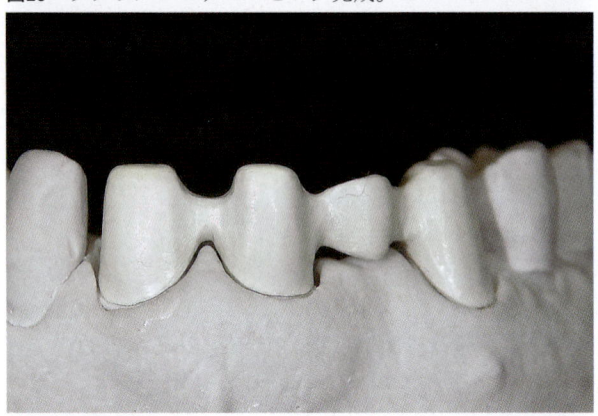

図28　複模型装着。

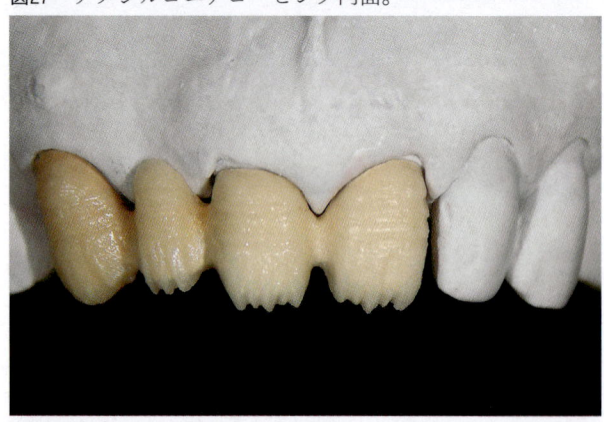

図29　陶材一次焼成完了。

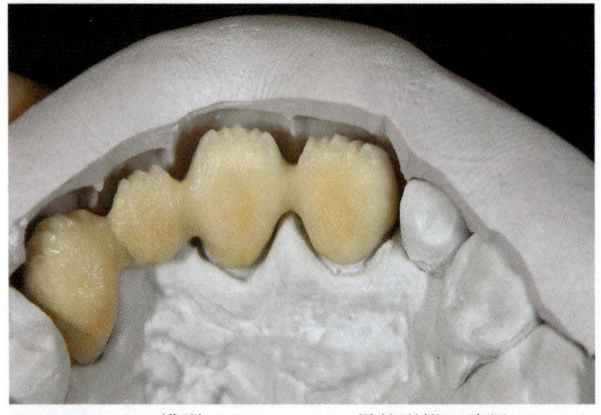

図30　マスター模型シリコーンにて最終形態の確認。

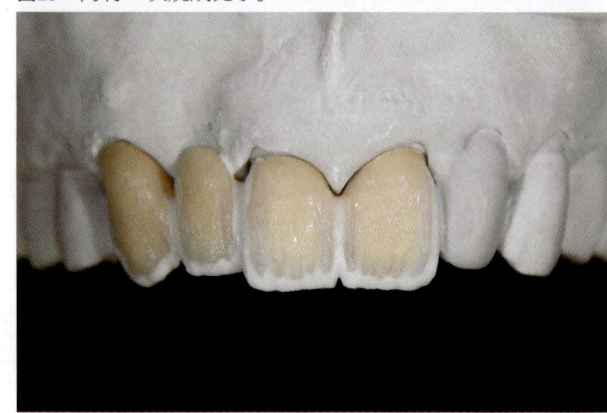

図31　二次築盛完了。

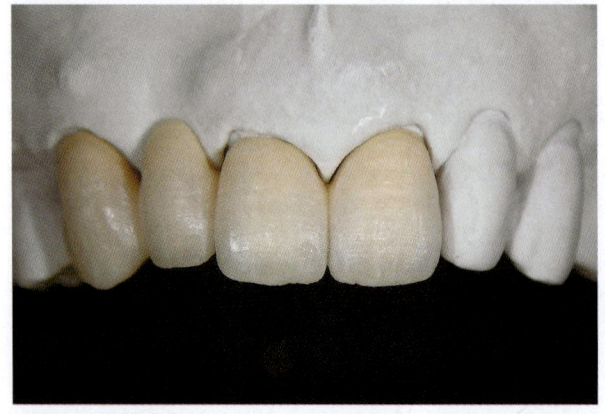

図32　二次焼成完了。

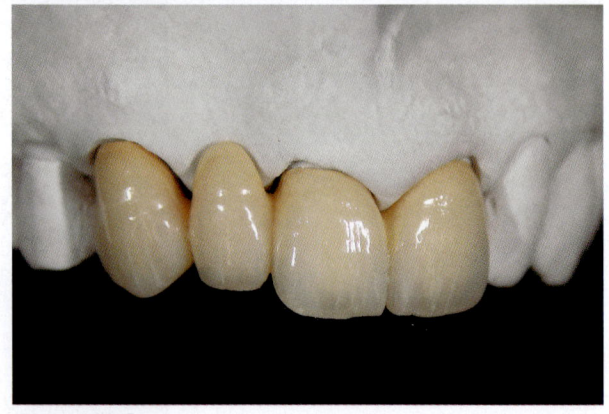

図33　完成①。

3. 完成した最終補綴物・口腔内装着

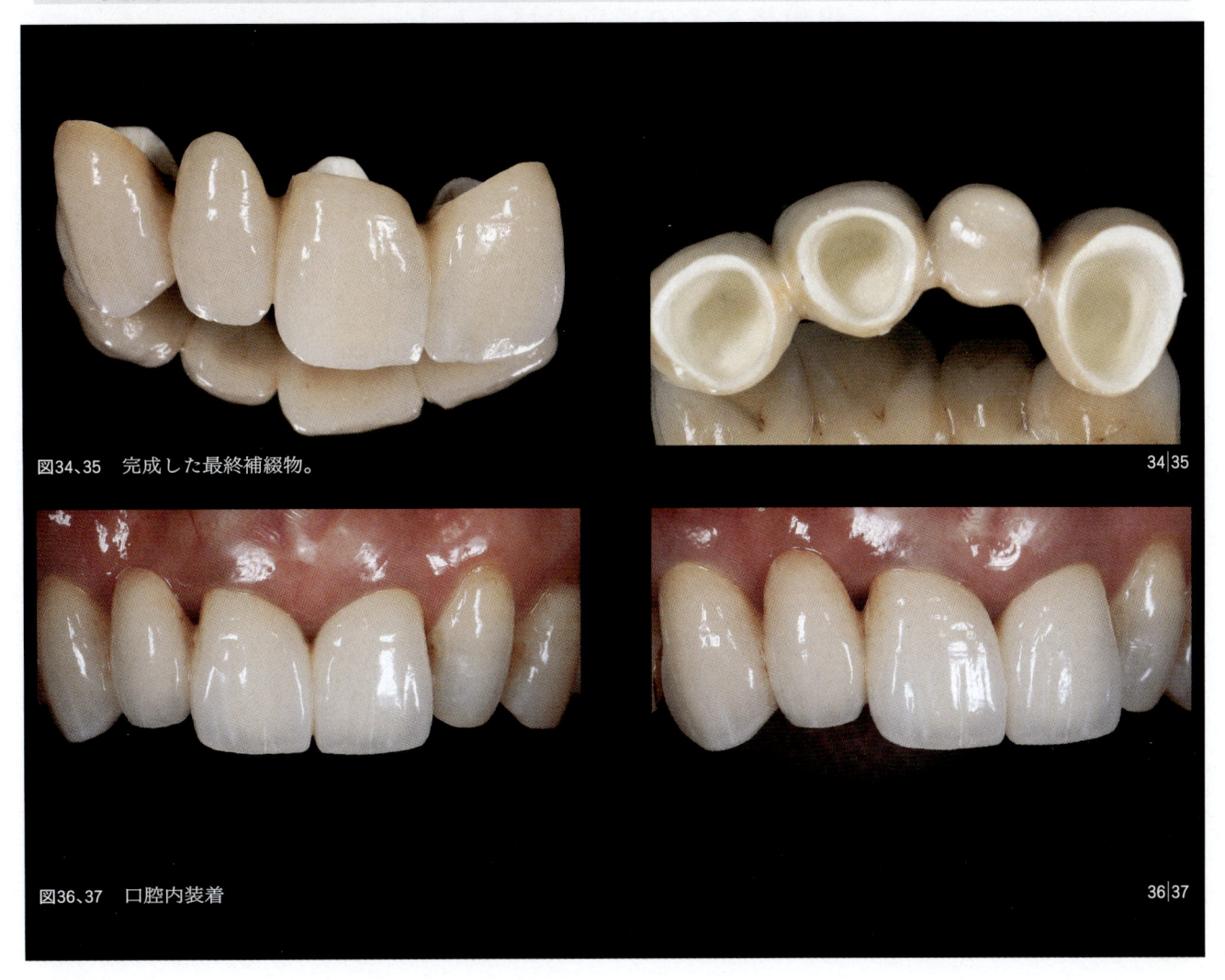

図34、35　完成した最終補綴物。

図36、37　口腔内装着

参考文献

1. 名和正弘，新原晧一．新しい双方向ナノ構造を持つ耐衝撃性に優れたセリア系ジルコニアナノ複合セラミックスの開発．セラミックス 1999；34（5）：393-396.

2. M. Nawa, N. Bamba, T. Sekino and K. Niihara. The effect of TiO_2 addition on strengthening and toughening in intragranular type of 12Ce-TZP/Al_2O_3 nanocomposites. J. Europ. Ceram. Soc 1998；18：209-19.

3. M. Nawa, S. Nakamoto, T. Sekino and K. Niihara. Tough and strong Ce-TZP/Alumina nanocomposites doped with titania. Ceramics International 1998；24：497-506.

第1章　各種 CAD/CAM システムの概要とその臨床応用

歯科技工士の最良のパートナー
KaVo Everest®

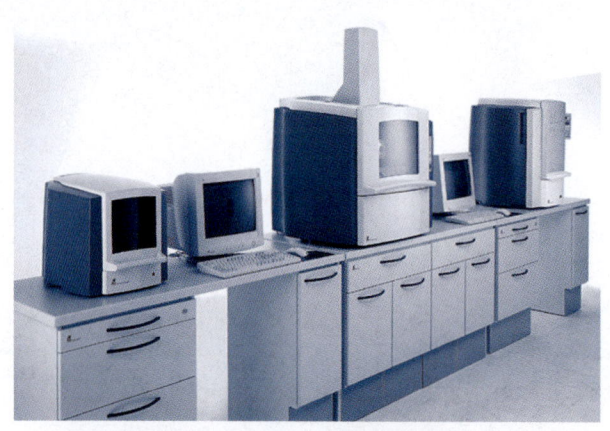

市川俊也*1／別部尚司*2

*1 市川歯科技工研究所／*2 別部歯科・オーラルヘルスケア＆クリニック
*1 東京都日野市万願寺 6-3-3／*2 千葉県船橋市前原西 2-14-1-212

I．システム概要

1．コンセプトと特質

1）歯科技工所向けに開発

1980年以降、ヨーロッパで2種類の歯科用 CAD/CAM の開発が始まった。一つは口腔内を直接カメラで測定し、直接ミリングマシンに情報を伝達するタイプで、歯科医院向けのもの。もう一つは歯科技工所向けのものである。

KaVo 社が目指したものは後者であった。その理由は、天然歯の複雑な色調の再現や、歯周組織に対する形態、オクルージョンという点において、マシンは職人である歯科技工士に及ばないと考えたからである。開発員は歯科技工士のなくてはならない重要な役割を認識しており、その研究を、付加価値の低いルーティンワークを引き受けるようなシステムの開発に集中させたのである。

まず、スキャニングによる測定については、マルチライトバンド記録法という測定システムを開発した。これは、プロジェクターから投影する超微細なグリッドで作られる光と影を CCD カメラで撮影する方法であり、20μm 未満の精度を実現した。

次に、5軸同時制御のミリングおよびグラインディングユニットが開発された。なぜなら、5軸のミリングだけが歯科技工士の手のように柔軟に機能し、効率が良く、しかもすべての適応症をカバーすることができるからである。

2）多くのマテリアルに対応、高い汎用性

そして KaVo Everest® CAD/CAM System は、操作が簡単なソフトウェアとともに、2002年ドイツ IDS にて発表された。本システムの最大の長所は、数多くのマテリアルに対応でき、使用方法に汎用性があることである。また、システムの構成部品はすべて KaVo 社内で生産されている信頼性に富む製品である。日々、マテリアルの開発とソフトウェアのバージョンアップの研究が進められており、発展性の高い点も評価できる。日本人は世界でも類を見ない高精度・審美的・機能的な補綴物を求める国民性であるため、その要求に対応できなければならない。KaVo Everest® CAD/CAM System は歯科技工士の最良のパートナーになりうる CAD/CAM シス

歯科技工士の最良のパートナー
KaVo Everest®

表1　各セラミックブロックの特徴

材料	G-Blank	ZS-Blank	ZH-Blank
明細	リューサイト強化セラミック	半焼結ジルコニア	焼結済みジルコニア
適応	クラウン、インレーアンレー、ベニアコーピング	コーピングブリッジ	コーピングブリッジ
サイズ	12/16	20/40/60	12/16/33/45
強度	125MPa	900MPa	1,200MPa
TEC	13.0	10.0	10.0
厚み	0.8mm	単冠 0.4mm ブリッジ 0.5mm	単冠 0.4mm ブリッジ 0.5mm

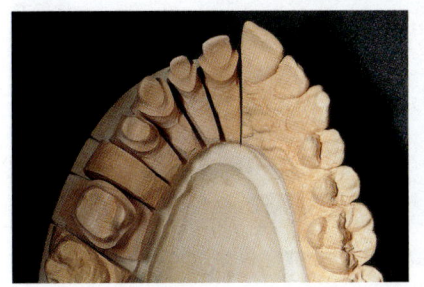

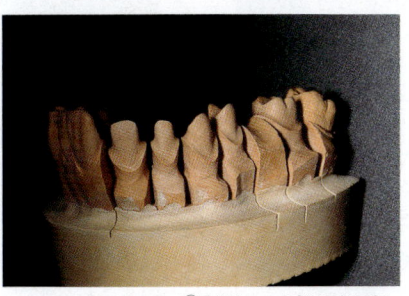

図1、2　支台歯模型。スキャニングのために、KaVo Everest®専用の石膏が必要となる。

図3　KaVo Everest®スキャナ。

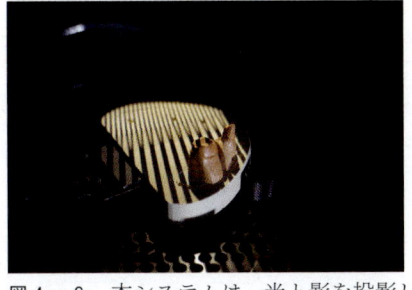

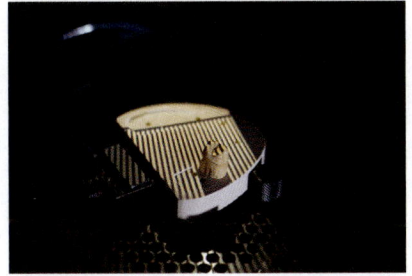

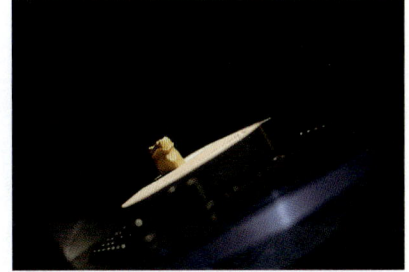

図4〜6　本システムは、光と影を投影して写真撮影をするマルチライトバンド記録法によりスキャニングが行われる。

テムになれると思う。本稿では、以下、半焼結ジルコニアセラミックブロック「ZS-Blank」を使用したサンプルを基に、本システムの概要を解説する。

2．ポイント
1）使用可能なセラミックブロック

　セラミックブロックは、G-Blank(リューサイト強化セラミック)、ZH-Blank(完全焼結されたジルコニア)、ZS-Blank(半焼結ジルコニア)の3種類が使用できる(いずれも日本未発売)。G-Blank は VITA カラー(A1-D4)に対応している。

　ZS-Blank は焼成時に約20％の収縮をともなうが、CAD により収縮率が自動で計算され削り出されるので、問題はない。長所としては、ZH-Blank と比べ切削時のバーの消耗が少ないことと、切削時間が短縮できることが挙げられる。そのほか、チタンやガラスセラミックスにも対応している(表1)。

2）支台歯・ワックスアップの計測法

　KaVo Everest®のスキャン方法は、スキャン専用の石膏(エベレストロック、図1、2)を用い、光と影を投影して写真撮影をするマルチライトバンド記録

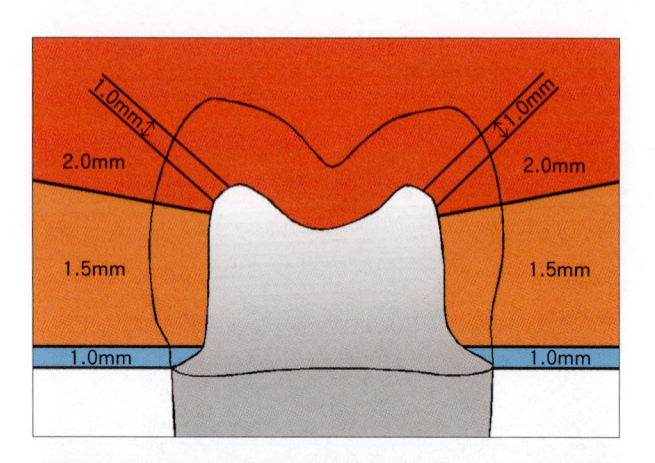

第1章　各種CAD/CAMシステムの概要とその臨床応用

図7　支台歯形成の概要。

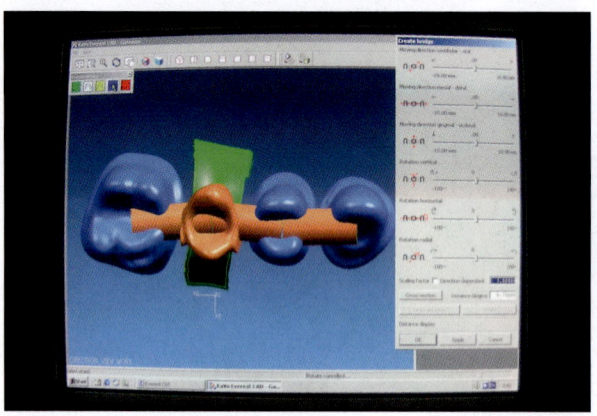

図8　ブリッジ連結部の設計。

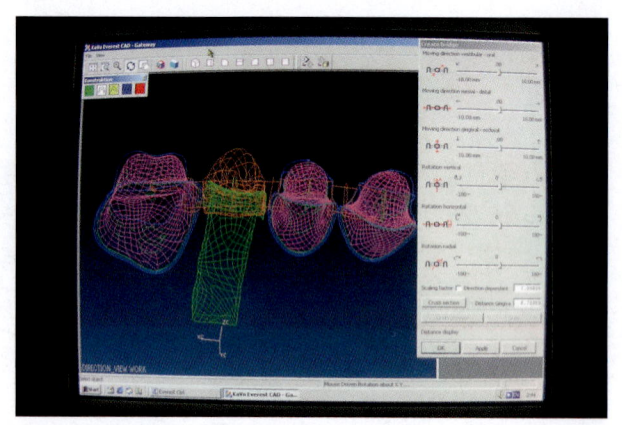

図9　ワイヤーフレームの設定。

法を採用している。ターンテーブルに支台歯を乗せ、スキャナにセットしスキャンを開始する。ターンテーブルは15のポジションに回転・傾斜し、ポジションごとにプロジェクターからストライプ光を投影しCCDカメラで撮影をする(図3〜6)。

モデルが光学的に高精度でデジタルデータ化されるこの方法では、複雑な形状やアンダーカットのような微妙な箇所もオリジナルのとおりに測定・記録され、3Dモデルが製作される。

また、直接支台歯上でコーピングを製作することも、ワックスアップしたものをダブルスキャンして製作することも可能である。今回は支台歯を直接計測する方法で行った。

3）計測にあたり推奨される支台歯形成

必要最低限の厚みを考慮して、形成を行う。G-Blankの場合、マージンの縁は少なくとも0.4mm、フレームの厚みは少なくとも0.8mmが必要となる。ZS-BlankおよびZH-Blankの場合は、フレームの厚みが0.4mm、ブリッジでは0.5mm必要となる(図7)。

円形のシャンファープレパレーションでは、10°〜30°の丸みを帯びた形態にする。1.0mm以下のフェザーエッジ・ナイフエッジもしくはベベルトショルダーとする。シャンファープレパレーションの場合、ガラスセラミックスの使用は不可能である。

切歯部(インサイザル)の歯冠1/3は、1.5〜2mmにする。切端の丸みは少なくとも半径1.0mmにする。唇側部および口蓋側、舌側部は1.5〜2mmで形成する。

なお、アンダーカットがあると、スキャニング時に読み込んでしまうので、必ず修整をしておく。

4）フレームのデザイン法

サーフェイスモジュールで15のポジションでスキャンした支台歯のデータを正確に重ね合わせ、それらを一つのデータにまとめ、表面処理を自動で行う。マージン形態は3種類の中から選ぶか、自動的

図10 切削時間はG‐BlankでG35分〜40分。GS‐Blankで30分〜35分。
図11 チタンでは40分から45分。

10|11

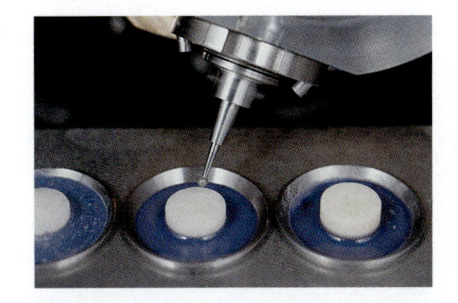

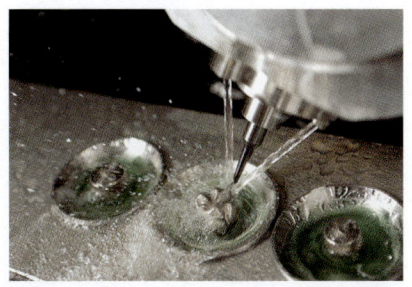

12|13

図12 削り出したフレームはブロックとのジョイントがなく、そのまま取り外せる。
図13 現在使用可能なセラミックブロックの数々。

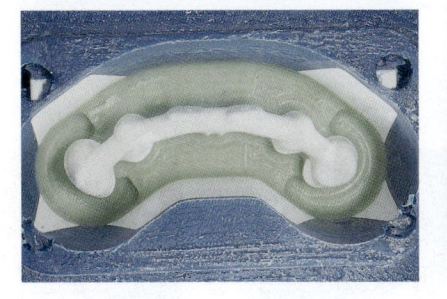

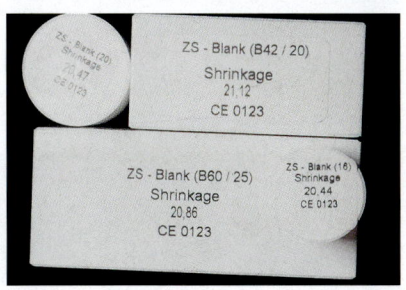

に検出されるが、手直しをしたい場合には手動で設定することもできる。その後、CADモジュールで設計を行う。

フレームの厚みは材料によって最適な数値が自動で検出されるが、希望の数値を入力することもできる。ブリッジの場合、特にポンティック部の形状や連結部の設定やスペーサーの量なども自由に設計できる（図8、9）。また、粘膜面との距離も自動で調整するが、作業者が任意の位置決めも個々に行うことができる。

CAMモジュールでは、使用する材料の特性を考慮に入れ、切削時のスピンドルの速度および動作をコントロールする計算を行い、最適なブランクのサイズを決定する。また、セメントスペースの数値は、プラス・マイナスのどちらでも入力することができる。

5）加工・削り出し

CADで測定したデータをCAMに送り、削り出しが始まる。材料はサイズ別のポジショナーで正確な位置に置き、レジンまたはミリングワックスを流し込み固定する。材料をセットするクランピングプレートは単冠では四つ、ブリッジでは2ケースを入れることができる。

選択されたサイズのブランクをエンジン内のクラ

ンピングプレートにセットし、材料に合わせてバーを選び装着する。バーの種類は、ガラスセラミックスではダイヤモンドグライングピン、ジルコニアではミリングピン、それぞれ3mm、1mmを装着する。それぞれのバーを装着するスピンドルは自動で旋回するので、作業内容に応じて交換する必要はない。バー位置の状態もレーザーで毎回計測調整する。

Everest®の切削の機構は、X軸、Y軸、Z軸と240°の旋回をするスピンドル、420°回転するクランピングプレートの5軸の動きを採用しており、どんな幾何学的に複雑な構造であっても、切削が可能である。クーリング液は循環式でどの材料でも使用が可能である。

削り出したコーピングは図12のようにブロック体とのジョイント部がないため、そのまま外すことができる。図13は現在使用できるブロックである。

6）シンタリング

削り出したものは、シンタリングファーネスタームによって最高1,450℃で10時間かけて焼結を行う。

この工程前に削り出したコーピングを専用液につけ、色を付けることができる。図14が筆者の使用しているジルコニアコーピング用のシェードガイドで、10種類の着色が可能である。

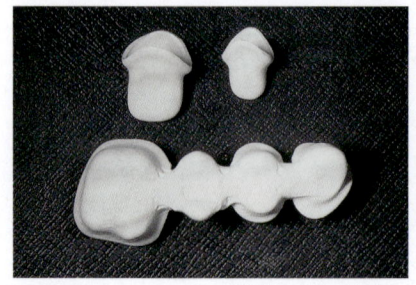

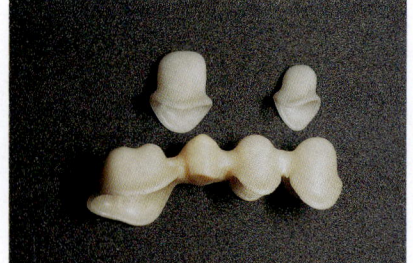

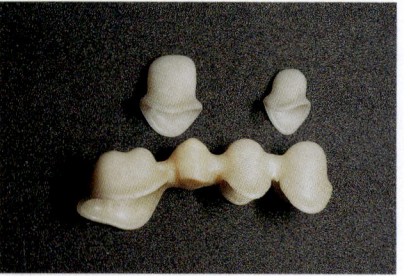

第1章 各種 CAD/CAM システムの概要とその臨床応用

図14、15 シンタリング前後のジルコニアコーピング。

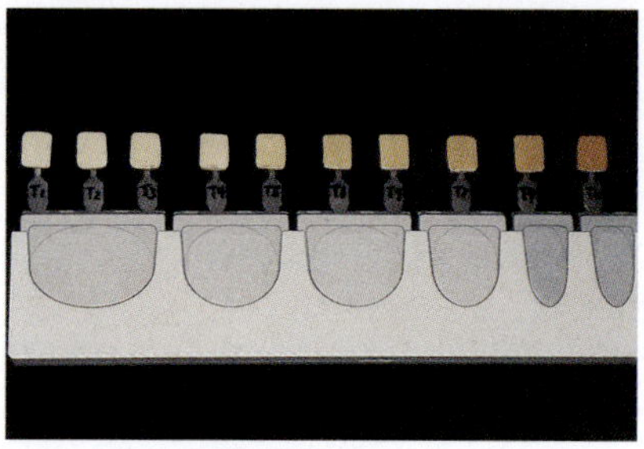

図16 筆者の使用しているジルコニアコーピング用のシェードガイド。

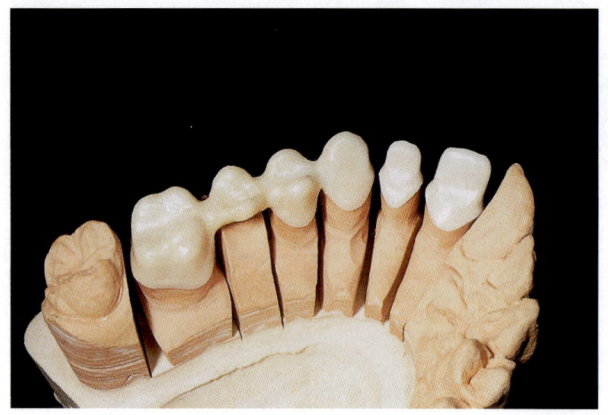

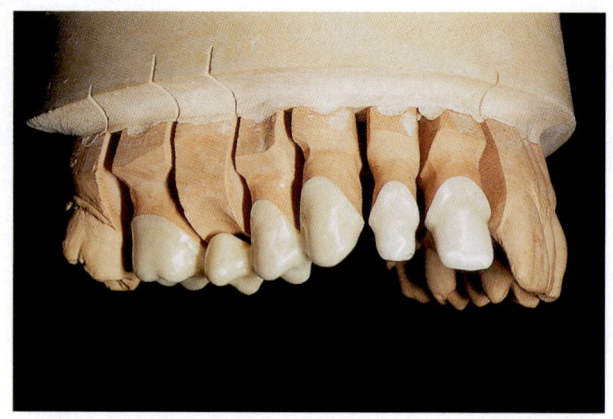

図17、18 シンタリング後のコーピングの適合状態。

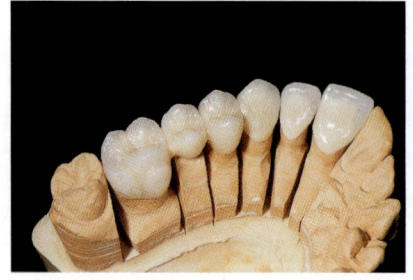

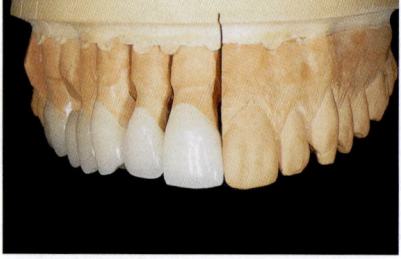

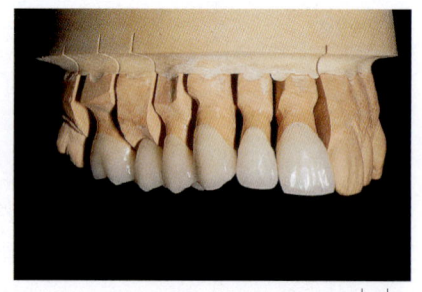

図19〜21 ノリタケ CZR を使用したオールセラミッククラウン。

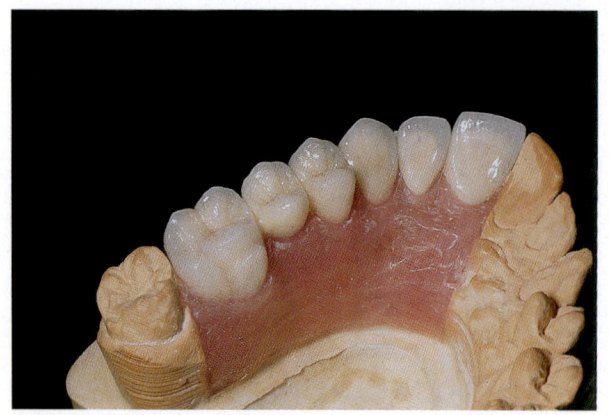

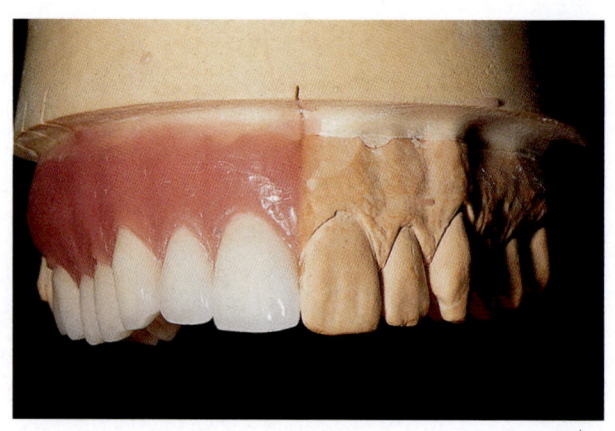

図22、23 歯肉の状態を再現した。

110　　　　　　　　　　　　　　　　　　　　　　　　　　　　QDT 別冊「システム別にみる CAD/CAM・オールセラミック修復」

7）使用可能な築盛用陶材

築盛用の陶材は、各社からジルコニア用のものが販売されており、いずれも使用可能である。筆者は、色調にすぐれ、特にジルコニア用のプレス陶材もラインナップされているノリタケCZRを使用している（図19〜23）。2005年のIDSで発表されたIvoclar社のe.maxという陶材もたいへん魅力のあるシステムである。

8）推奨される使用セメント

ジルコニアはセメントの材質は問わないといわれているが、接着性レジンセメントと歯質との一体化が望ましい。ガラスセラミックも接着性レジンセメントを使用する。

9）適応症

Everest®では、コーピング・クラウン・MODインレー・インレー・アンレー・ラミネートベニア・ブリッジフレームが製作可能である。
ZS - Blank（半焼結ジルコニア）でのブリッジフレームは現在、6ユニットまでが製作できる。

II．臨床応用

1．モデルケース—ケースの概要

患者の主訴は、下顎右側の違和感および上顎総義歯の不適合。治療目的は以下のように設定した。
①炎症性原因を除去し、失われた機能・審美・構造・生物学的恒常性の回復。
②インプラントサポートによる確固としたポステリアバイトストップの獲得ならびに適切なアンテリアトゥースガイダンスの確立。
③生理的に適応したTMJおよび周囲組織との調和の実現。

いまだ日本において薬事認可が下りていないが、患者さんが望む多くの利点を網羅していることを説明し承諾書を作成。患者さんの同意のうえでKaVo Everest®を使用し、$\overline{76|67}$はジルコニアカスタムアバットメントでのインプラント修復、$\overline{7654|567}$はジルコニアセラミックスを使用してのクラウンによる修復とした。これらをいわゆる、Top-down Treatment planning, Restorative driven Implant Therapyで行った。

図24、25　初診時。上顎には不適合な総義歯、下顎右側には不適合なブリッジが装着されており、下顎左側の大臼歯は欠損したまま放置されていた。

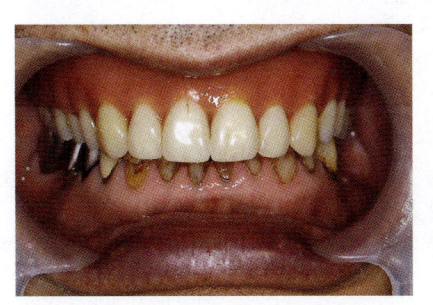

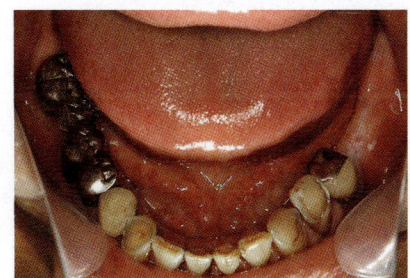

2．インプラント修復

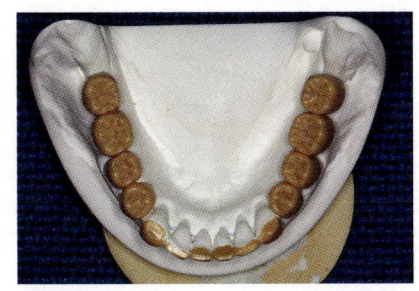

図26　Diagnostic waxup。

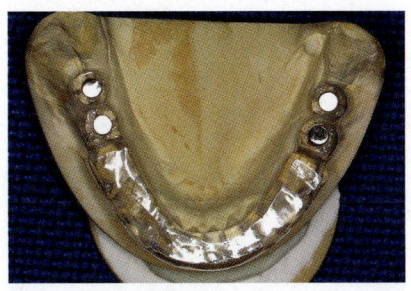

図27　Diagnostic waxupデュープリケートして製作された、インプラント埋入を位置づけるレントゲン用テンプレート。

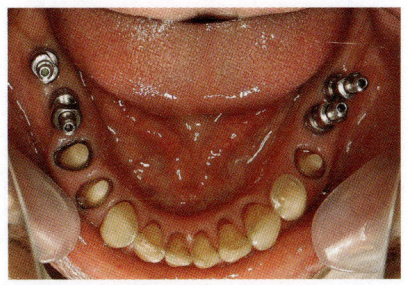

図28　インプレッションコーピングを口腔内に装着し、印象採得の準備が整った。

第1章　各種CAD/CAMシステムの概要とその臨床応用

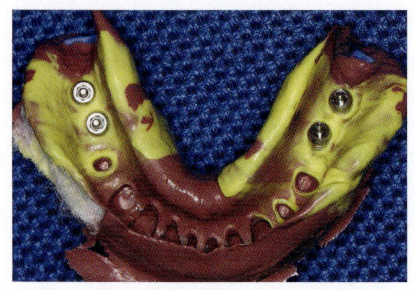

図29　正確に印象採得された印象面。

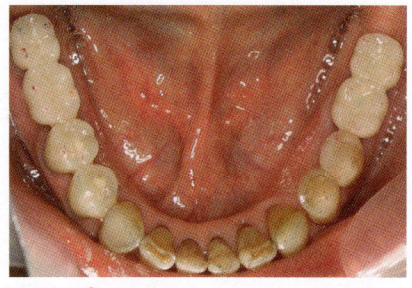

図30　プロビジョナルレストレーションによる周囲組織との調和。

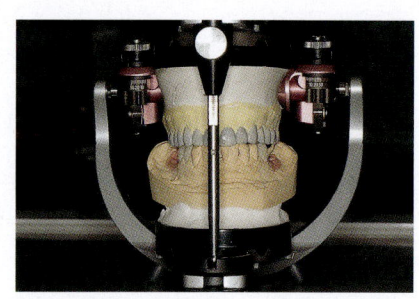

図31　KaVo PROTER 7に装着。

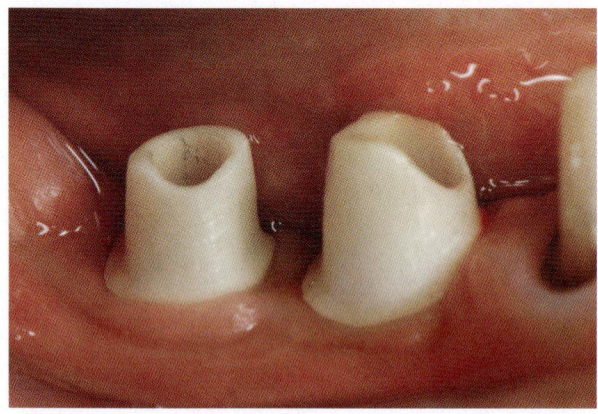

図32、33　左右ジルコニアアバットメントを口腔内に装着した状態。歯周組織に適合したアバットメントに仕上がった。　32|33

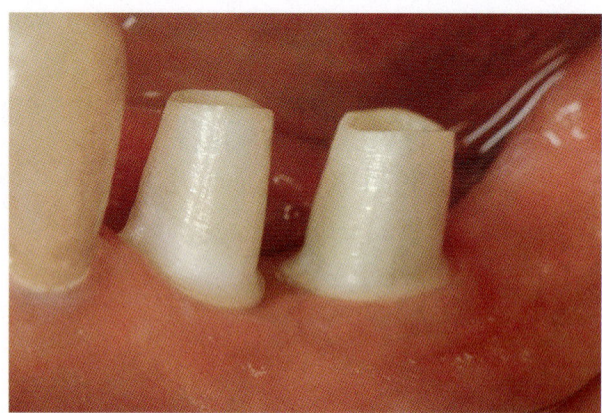

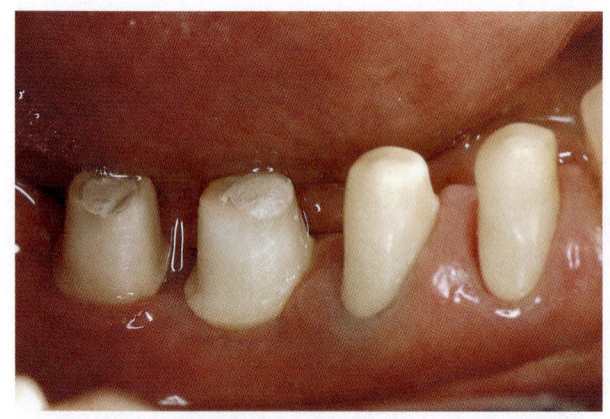

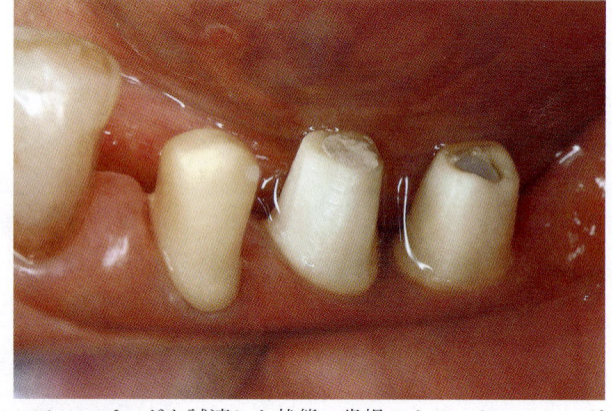

図34、35　左右および咬合面のコーピングとアバットメント。ジルコニアコーピングを試適した状態。歯根のカラーがマスキングされ、歯肉の明るさを取り戻したことがわかる。本症例では、10種類のカラーベースのうちT Ⅲを選択し、カスタムアバットメントおよびジルコニアコーピングに適用した。このため、もし歯肉退縮が生じても色調的な違和感を軽減できる利点を得た。かつての、メタルのカスタムアバットメントやピュアホワイトなジルコニアアバットメントの異種カラー露出によって患者からクレームが出ていた問題は、これによってほぼ解決したといえる。　34|35

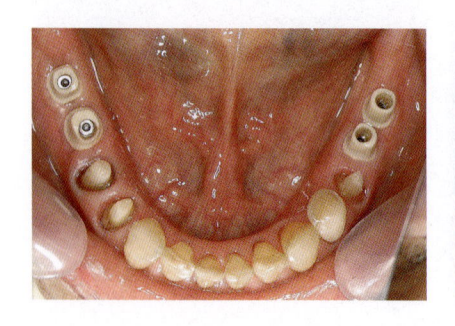

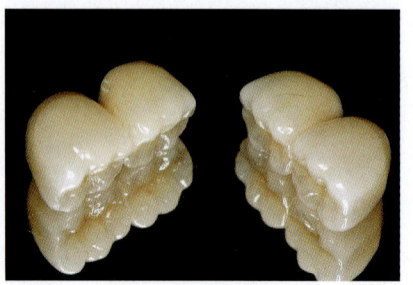

36|37

図36　下顎左右側にアバットメントを装着した状態。

図37　インプラント部の上部構造最終補綴物。

3. 最終補綴物の装着

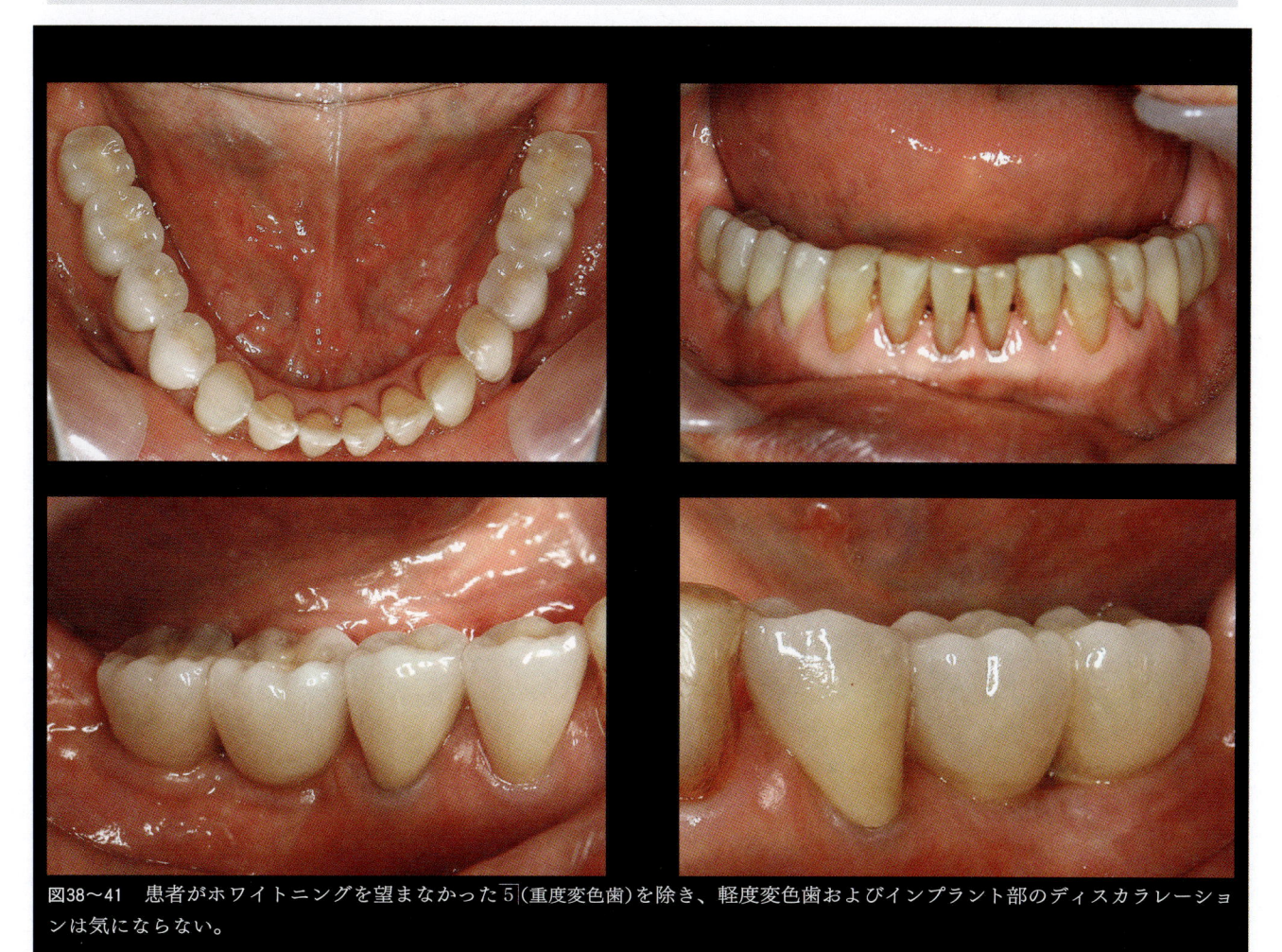

図38〜41　患者がホワイトニングを望まなかった⑤（重度変色歯）を除き、軽度変色歯およびインプラント部のディスカラレーションは気にならない。

おわりに

　金属アレルギーの患者や、審美的な理由からオールセラミックスリハビリテーションを行いたいと思っている患者に、ジルコニア製の適合精度と強度にすぐれた補綴物を作りたいと思い、筆者（市川）がKaVo Everest® CAD/CAM Systemのパイロットラボとなったのは、2003年であった。現在、世界中でこのマテリアルが幅広く使用されていることは周知のことであるが、筆者（市川）自身もこのKaVo Everest® CAD/CAM systemとともにさまざまな可能性を研究していきたいと思う。今後ますます酸化ジルコニウムという生体親和性にすぐれた材料が発展し、口腔内での精度・機能・審美の点から、患者や歯科医師・歯科技工士にとってすばらしいマテリアルになることを願ってやまない。

謝辞

　本稿の執筆にあたり協力していただいた、別部歯科・オーラルヘルスケア＆クリニックスタッフの加藤久美氏、鈴木さやか氏、二瓶久美子氏、目黒梨江氏に感謝いたします。

参考文献

1．山﨑長郎, 本多正明. 臨床・歯周補綴Ⅱマニュアル＆クリニック. 東京：第一出版, 1992.
2．山﨑長郎, 本多正明. 臨床・歯周補綴Ⅲ. 東京：S.J.C.D：1995.
3．山﨑長郎, 本多正明. 審美修復治療. 東京：クインテッセンス出版, 1999.
4．Magne P, Belser U. Bonded porcelain restoration. Quintessence Publishig.

付録

メタルフリー修復における支台歯形成の臨床的配慮事項

山﨑長郎
原宿デンタルオフィス

支台歯形成時の必要削除量

従来、オールセラミックスの補綴物は破折しやすいといわれてきた。術者側の原因としては、支台歯の削除量が不足し、コーピングの厚みが薄すぎたことに原因があると筆者は考えている。

メタルセラミック修復の場合、コーピングの厚みの平均は0.2mm前後であり、その上に陶材を築盛していることになるが、それでもメタルセラミックスは1,200Mpa程度の強度を有する。

しかし、オールセラミックスのコーピング強度はおよそ130〜680Mpa（ジルコニアセラミックスを除く）とメタルセラミックスより劣る。そのため、必ず各メーカー指定のコーピングの厚み（最低0.4mm以上、メーカーによって差異あり）を設定しなければならない。

そのため、築盛されるポーセレンを考慮に入れると、オールセラミック修復における支台歯形成のガイドラインは、一応のところメタルセラミックス同様、辺縁形態の削除量を最低0.6〜1.0mmと設定しておきたい。

筆者が従来推奨している、審美修復に必要とされる理想的な支台歯形成量を図1に示すが、これより不足あるいは過度な形成がなされれば、審美性および構造力学的な問題を生じることになるであろう。

フィニッシュラインの選択

現在、セラミックスにおけるフィニッシュラインのデザインは、以下のように分類することができる。

① Shoulder（90°、135°、Round-end）
② Chanfer

90°のショルダー形成は適合精度・強度にもっとも優れるが、フィニッシュラインがラダープレパレーション（階段状のプレパレーション）になりがちで、形成の難易度が非常に高い。

さらには、歯肉がLow scallopの場合には90°のショルダーが形成できても、それがMiddleもしくはHigh scallopの際には難しい。そのため筆者は、メタルセラミック修復でのフィニッシュラインには、Sloped shoulderを採用してきた。

しかし、オールセラミックスではSloped shoulderは使えない。なぜなら、Sloped shoulderの形成では陶材の先端が細くなり、特にポーセレンマージンを与えた場合は強度的に不安が残るからである。

このことから、オールセラミックス修復のフィニッシュラインのデザインで筆者が推奨するのは、

① Accentuated chanfer
② Round-end shoulder

の2種類のみで、いずれもコーナーが90°と鋭角でなく、角ばっていない丸味を帯びたデザインとする（図2）。図3に、これらの形成時に推奨されるバーを示す。

コーピングとクラウンの適合をめぐって：CAD/CAM特有の支台歯形成時の注意点

①各CAD/CAMシステムのミリングバーの太さに注意

形成された支台歯の切端がCAM時に使用されるミリングバーの太さより細いと、当然のことながらセラミックブロックを意図する形状に削りだすことはできない（図4）。そのため支台歯形成時には各種CAD/CAMシステムのミリング用バーの太さに留意し、切端の厚みを決定する必要がある。

メタルフリー修復における支台歯形成の臨床的配慮事項

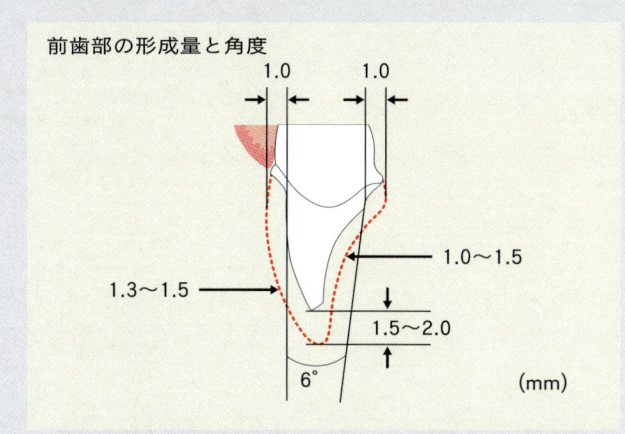

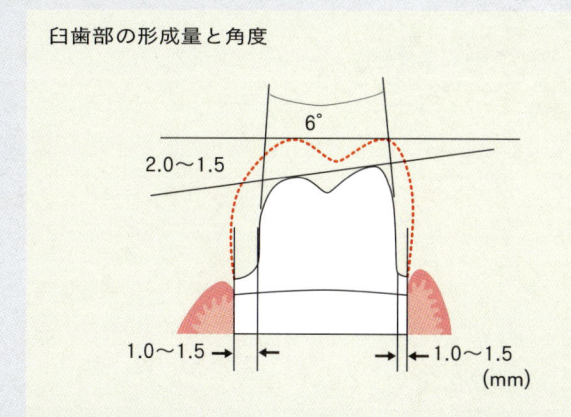

図1a、b 審美修復に必要とされる前歯・臼歯部の最低限の支台歯形成量。（参考文献1より引用・改変）

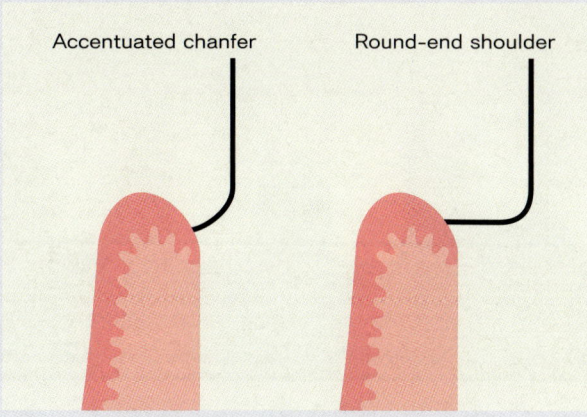

図2 Accentuated chanfer と Round-end shoulder の支台歯形成の形状。ともにコーナーが90°と鋭角ではなく、角ばっていないデザインとなる。

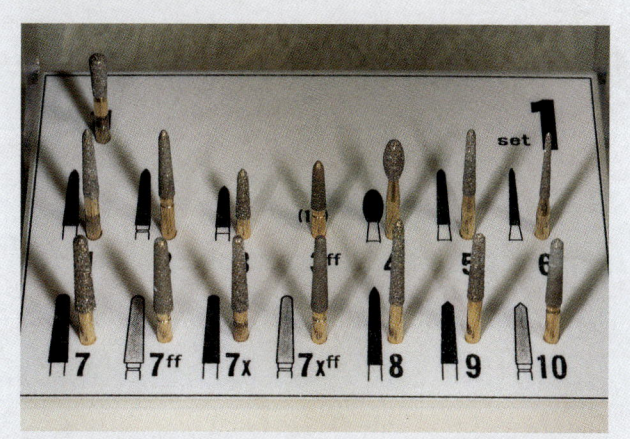

図3 SJCDのオールセラミックス修復用形成バーRound-end shoulder シリーズ＃7、＃7x、＃7ff、＃7X、＃7Xff。そのほか、咬合面の削除用として＃4と＃11があり、これはメタルセラミックス修復時の形成にも使用できる。

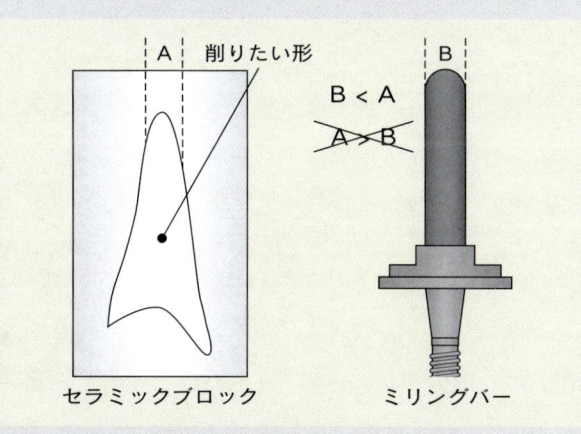

図4 形成された支台歯の切端がCAM時に使用されるミリングバーの太さより細いと、当然のことながらセラミックブロックを意図する形状に削りだすことはできない。

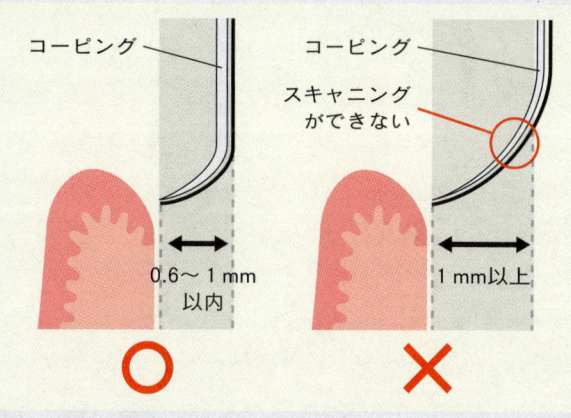

図5 Accentuated chanfer においてシャンファーが広すぎると、「CAD時にスキャニングできない箇所＝死角」が生じる。

② Chanfer が広すぎるとスキャニングができない箇所が生じる

前述したAccentuated chanfer においてシャンファーが広すぎると、CAD時にスキャニングできない箇所＝死角が生じる可能性がある。また、広すぎることでコーピングの辺縁が薄くなり、そこに応力が集中し破折の原因となるほか、適合精度が悪くなるなどの弊害を生じることになる（図5）。

よって支台歯形成時は、前述した必要最小限の削除量である0.6〜1.0mmを厳守し、シャンファー形

付録

↔ =陶材築盛量は3mm以内で等距離が望ましい

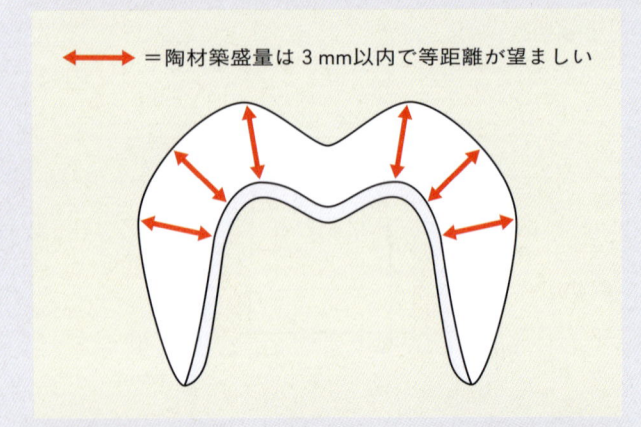

図6 支台歯形成量が多くなるとポーセレンの破折を招きやすい。そのためポーセレンの築盛量は3mm以内とし、図のように各矢印が等距離となるよう築盛するのが望ましい。

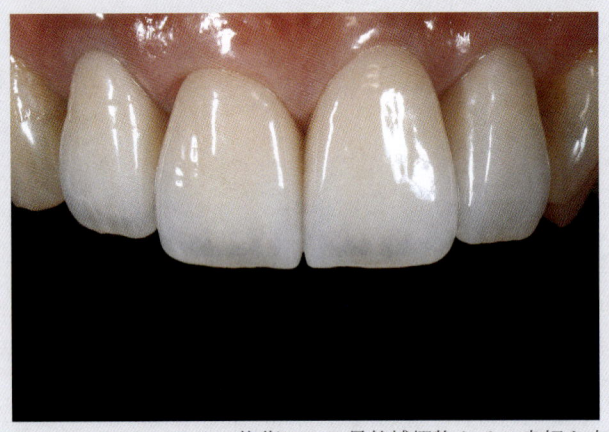

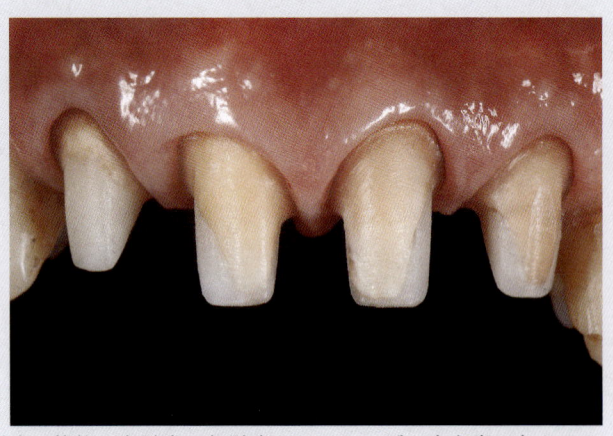

図7、8 メタルフリー修復による最終補綴物とその良好な支台歯形成の状態。有髄歯、無髄歯にかかわらず、支台歯の色をできるだけコントロールしておくのも色調再現のためには重要となる。

態を決定する必要がある。

　支台歯の径には、元径と先端径があり、Accentuated chanfer、Round-end shoulder用形成バーの先端径は約1.5mmある。よって1.5mm÷2でバーは0.7mmを選択する。そして通常どおり削った後に修整し、強調する。それにより削除量は1mm弱になるという計算で行うとよいだろう。

③削りすぎてしまった時にはインサイド・アウトサイドスキャニング

　仮に支台歯形成量が多くなってしまい、築盛される陶材の厚みが3mmを越えると、破折を招きやすくなる（アンサポーテッドポーセレン、図6）。

　このような場合、必要な形にワックスアップした支台歯のスキャニングをコンピュータで再度行い（インサイド・アウトサイドスキャニング[2]）、部分的にコーピングの厚みを増やすことでコーピングの厚みを3mm以下に抑えるよう調整し、築盛陶材の厚みを均等にしている。

　ただし、CAD/CAMシステムのすべてがインサイド・アウトサイドスキャニングに対応しているわけではないことに注意が必要である。

参考文献

1. 山崎長郎．審美修復治療―複雑な補綴のマネージメント．東京：クインテッセンス出版，1999．

2. Sadan A, Blatz MB, Lang B. Clinical considerations for densely sintered alumina and zirconia restorations : Part 1. Int J Periodontics Restorative Dent. 2005 Jun ; 25(3) : 213-9.

第2章 ハンドメイドタイプによるオールセラミックスの概要とその臨床応用

Empress／Empress 2　…118

In-Ceram　…128

第2章　ハンドメイドタイプによるオールセラミックスの概要とその臨床応用

加圧成形型セラミックス
Empress／Empress 2

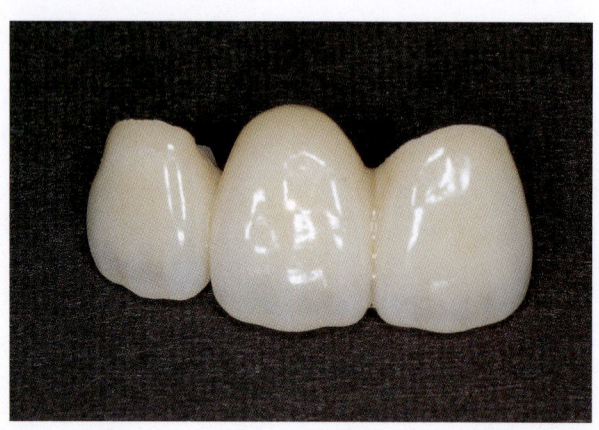

貞光謙一郎[*1]／南　昌宏[*2]／桜井保幸[*3]

[*1]貞光歯科医院／[*2]南歯科医院／[*3](有)ファイン
[*1]奈良県奈良市学園朝日町2-3-102／[*2]大阪府大阪市北区西天満2-6-8／[*3]奈良県生駒市あすか野北1-1-3

はじめに

　現在、審美修復の主流となりつつあるオールセラミック修復物は、すでに19世紀後半に長石陶材を用いたオールセラミッククラウン、インレーの白金箔マトリックスによる製作法がC. H. Landにより紹介されている。

　本修復物は優れた審美性を有しながらも、煩雑な製作方法や低い強度から臨床での使用は限定的で、後に開発されたメタルセラミッククラウンが広く普及することになる。

　近年になり、高強度陶材の開発、接着性レジンセメントの発展などにより陶材自体のもつ脆弱性はある程度解決され、オールセラミックスは再び、臨床応用価値の高い審美修復物と認められるに至っている[1]。製作法も耐火模型法をはじめ、ホットプレス法・CAD/CAM法など技工操作のうえでも簡便性が高くなり、精度も向上してきている。

　CAD/CAM法によるオールセラミック修復は、以前は適合性や咬合面の再現性などの点で必ずしも臨床的に満足できるものではなかったが、IT技術の発達に伴い製作法は簡便になり、短時間で良好な精度を得ることが可能となった。さらには素材が均質で物性が安定していることなどから、現在では信頼性の高い製作方法の一つであるといえよう。

　ただし、より高度な審美性を再現する必要のある症例においては、ハンドメイドによるオールセラミックス製作が依然として主流であり、これらのシステムを熟知して症例に応じて使い分けることが、審美修復を成功させる要件の一つであると思われる。

　Sadanによれば、オールセラミックスはシリカベース・アルミナベース・ジルコニアベースのセラミックシステムに大別される。

　シリカベースセラミックスは、他のものに比べて強度的には低いものの、その組成がガラスマトリックス中に結晶が分散していることから、下地の歯の色を利用して天然歯に見られる光の透過・散乱を容易に模倣でき、高度な審美表現が可能である。

　このカテゴリーに入るのは長石系、リューサイト強化型、二ケイ酸リチウムなどのポーセレン材料である。リューサイト強化型、二ケイ酸リチウムの材料はホットプレスセラミック法と呼ばれる製作法に

加圧成形型セラミックス
Empress／Empress 2

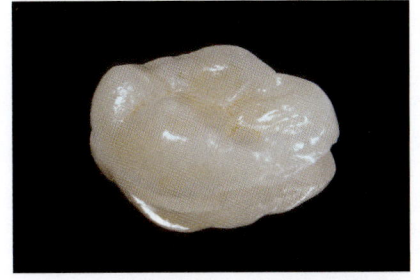

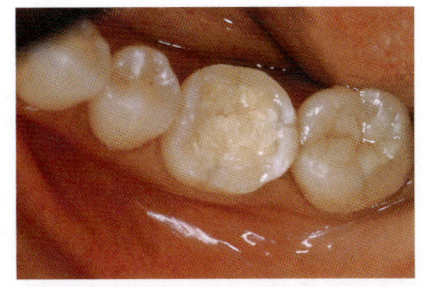

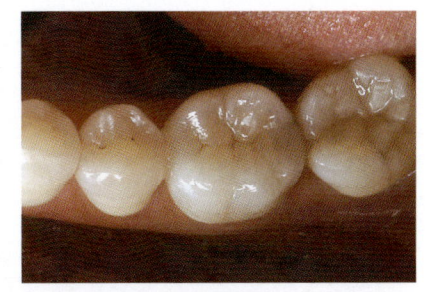

図1a～c　本症例のようなポーセレンオーバーレイや、インレー・オンレーにはEmpressステイニング法を用いることが多い。

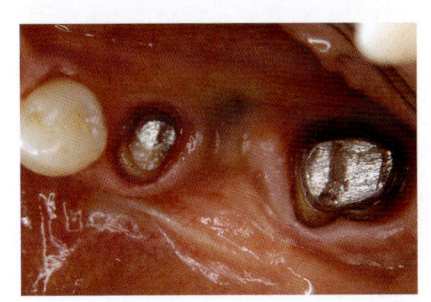

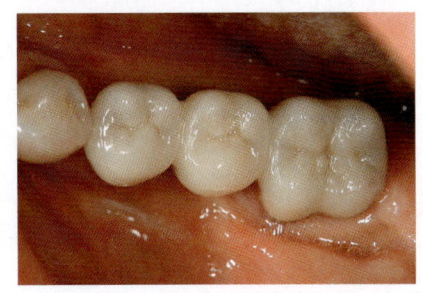

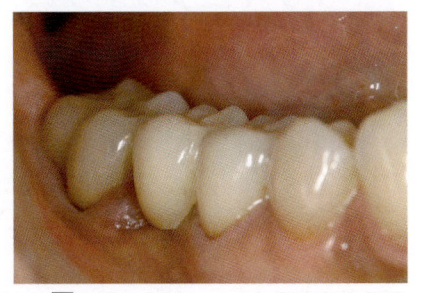

図2a～c　Empress 2の適応症は小臼歯までの一歯欠損であるが、咬合力の弱い本症例では6|欠損に応用し、4年半良好な経過をたどっている（本症例は窪田　努先生の提供による）。
a|b|c

より長期にわたり臨床応用され、良好な結果が得られている。本稿では、それらホットプレスセラミック法の中でも国内で比較的普及していると思われるIPS Empressシステム2についての概要・特徴を考察してみたい。

I．IPS Empressシステム

　本システムはワックスアップを行い埋没後、専用のファーネス内で1,000℃前後の高温に加熱した陶材インゴットを耐火性の鋳型に加圧注入し、オールセラミックスを製作する。これは鋳造金修復法の製作法に類似していることから、技工作業に取り入れやすいシステムであり、辺縁の適合性も高強度アルミナスコア材よりも優れているものと考えられる。
　陶材インゴットはさまざまな色調と高い光透過性を有し、数μmのリューサイト結晶が容積比40%で均一に分散している。色調再現には表面ステインのみを行うステイニング法と、ホットプレスしてできたセラミックコアに専用ベニア陶材を築盛して完成させるレイヤリング法の2種の方法がある。
　ステイニング法は修復物がインゴットそのものから作られているため物性が均質であり、歯科技工士のポーセレン製作経験にあまり左右されることなく、一定レベルの技工物製作が可能である。一方、レイヤリング法は、従来のメタルセラミッククラウンの要領でベニア陶材を築盛することができ、より高い審美性を表現できることが特徴である。
　物性的にはステイニング法のほうがレイヤリング法よりも優れていると考えられる。適応症としてはポーセレンラミネートベニア（以下PLVとする）、インレー、オンレー、ジャケットクラウン（図1）など幅広く応用可能である。しかし、ステイニング法は、前述のように下地の歯の色を利用できるという利点がある反面、強い着色歯に対しては支台歯の色の遮蔽が困難であることに注意すべきであろう。

II．IPS Empress 2システム

　IPS Empress 2システムは、二ケイ酸リチウムが容積比約60%を占めるガラスセラミックコアとフルオロアパタイトのベニアポーセレンのレイヤリング法で製作されるセラミックシステムである。製作方法はIPS Empressと同様であるが材料はまったく異なり、また互換性もない。2点曲げ強さはIPS Empressに比べ2倍以上に向上し、前歯領域における3ユニットブリッジの製作も可能になった（図2）。
　しかしセラミックコア材の強度が向上したとはいえ、例えば隣接面部によく見られるような、コア材に支持されていない比較的強度の低いベニア陶

第2章　ハンドメイドタイプによるオールセラミックスの概要とその臨床応用

材の厚い層においては、依然として破折のリスクがあることを認識し、セラミックコアのデザインに十分注意すべきである。支台歯の色調遮蔽能力はIPS Empressよりも向上しており、ある程度の着色歯に対しても適応される。

現在では、ベニア陶材の熱膨張の挙動をよりコントロールしやすいIPS Empress Erisというベニア陶材が一般的に使用されている。

III. 各システムによる臨床応用

1. ステイニングテクニックを用いた修復症例（IPS Empress）

患者は32歳の女性。上顎右側中切歯のレジン充填後の歯髄炎にて来院された。術前の診査より上顎右側中切歯の根尖部に圧痛および打診痛が認められた。上顎左側中切歯には不適合なメタルセラミッククラウン、両側側切歯には不適なレジン充填がされており、患者の主訴は前歯部4本の審美修復であった（図3）。口唇と切歯切端との関係は調和が見られるものの（図4）、口腔内を観察すれば上顎左側中切歯がひと回り小さく見える。

最終的に中切歯は左右対称的に修復したいと考え、左上中切歯の歯肉のラインを整えることにした。プロービングデプスは4mmあり、生物学的幅径から歯肉切除は可能と判断し、歯肉切除術を行い（図5）プロビジョナルレストレーションにて歯肉の成熟を待ち（図6）、そのあいだに下顎前歯の漂白を行った（図7）。また最終修復物はEmpressのステイニングテクニックを用いて製作した（図8）。

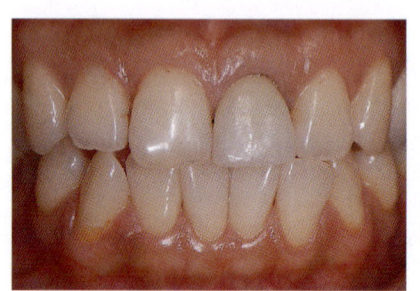

図3　初診時の口腔内。

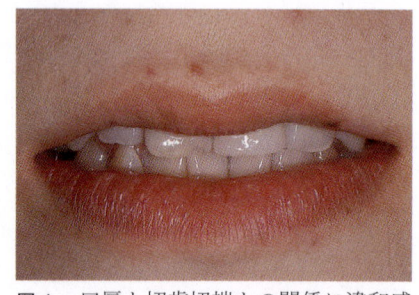

図4　口唇と切歯切端との関係に違和感は認められない。

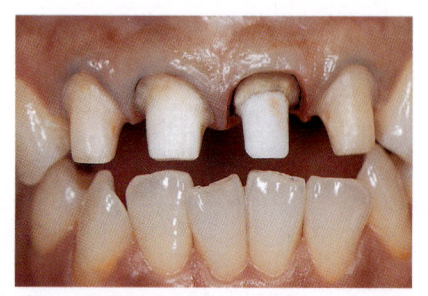

図5　歯肉切除を行い、歯肉レベルを整える。

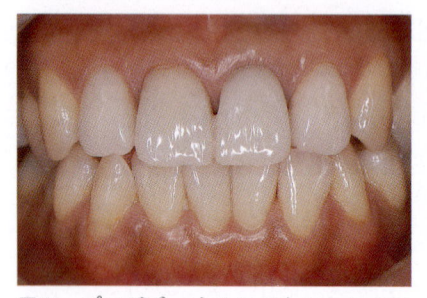

図6　プロビジョナルレストレーションを装着し、歯肉の成熟を待つ。

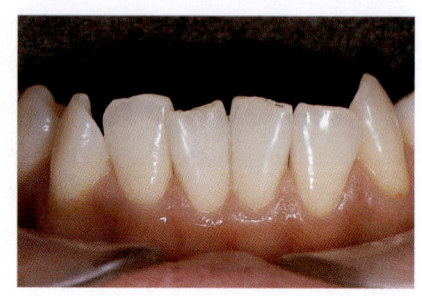

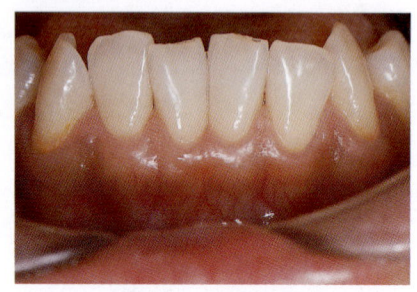

図7a、b　漂白前(a)と漂白後(b)。

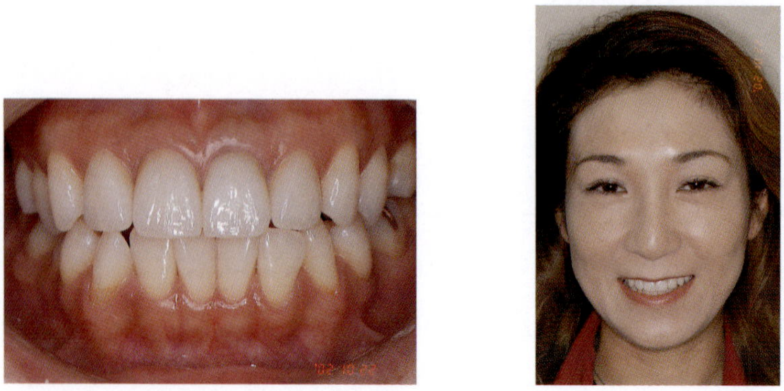

a|b

図8a、b　補綴物装着後とスマイルライン。

a|b

加圧成形型セラミックス
Empress／Empress 2

2．レイヤリングテクニックを用いた修復症例（IPS Empress 2）

患者は35歳の女性。上顎右側中切歯の動揺を主訴として来院された（図9）。上顎右側中切歯は歯根破折していたため抜歯となった。治療は上顎右側中切歯を抜歯直後にオベイトポンティックで抜歯窩周囲組織をサポートし（図10）。Empress のインゴットでコア部を製作、試適した（図11）。

その後、レイヤリングテクニックにより Empress ブリッジを製作した（図12、13）。Empress ブリッジにおいては、Empress 2 にて前歯3本ブリッジ、ポンティックの幅が小臼歯の幅を越えない（7〜8mm）臼歯部ブリッジが適応可能となるが、陶材の力学的な問題からクリアランスは最低2mm以上必要であり、ポンティックとのコネクターは小臼歯部で最低16mm^2、前歯部で12mm^{2}以上の厚みが必要となる。

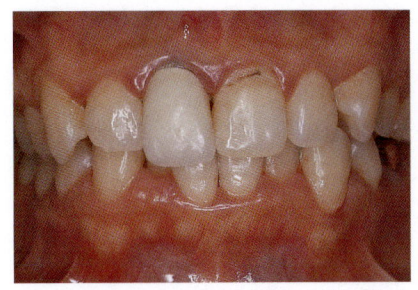

図9　初診時の口腔内写真。上顎右側中切歯の歯根破折が見られる。

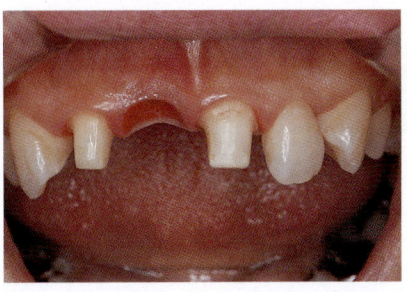

図10　オベイトポンティックのリッジマネージメントのなかの Esthetic extrction site でポンティック窩底面を処理した。

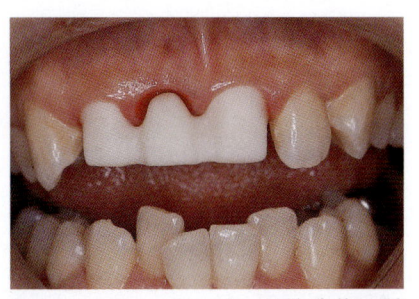

図11　Empress インゴット鋳造後の試適。

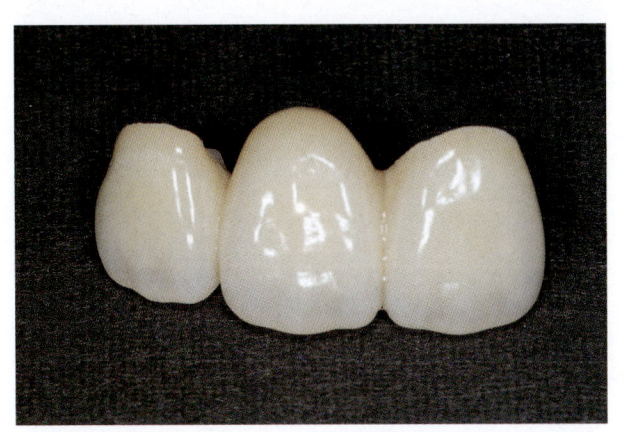

図12a、b　オベイトポンティックで処理した Empress ブリッジ。

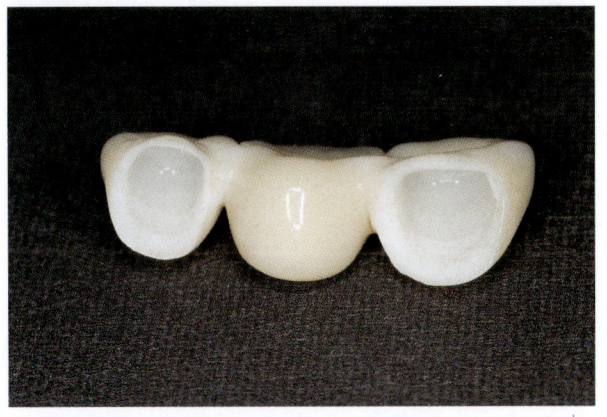

a｜b

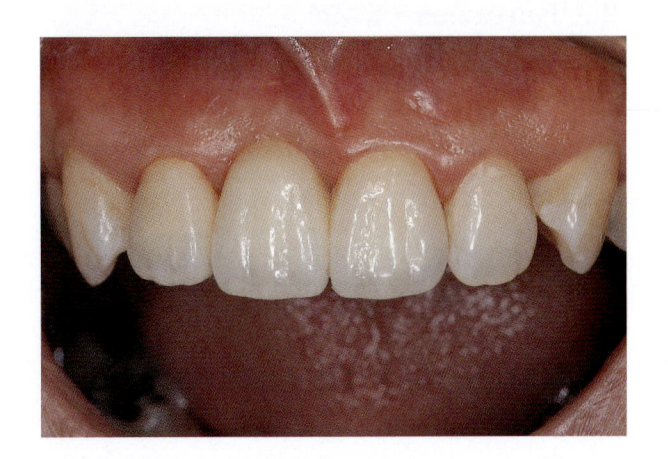

図13　最終修復物装着時。

第2章 ハンドメイドタイプによるオールセラミックスの概要とその臨床応用

IV. Empressの色調について

1. Empressクラウン

　一般的に前歯にレイヤリングテクニック、臼歯にはステイニングテクニックが用いられ補綴物を製作するといわれているが、双方ともに光透過性に優れている。それゆえにセメントの色調の相違が補綴物に影響を及ぼすといわれているが、詳細は不明である。

　そこで女性患者の上顎左側中切歯（図14）に両テクニックを用い製作したEmpressを装着し、EmpressおよびEmpressシステムの製作方法およびセメントの相違が、オールセラミックスの色調にどのような影響を及ぼすかの検討を、高速分光光度計を用いて行った。その結果、以下が明らかとなった[3]（朝日大学補綴学分野　羽田詩子先生協力による）。

①ステイニングテクニックを前歯クラウンに用いることは有効である。
②カラーセメントによる色調補正が可能である。
③レイヤリングテクニックで製作したクラウンはセメントの影響を受けにくく、ステイニングテクニックで製作したクラウンはセメントの影響を受けやすかった。
④オールセラミックスを選択するにあたり、支台歯の要件が重要である。

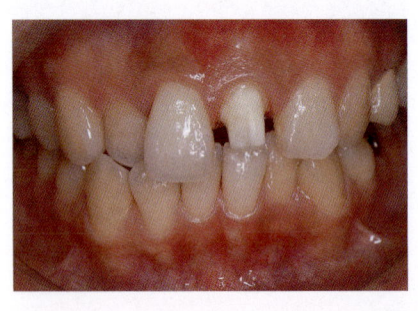

図14　女性患者の上顎左側中切歯に支台歯形成を行った。

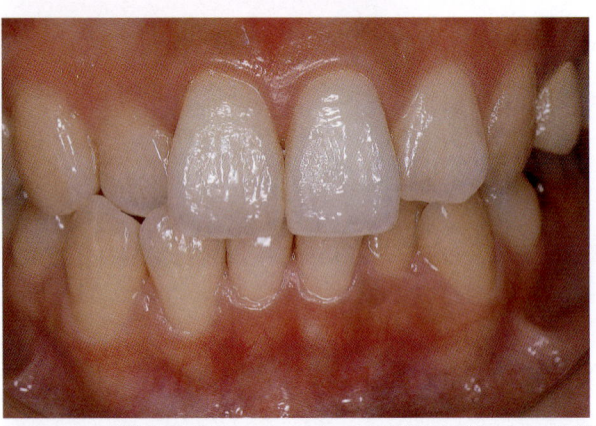

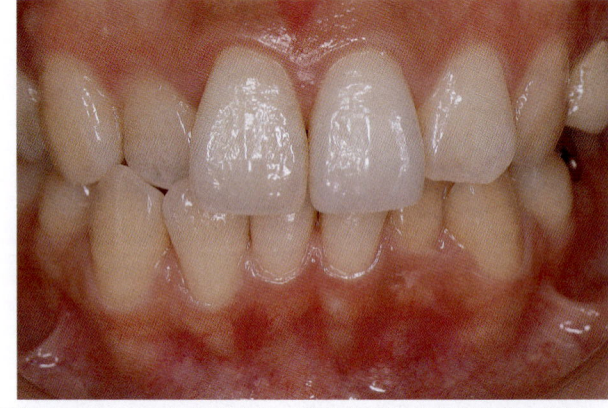

図15 a、b　両技法を用いたエンプレス試料を試適した。分析は、各種トライペーストを試適し、高速分光光高度計を用い測色、分析を行った。aがレイヤリング法、bがステイニング法。　a|b

2. Empressベニア

　PLVにおいては、耐火埋没材上で築盛・焼成を行い製作する方法もあるが、筆者らは修正の容易さ、技工技術の簡便さからEmpressを用いてPLVを製作している。しかし、クラウンと比較し厚さが格段と薄くなるため、セメントの選択が必要となるのではないかと考えられる。以下、症例を基に検証する。

　患者は27歳の男性。上顎右側中切歯の変色歯（図16）に診断用ワックスアップから起こしたノートブックテクニックを用い、ラミネートベニア形成を行い[4,5]（図17）、ステイニングテクニックによりPLVを製作する（図18）。

　製作したPLVにVariolink IIの各種トライペーストを介在させ、シェードアイ（松風）を用い側色し、接着材の色の決定を行った（表1）。

　結果、ベニアの厚さは薄く、セメントの影響がかなり認められる。そのため、仮に透明色の接着材を使用し補綴物を製作するとしても、接着時には各種トライペーストで比色した後に接着材の色を決定したほうが賢明であると思われる。

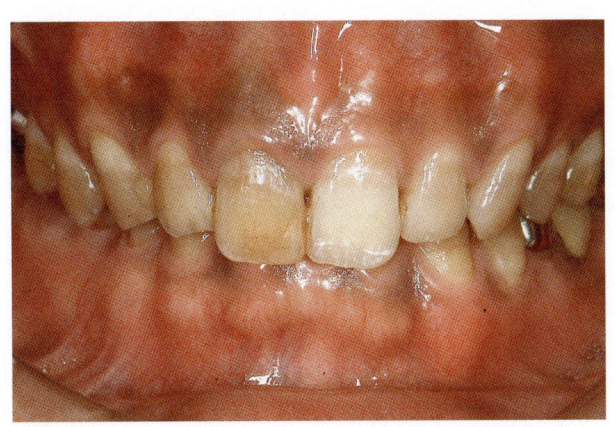

図16　術前。

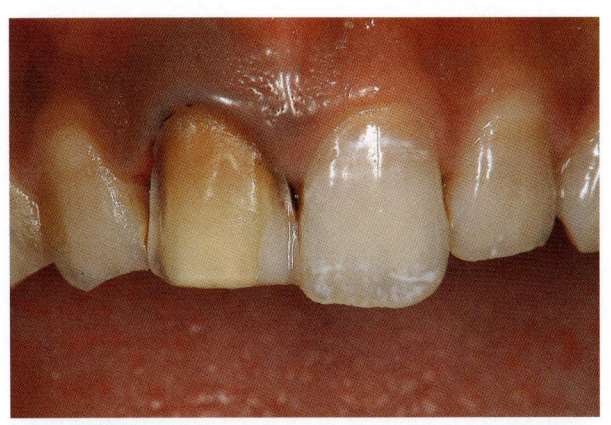

図17　形成終了時。

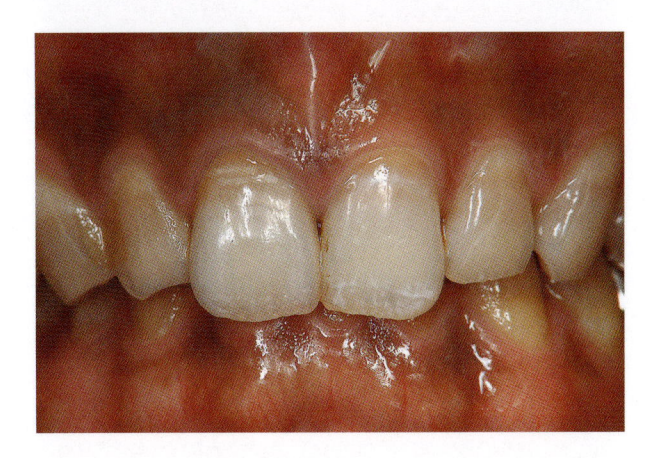

図18　A3色のセメントで接着。

表1　シェード・アイのアナライジングモードによる各種トライペーストによる$L^*a^*b^*c^*$値

	L^*	a^*	b^*	C^*
天然歯	73.82	2.44	25.44	25.55674471
A1 (White)	71.71	2.35	10.58	10.83784573
A3 (Yellow)	71.8	2.42	11.08	11.34119923
A4 (Brown)	71.62	2.28	10.82	11.05781276
Opaque White	85.13	0.65	52.16	52.16404988
Trance parent	71.38	2	8.8	9.024411338
Bleach XL	75.3	2	8.52	8.75158414

V. 新しい材料について

海外では、ステイニングテクニック・レイヤリングテクニックの双方の利点を兼ね備えた新材料（IPS Empress Esthetic line）が登場した（日本未発売）。現行のものと比較し、リューサイト結晶のサイズが縮小し高濃度化したために、力学的にはインゴットの均一性が高まり曲げ強度が向上した。

また技工操作においてはEmpressオリジナルシステムと同様のもので対応可能であるため、特別な器具の購入は不要である。現在のところ、筆者らの本製品を用いた臨床経験は乏しいが、図29のような歯の中央から切端にかけて色に深みのあるような症例においては、非常に有用であると考えられる。以下、臨床例を基にEsthetic lineの基本工程および応用症例を技工の流れとともに提示する。

第2章　ハンドメイドタイプによるオールセラミックスの概要とその臨床応用

1．基本工程

以下図19～27に Esthetic line の技工手順を示す。

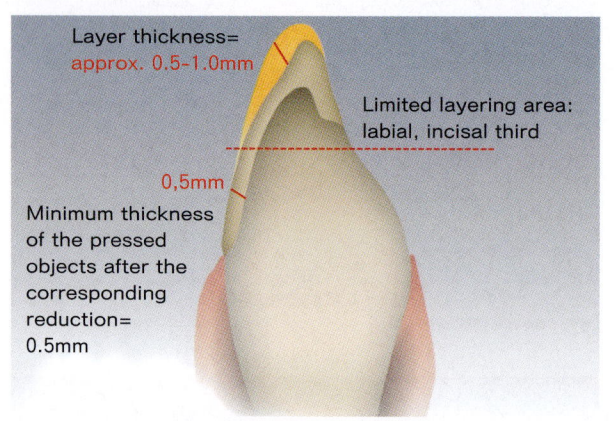

図19　ベニアにおける築盛模式図。

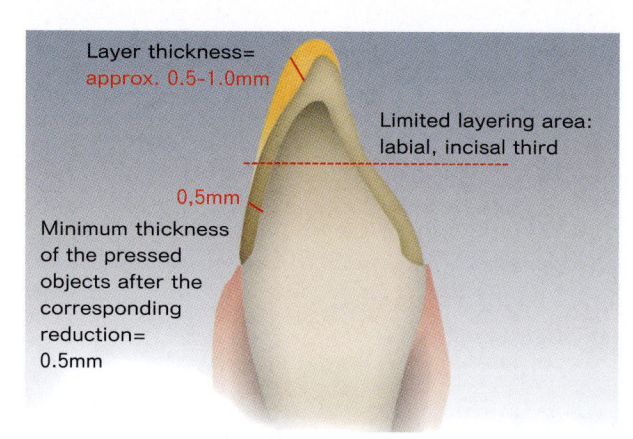

図20　クラウンにおける築盛模式図。

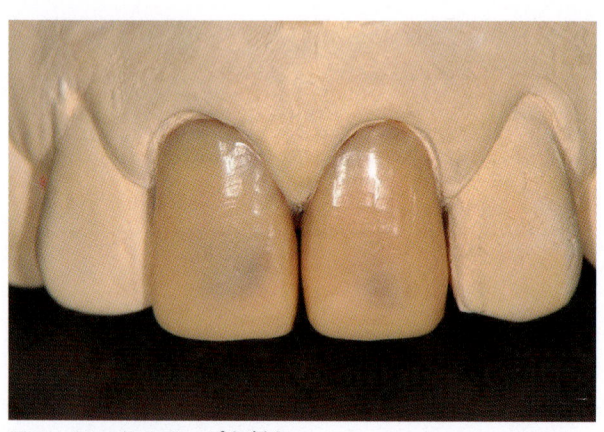

図21　ワックスアップを行う。

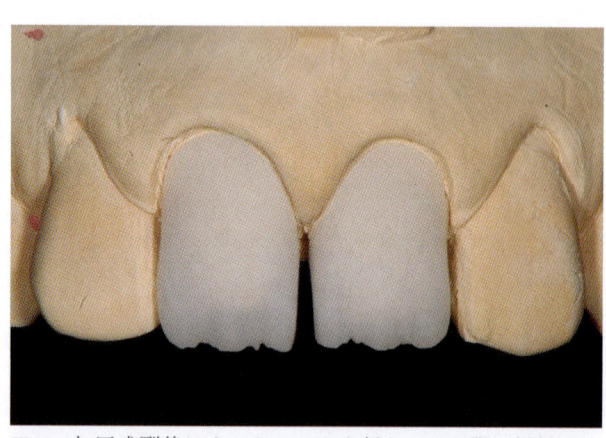

図22　加圧成型後にカットバックを行う。この際、極端な形態もしくはアンダーカットが有るようなマメロンデザインは避ける。

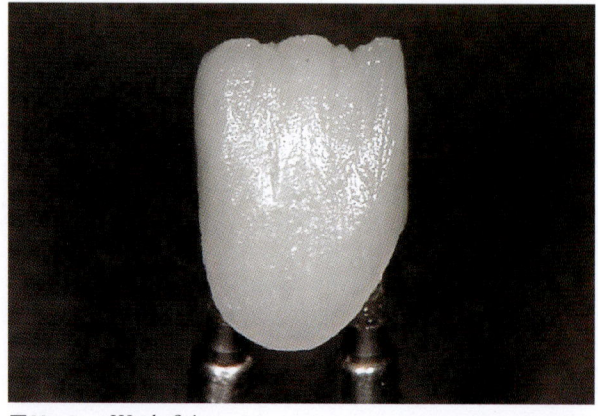

図23a、b　Wash firing。

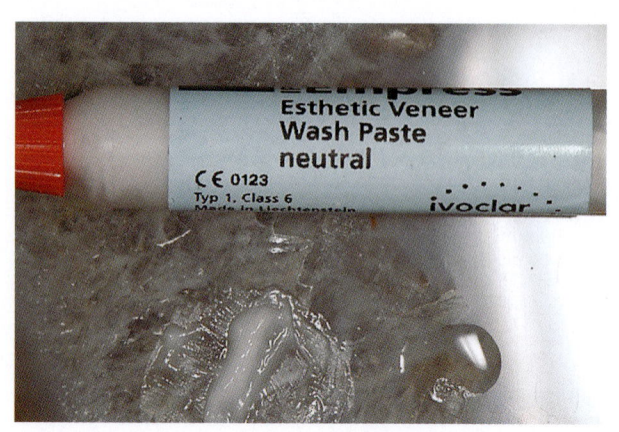

加圧成形型セラミックス
Empress／Empress 2

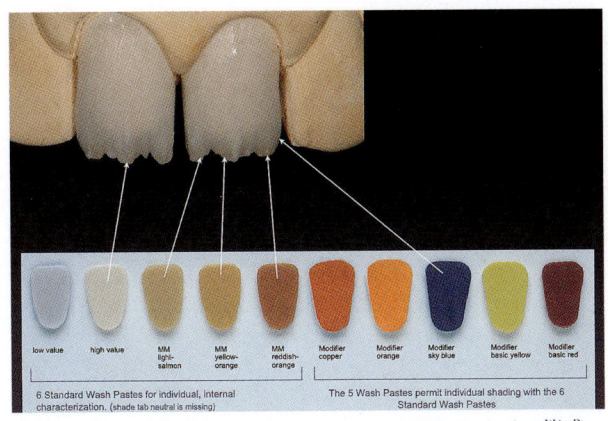

図24　Veneer Wash Pastes によるキャラクタライズの築盛。

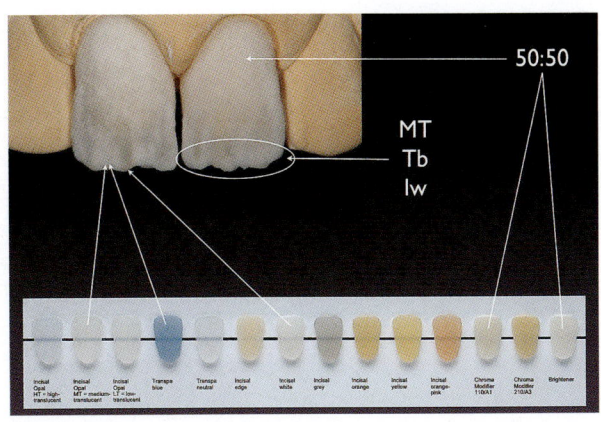

図25　Veneer Layering Materials によるキャラクタライズの築盛（Ⅰ）。

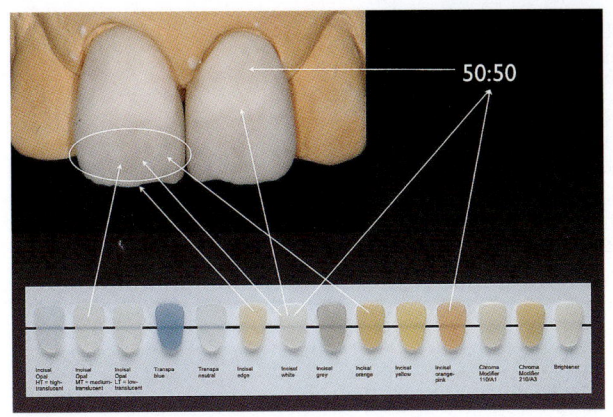

図26　Venner Layering Materials によるキャラクタライズの築盛（Ⅱ）。

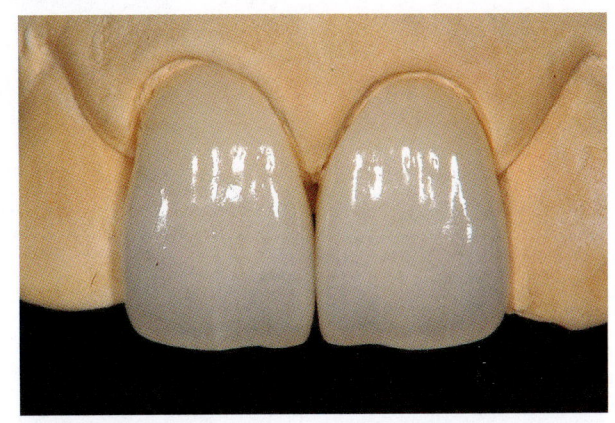

図27　模型上の完成。

2．応用症例

患者は52歳の女性。上顎前歯部の審美障害で来院された。上顎左側中切歯は生活歯であるものの、すでにメタルセラミックスが装着されており、上顎右側中切歯には隣接面カリエスが認められた（図28〜39）。最終修復物は上顎左側中切歯にクラウン、上顎右側中切歯にはPLVを予定したが、天然歯の歯頸部1/3部分は透明感が少なく、両側中切歯の最終修復物の唇側削除量の左右差も大きく、最終的な明度の調整が従来の方法では極めて困難となると考えられた。

そこで本症例では色に深みをもたせることが可能なEsthetic lineを用い修復を行った。本症例は唇側削除量の左右差があることから、技工ステップに一考が必要となる。

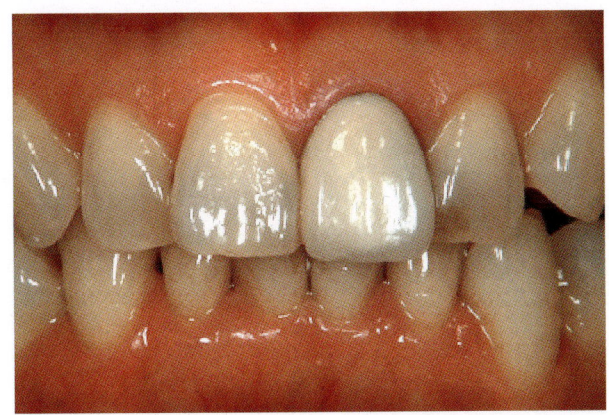

図28　術前の口腔内。

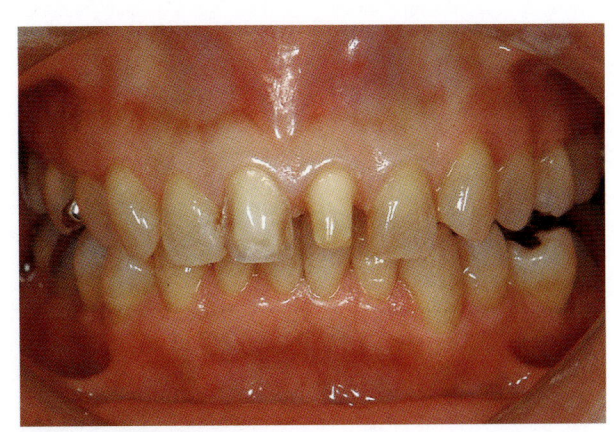

図39　支台歯形成。

QDT別冊「システム別にみるCAD/CAM・オールセラミック修復」

第 2 章　ハンドメイドタイプによるオールセラミックスの概要とその臨床応用

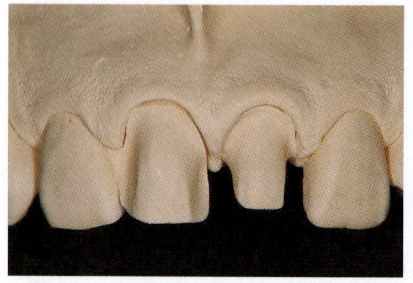

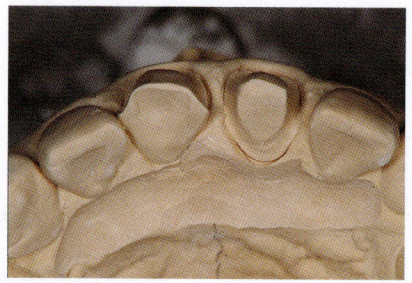

図30a、b　支台模型。左右の唇側の削除量の相違があり、|1 は明度が低くなりがちであるため、築盛において考慮が必要である。　a|b

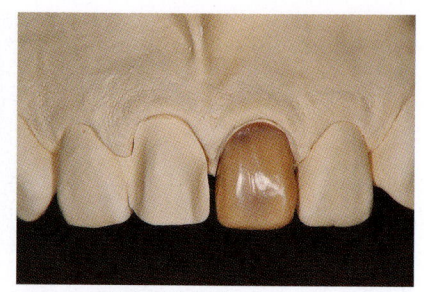

図31　上顎左側中切歯のワックスアップは、上顎右側中切歯の唇側の支台歯レベルに合わせる。

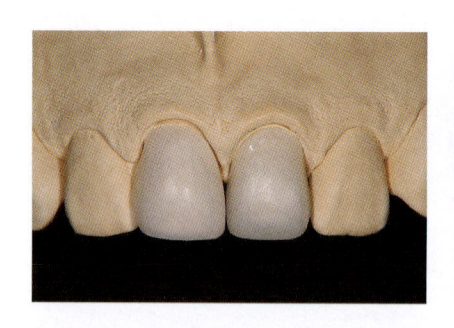

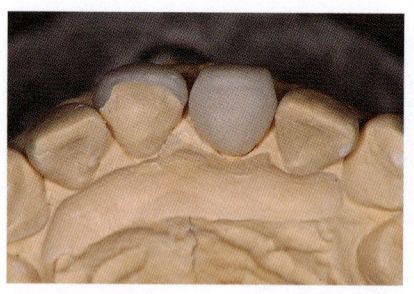

a|b

図32a、b　加熱加圧焼成後、形態修整を行う。左側コーピングの唇側の位置は、右側支台歯レベルに合わせた。

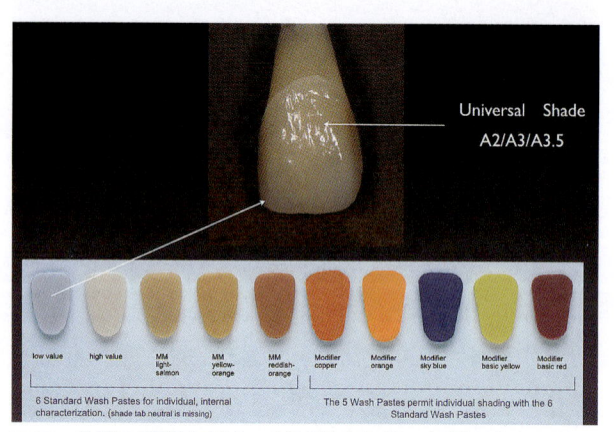

図33　色調の調節を行う。反対側支台歯の色調に合わせる。

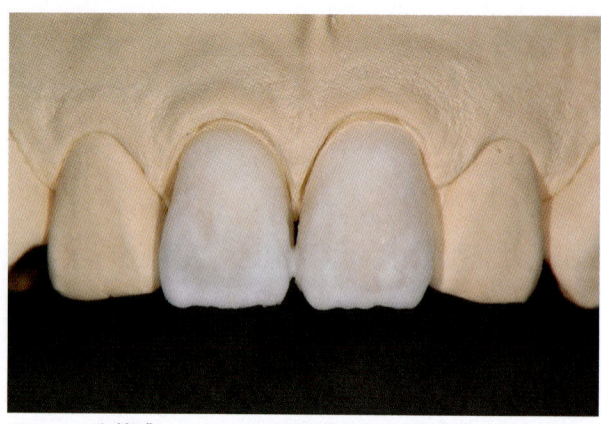

図34　一次築盛。ここからの築盛は左右側同様に同色を築盛する。

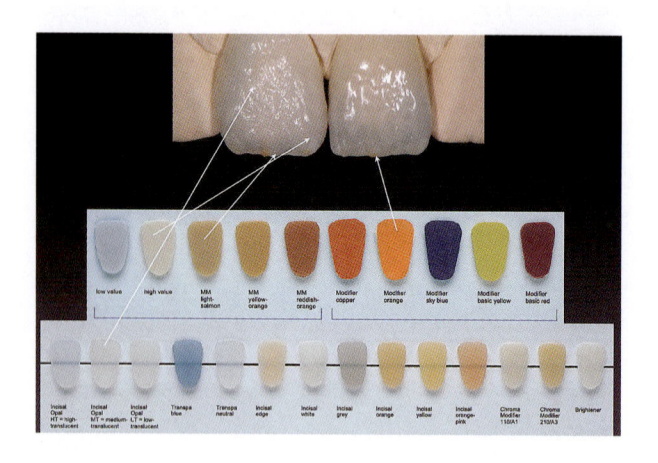

図35　キャラクタライズの築盛。図中上段はペースト状の材料。下段はパウダー状の材料。

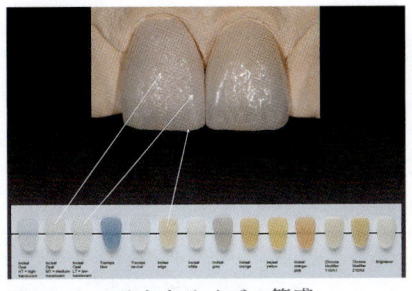

図36　二次築盛。　　図37　キャラクタライズの築盛。　　図38　形態修整終了。

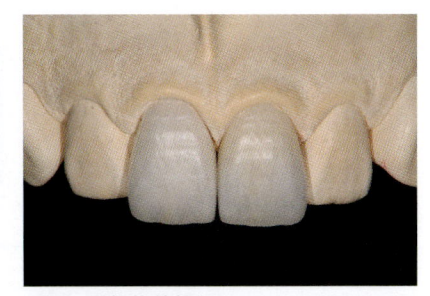

3．最終補綴物の口腔内装着

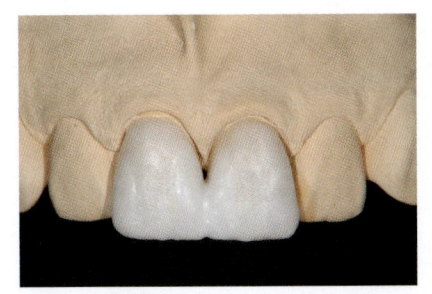

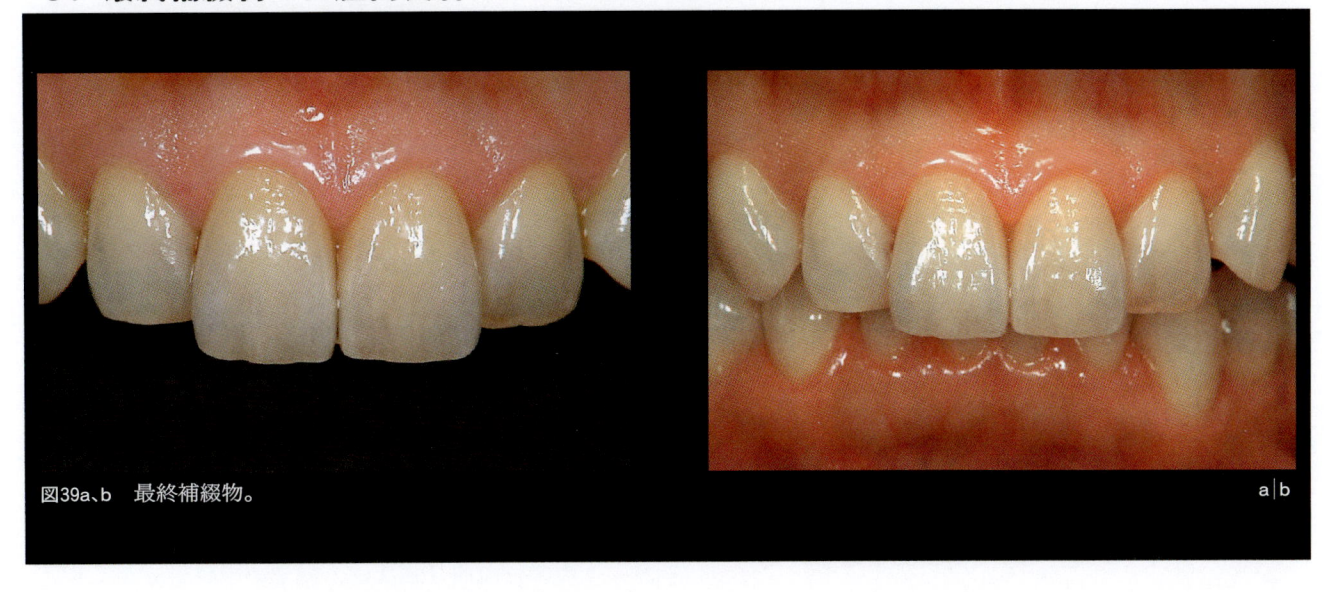

図39a、b　最終補綴物。

おわりに

　酸化アルミナやジルコニアをベースとしたセラミックシステムは、いわゆる"白いメタル"と呼ばれるように、経験の浅い歯科技工士にとっては色調表現が比較的難しいセラミックスであると思われる。

　その点、これまで述べてきたIPS Empressシステムは天然歯に近似した高い審美性を容易に達成できるシステムであり、歯科技工士の審美的表現力を最大限に引き出すことができると考える。それには、レジンセメントの適切な色調選択、確実な接着操作を経てはじめて臨床的に成功するものであり、すなわち歯科技工士・歯科医師両者の本システムに対する正しい理解と臨床手技が、修復処置成功の鍵となるといえよう。

参考文献

1．南昌宏．オールセラミック修復における歯科医師と歯科技工士のコミュニケーション．QDT 2003；28(6)：39-50．
2．桜井保幸．日常臨床におけるオールセラミック修復―審美的・機械的・技工作業的に優れたEmpress―．QDT 2003；28(6)：3-7．
3．羽田詩子，貞光謙一郎，山村理ほか．オールセラミックの色調に関する研究―IPS Empressの製作技法およびセメントによる色調の相違について―．補綴誌2004；48：703-712．
4．南昌宏．オールセラミックシステム（IPS Empress）を用いたラミネートベニア修復．In：歯科技工別冊 Chairside & Laboside ラミネートベニアテクニック．東京：医歯薬出版，2003：152-159．
5．貞光謙一郎，山本宏治．当歯科医院におけるラミネートベニア修復．歯科審美2004；17(1)：72-76．

第2章　ハンドメイドタイプによるオールセラミックスの概要とその臨床応用

ガラス浸透型セラミックス
In-Ceram

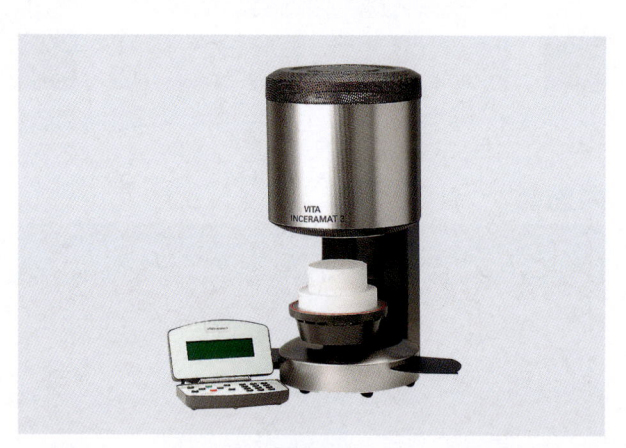

大谷一紀[*1]／山本尚吾[*2]／根岸由紀子[*2]

[*1]日本大学歯学部 歯科補綴学教室Ⅲ講座・大谷歯科クリニック／[*2]Show Dental
[*1]東京都千代田区神田駿河台1-8-13・東京都台東区下谷2-3-2／[*2]東京都新宿区市谷薬王寺町65-7F

Ⅰ．In-Ceram 概要

1．各種 In-Ceram

1）In-Ceram Alumina とは

酸化アルミニウム（Al_2O_3）は、メタルセラミック用材料の出発原料である長石の中に、その成分として重量比で10～20％含まれているものである。

また、俗にいわれるアルミナスジャケットクラウンには、材料硬度を高めるため、粒子サイズ10～30μmのアルミナの結晶が重量比60％まで加えられていることが知られている。

長石とコランダムの屈折率は大きく違うため（長石：n＝1.53、コランダム：n＝1.76）、長石に含まれるアルミナの結晶は光を強くはね返し、アルミナ成分の多いセラミック材料を不透明にしてしまう作用がある。そのため、レイヤリングするクラウンコーピングの製作にのみ適していると報告されている。

VITA In-Ceram用に使われているものは、粒子サイズ2～5μmの合成コランダムで、固相では溶融点2,040℃を大幅に下回る1,100℃で焼結され、デンティン色のランタンガラスを1,120℃で浸透し、フレーム材として使用する。

この素材の曲げ強度は、従来の歯科用セラミックスよりも3～4倍高く、最終的にVITA α ポーセレンおよびVM7で被覆し、審美的なクラウンの強度を大幅に高めることが可能なシステムである。

2）In-Ceram Spinell とは

スピネル（$MgAl_2O_4$）は、天然のミネラルで主に石灰石・苦灰石（ドロマイト）とともに見つかることが多いが、時には花崗岩や砂の中に堆積していることもある。スピネルクリスタルは無色なものもあれば有色なものもあり、透明または不透明なガラス質でしばしば二層構造となる傾向のある立体的な幾何学構造をした結晶である。

天然のスピネルの組織は一定ではなく、変動幅が大きいため、フレーム材としては工業用の合成スピネルを応用する。通常、工業用合成スピネルはマグネシウム酸化物とアルミニウム酸化物を1：1の割合で混合、1,600℃以上で焼成しスピネルに変化させたものを応用する。しかし、この方法は高温下で行われることから不安定となるため、塩の混合物の

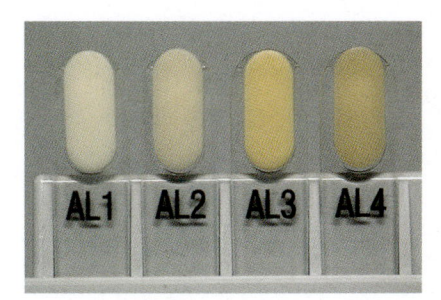

図1　In-Ceram Alumina のシェードガイド。
図2　In-Ceram Spinell のシェードガイド。 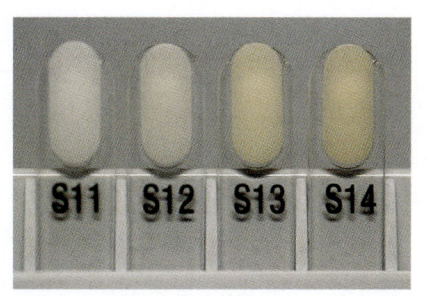
図3　In-Ceram Zirconia のシェードガイド。 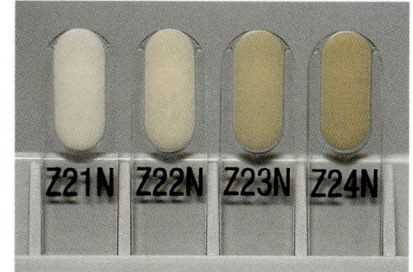
図4　セメントスペーサー。
図5　専用歯型材。In-Ceram ダイマテリアル。

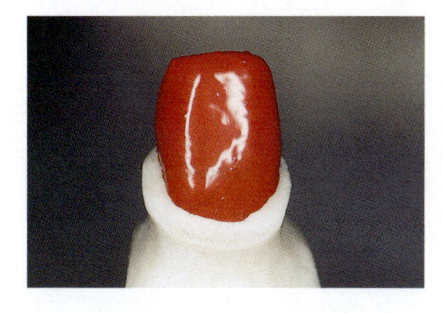

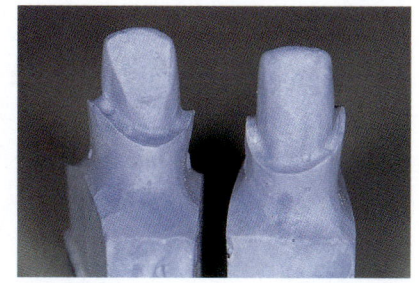

熱分解や窒化物の気化・分解で合成している。

In-Ceram Spinell フレームの曲げ強度は、In-Ceram Alumina の約75％だと報告されている。よって In-Ceram Spinell には接着性レジンセメントの使用が必要となる。

3）In-Ceram Zirconia とは

VITA In-Ceram Zirconia(Al_2O_3/ZrO_2) は、約69％のアルミナ(Al_2O_3, コランダム）と正方晶のジルコニア、約20〜25％のジルコニア(ZrO_2) により構成されている。これは、長年臨床応用されてきた In-Ceram Alumina の用途を広げるために、コーピングの強度をさらに高めたもので、In-Ceram Alumina の基本的な製作法を用いながら、曲げ強度および破壊靱性を向上させることが可能となった VITA オリジナルの商品名である。

Dr. Sadoun の報告では、10年間にわたる臨床応用のデータにより、In-Ceram アルミナとの直接比較において、In-Ceram Zirconia によりその用途範囲を臼歯部に広げることが可能であるとしている。

4）In-Ceram の構成

In-Ceram Alumina（図1）、In-Ceram Spinell（図2）、In-Ceram Zirconia（図3）の3種類の材料と、浸透させる Alumina 用4色、Spinell 用4色、Zirconia 用4色のランタンガラス、フィニッシングライン修正用のオプティマイザーが各種ある。

また、各種 In-Ceram は同一のレイヤリング用陶材（VITA α、VITA VM7）により、歯冠形態・歯冠色を再現できることも大きな魅力である。

2．ポイント

1）模型およびセメントスペース

支台歯模型製作後、In-Ceram ダイスペーサーを与え（図4）、シリコーン印象で副歯型を製作する。この副歯型は専用の歯型材で製作する（図5）。

2）材料（スリップ）の混和

それぞれの材料の混和には専用の VITA ソニック（図6）がある。この装置は、非常に強力な超音波を使用して器具内に満たした水を振動させることで専用液と材料を混和する（図7、表1）。この混合時の注意点としては、VITA ソニック内の水には氷を加え冷水とし、冷水の状態を保つようにして作業する。

第2章　ハンドメイドタイプによるオールセラミックスの概要とその臨床応用

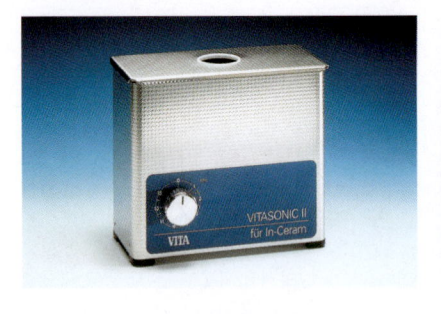

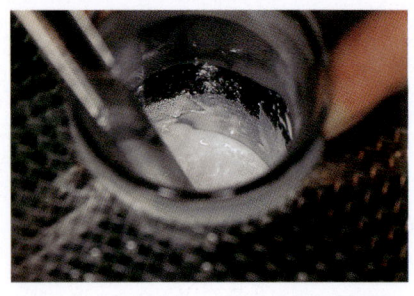

図6　VITAソニック。
図7　In-Ceramパウダーの混和。

6 | 7

表1　各種 In-Ceram の混合

Spinell	In-Ceram Spinell パウダー（13.5g）	Spinell ミキシングリキッド（1アンプル）
Alumina	In-Ceram Alumina パウダー（38g）	Alumina ミキシングリキッド（1アンプル）＋アルミナアディティブ（1滴）
Zirconia	In-Ceram Zirconia パウダー（45g）	Alumina ミキシングリキッド（1アンプル）＋Zirconia アディティブ（4滴）

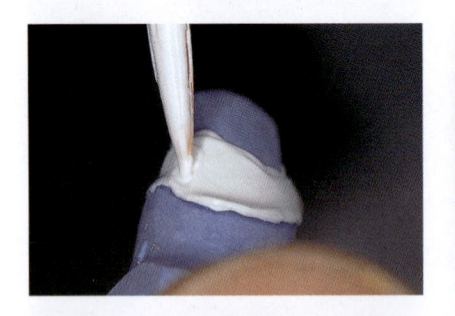

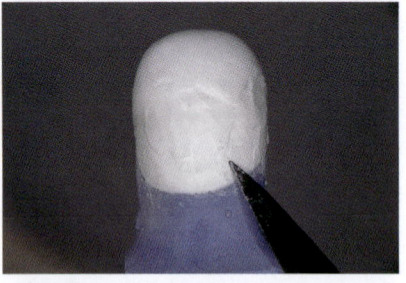

8 | 9

図8　スリップの築盛はナイロン製の筆により行う。
図9　スリップの調整は鋭利な器具を使い、たとえばフェザーメスなどで調整。

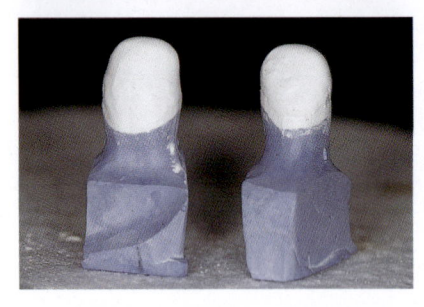

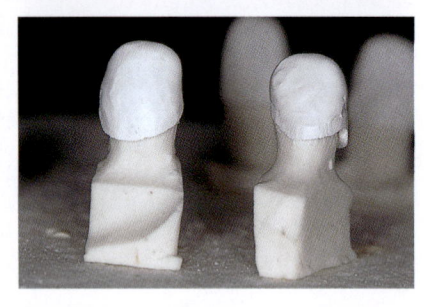

10 | 11

図10　In-Ceramマットによる焼結。
図11　焼結後、模型材が収縮している。In-Ceramは焼結タイプのオールセラミックスであり、耐火歯型材タイプではないことがわかる。

3）混和による注意点

In-Ceramパウダーの混和は、必ずはかりを使用し正確に計量する。また混和は全量を一度に混和するのではなく、筆者の経験から全体の1/4をリキッドとバイブレータにより攪拌して、VITAソニックで5分間混和するとよい。その後、全体の1/4を加えてバイブレータにより攪拌後、VITAソニックで5分間混和する。

つぎに残りのパウダーを10等分し、バイブレータによる攪拌とVITAソニックによる混和を3分間繰り返し、全体の混和が終了した後に10分間の最終混和を行う。でき上がった混和物（スリップ）は、ストレンジカップ（写真のフィルムケース）に5歯分に必要な量を1カップと6カップに小分けする。その後、真空攪拌器のプロペラを外したものなどを使用して1分間の減圧を行うことで、均質な混和が可能となる。

4）スリップの築盛

築盛を行う歯型には（フィニッシングラインも含む）In-Ceramインシュレーティングゲルを可及的に薄く1回塗布し、10分間乾燥しておく。

スリップは、フィニッシング部からていねいにコーティングするようにする。厚みは前歯部で最低0.5mm、臼歯部で0.7mmを確保しながら、完成時の歯冠形態の縮小形にデザインし築盛する（図8）。

築盛終了後、フィニッシング部を拡大鏡下で鋭利な形成器などで調整する（図9）。

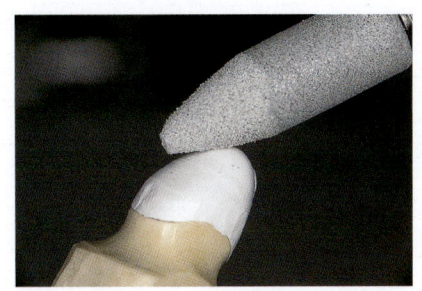

図12　フレームの調整にはユニバーサルポリッシャー（ポーセレンシリンダー）が適している。

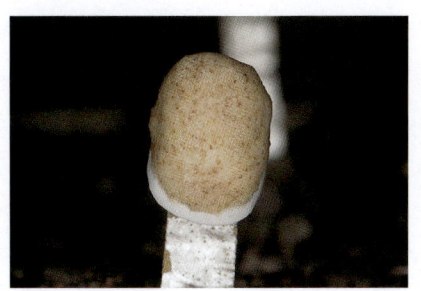

図13　ランタンガラス築盛。

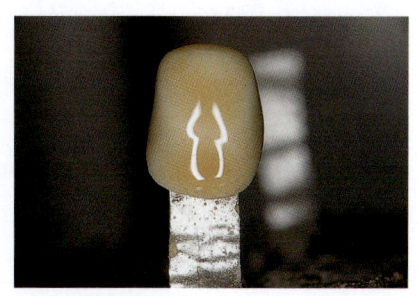

図14　浸透。

5）焼結

コーピングは歯型につけたまま INCERAMAT III で焼結する（図10）。焼結は、まず室温から120℃まで6時間で（毎分0.5℃）昇温し、つぎに120℃から1,120℃まで2時間（毎分9℃）で昇温、その後1,120℃で2時間係留後、INCERAMAT の蓋を閉じたままの炉内で400℃まで除冷する（図11）。

6）コーピングの調整

焼結が終了したコーピングは、この時点ではチョーク状の硬さである。よって、取り扱いには細心の注意が必要となる（図12）。フィニッシングラインに不足があった場合は、使用した材料用の In-Ceram オプティマイザーにて補修を行い再焼結する。

7）ランタンガラス浸透

調整が終了したフレームの重さの1.25倍のランタンガラスを計量して、コーピングのフィニッシングラインから1mmを除き均一に築盛し（図13）、プラチナピンもしくはプラチナ板上で浸透焼成を行う（図14）。

II．臨床応用

1．モデルケース―ケースの概要

患者は、前歯部の審美障害を主訴に来院（図15）。患者の上顎右側中切歯に装着されているオールセラミッククラウンは破折の既往があり、修理はされているものの、破折部が容易に確認できる。左側中切歯にもオールセラミッククラウンが装着され、形態および色調の不調和が確認できる。右側側切歯近心にはコンポジットレジン充塡がされており、色調の不調和、辺縁の不適合およびエックス線にて二次う蝕が確認できた。

破折したクラウンの再製作および側切歯の再充塡による処置も検討したが、患者の審美的要求が高いため、両中切歯をジャケットクラウン、右側側切歯はラミネートベニアを用いて歯冠修復を行うこととした。

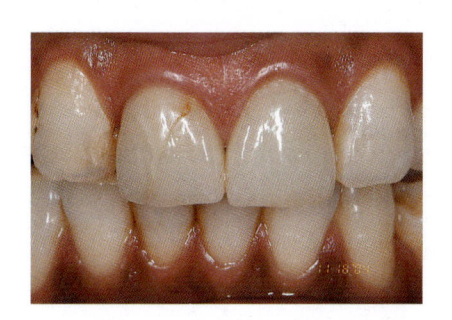

図15　術前。

第2章　ハンドメイドタイプによるオールセラミックスの概要とその臨床応用

2．支台形成

　左側中切歯には金属支台が装着されていることもあり、両中切歯にはIn-Ceram Aluminaを、右側側切歯のラミネートベニアはIn-Ceram Spinellを用いることにした。金属支台が装着された左側中切歯の歯根には若干の変色が確認されたため、唇側においては生活歯である右側中切歯のフィニッシングラインより約1mm深い、歯肉縁下1.5mmの支台歯形成とした。

　右側側切歯のSpinellベニアは、唇側において歯肉縁下約0.7mmのところにCEJが位置するため、フィニッシングラインは歯肉縁下約0.5mmに設定した。ラミネートベニア修復は、接着の成否が術後を左右するといっても過言ではない。そのため、近心の二次う蝕の裏装部位以外はエナメル質内にとどまるように支台歯形成を行った(図16、17)。

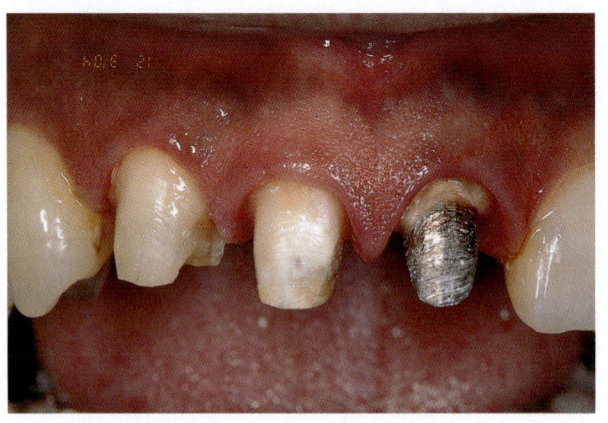

図16　支台歯形成。

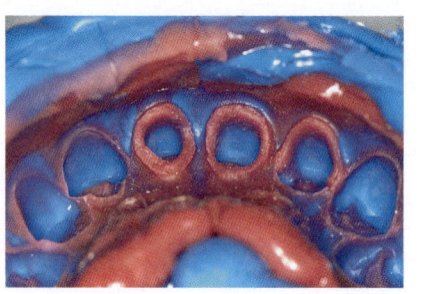

図17　印象。

3．精度の良い歯型製作

　適合精度の良いIn-Ceramのフレームを製作するためには、精度の良い副歯型を製作する必要がある。このためには歯型材との膨張係数が合致した印象材を選択することが重要である。また、非常に少量の歯型材を混和することになるため、歯型材の真空攪拌も精度が良いものを選択しなければ、適合性に大きく影響することとなる(図18)。

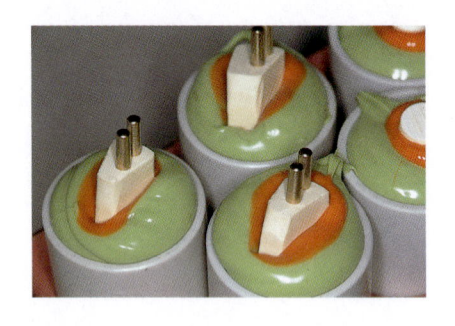

図18　副歯型のための印象。

4．支台歯に対して必要なフレームの形態

　筆者らの経験では、フレームの形状が、製作する歯冠形態の縮小形ではないことがある。しかし、さまざまな臨床ケースに応用するなかで、フレームの形状がクラウンの強度や色調に影響を与えることは理解できることから、最終形態をワックスアップにより再現し(図19)、その形態をエルコプレスによりフォームジグとして準備し(図20)、スリップ築盛時に活用する方法を紹介する。

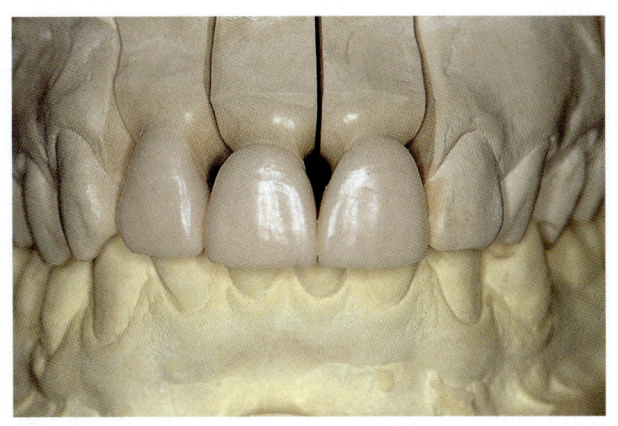

図19 模型の製作後、完成を想定した形態をワックスアップする。

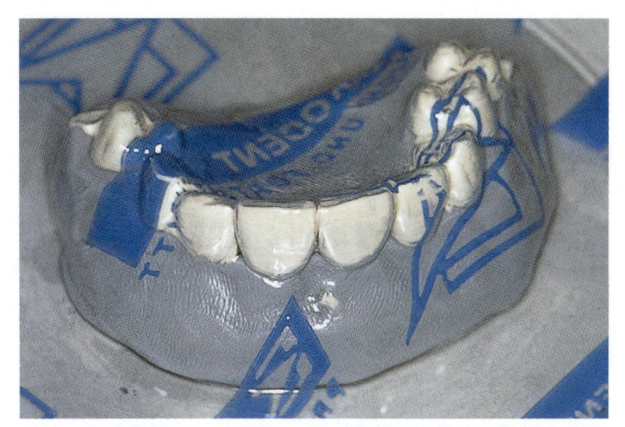

図20 完成予想ワックスアップを模型に装着した状態を印象採得し、石膏を注入後、エルコプレスを用いてフォームジグを製作する。

5．スイッチ模型の製作

　In-Ceramのフレームは副歯型上で築盛するが、各症例の歯型に適した縮小形フレームの製作は困難となる。しかし、この作業を省いては長期的に安定した補綴物の製作とは相反することになるため、筆者らはマスター歯型の歯列にIn-Ceramフレーム製作用副歯型をスイッチし、前項で準備したフォームジグを応用して症例に適したフレームを製作する方法を紹介する。

　筆者の歯科技工所においては、90％がシリコーン印象であることから、模型製作にはジロフォームシステムを使用している。このジロフォームシステムによる模型精度の利点については、すでに報告があるので省略する。このシステムには部分歯型を副歯型に置き換えるオプションがあり（図21）、そのオプションを応用してIn-Ceram製作部位の歯型をIn-Ceram用歯型材とし（図22）、歯列の状態でフレームを製作することで、完成予定に完全に合致したIn-Ceramのフレームが製作できる（図23）。

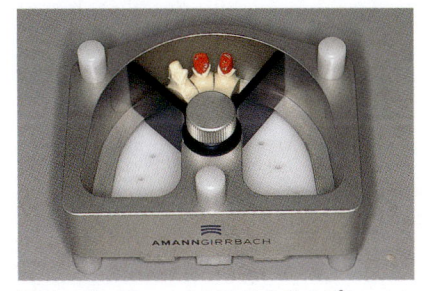

図21 ジロフォームシステムのオプション。

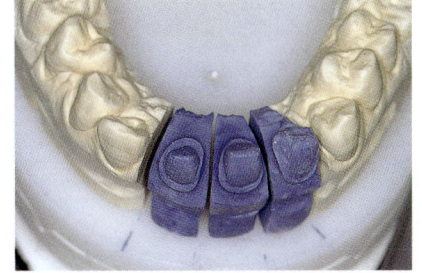

図22 ジロフォームを用いた支台歯のみをIn-Ceram歯型材に交換するスイッチモデル。

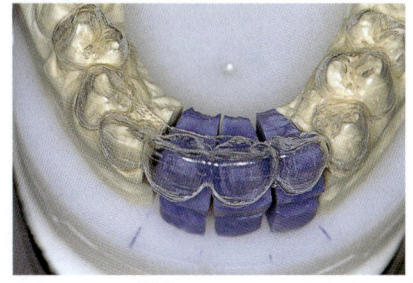

図23 図20で製作したフォームジグをスイッチモデルに装着することで、完成予想したクラウンの形態と支台歯との関係を理解できる。

6．フレームの調整

　焼結が終了したIn-Ceramフレームは、ちょうどチョーク状の硬さで操作は容易だが、取り扱いには注意が必要となる。まず、スリップの築盛時に取り残したフィニッシングラインの余剰な部位を調整する。そのコーピングの余剰な部位の削除はHORICOフィッシャーバーNo.104（茂久田商会）を用いて、技工用エンジンには装着せず、手でバーを持ち調整することをすすめる。これにより、繊細な調整も拡大鏡下で的確かつ安全に行うことができる（図24）。フィニッシング部やフレーム内面を調整の後、フレームの形態をユニバーサルポリッシャーポーセレンシリンダー（φ6×21mm）を使い整える（図25）。

第2章　ハンドメイドタイプによるオールセラミックスの概要とその臨床応用

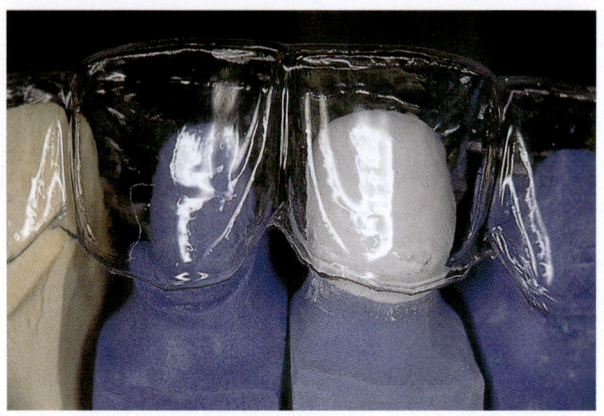

図24　フォームジグを使い、必要なフレーム形態に仕上げることができる。

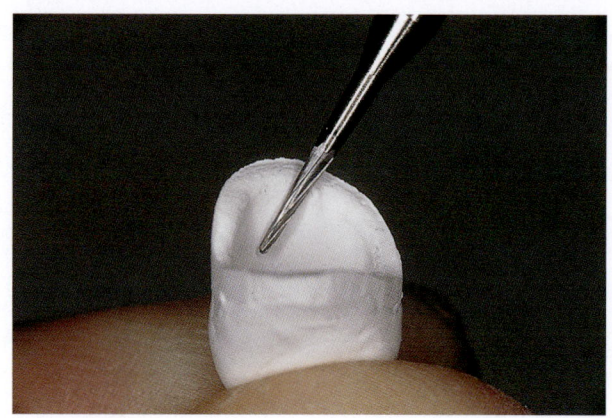

図25　焼結後、フレーム内面および、取り残したフィニッシング部のバリなどをHORICOフィッシャーバーNo.104を手で持ち、調整する。

7. フレームに浸透させたランタンガラスの除去

　In-Ceramフレームに浸透したランタンガラスの除去は、図26〜28のステップで行う。
　このステップが終了したら、超音波洗浄機にてフレームに付着したダストを除去し、ポーセレンファーネスにてフレーム内部に残存する余剰ランタンガラスを除去する。

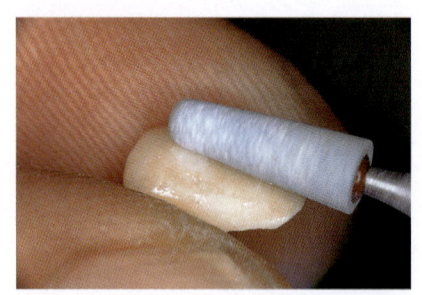

図26　ランタンガラス浸透焼成後、ダイアジンターボ(Bradent)を用い、全体の余剰なランタンガラスを中速回転で取り除く。

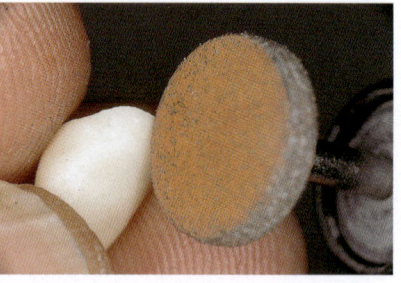

図27　フィニッシングラインはZ Shape (art & experience)0307を用いる。

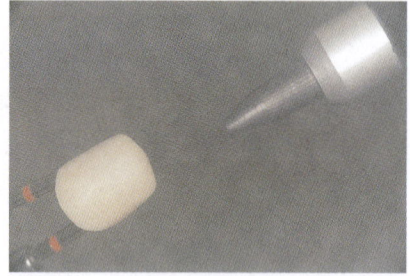

図28　フレームの調整後、レンフェルト社のアルミナ用サンドブラスト(25μm, コブラ)を用い、4気圧でフレーム全体をブラスティングする。

8. 装着

　In-Ceramの接着は、In-Ceram Alumina・In-Ceram Zirconiaについては、通常使用しているすべてのセメントが使用できる。しかしIn-Ceram Spinellの強度はIn-Ceram Aluminaの75%となるため、接着性レジンセメントによる装着が必要となる。
　装着にはリンクマックス(図29, ジーシー)、Nexus2 (図30, Kerr, サイブロン・デンタル)を使用している。

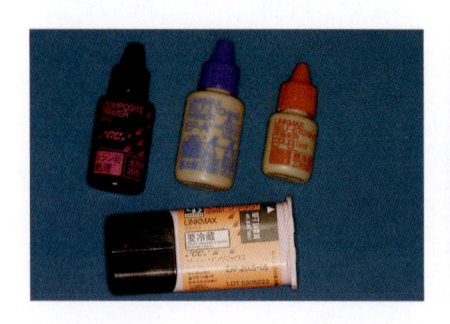

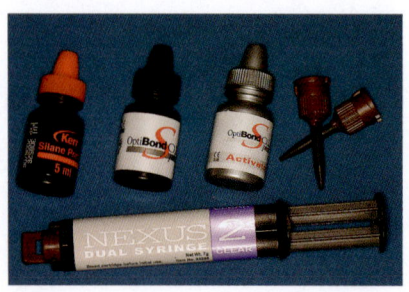

図29　リンクマックス(ジーシー)。
図30　Nexus2(Kerr, サイブロン・デンタル)。

9. 最終補綴物の完成

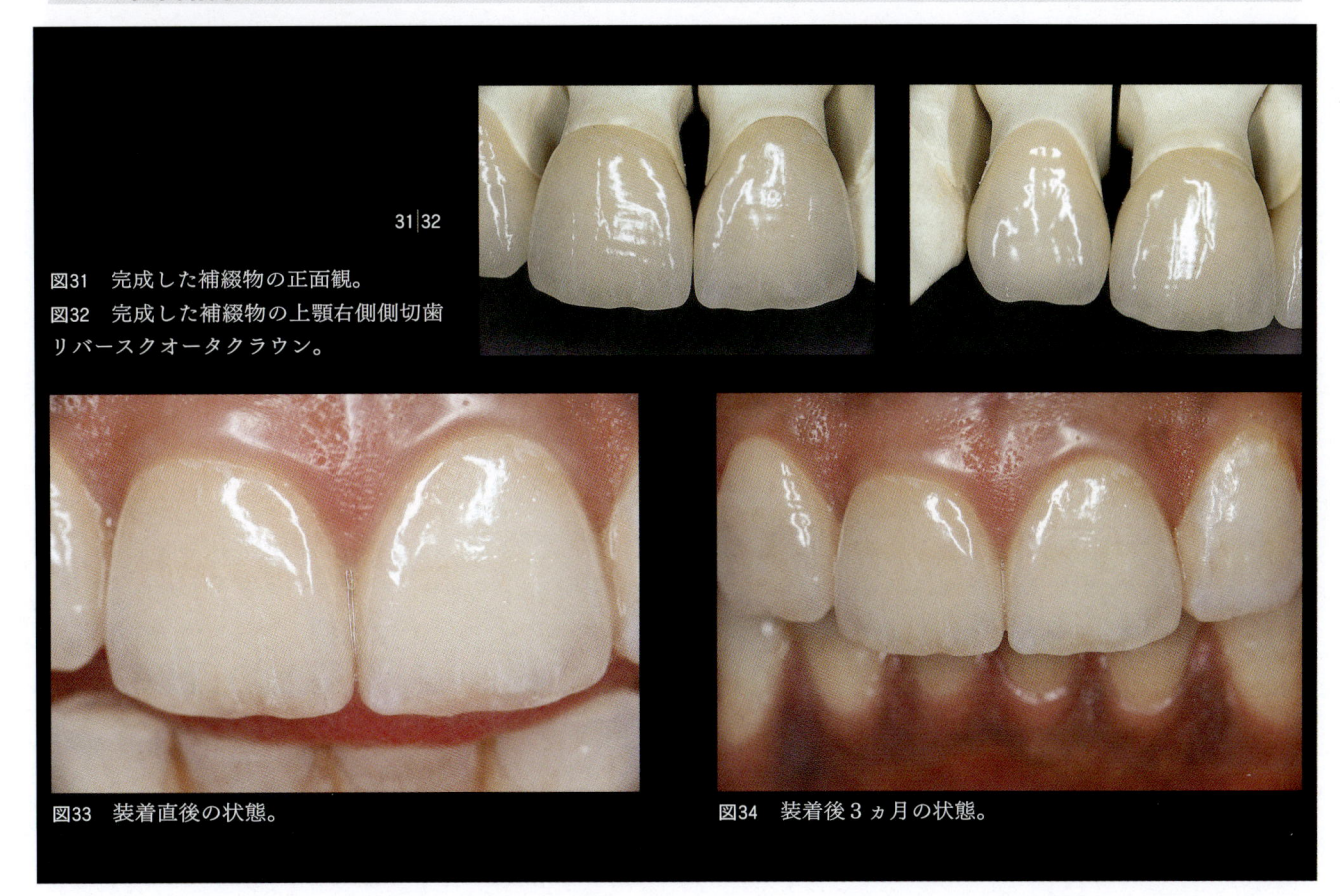

図31 完成した補綴物の正面観。
図32 完成した補綴物の上顎右側側切歯リバースクオータクラウン。

図33 装着直後の状態。
図34 装着後3ヵ月の状態。

おわりに

今回紹介したVITA In-Ceramは、臨床応用されるようになってから長い歴史をもつ。強度の異なる3種類のフレーム材を、症例ごとに適切に選択することで、審美的で十分な強度を備えたオールセラミック修復が可能なオールセラミックシステムとなった。海外の長期臨床報告においても非常に高い成功率を示している。

筆者らもIn-Ceramの臨床応用を始めて4年以上が経過するが破折などのトラブルはほとんどない。ここ数年In-CeramはCAD/CAMおよび電位差を応用した製作法も紹介されているが、本稿で紹介した従来から行われているIn-Ceramスリップを築盛して製作するIn-Ceramフレームの利点としては、フォームジグを用いることで築盛陶材の厚みを正確にコントロールすることが可能である点が挙げられる。これにより、築盛陶材の厚みをほぼ均一にできるためベニアフラクチャーを可及的に防ぐことができると考えている。今後はCAD/CAMの適合精度もさらに向上し、臨床応用の機会も増えてくることが予想されるが、歯科医師・歯科技工士として厳しい目でシステムを見きわめることが患者の末長い喜びにつながると思われる。

謝辞

本稿執筆に際し、ご協力をいただきました(株)ジーシーの柴田力氏、岡田哲也氏、横沼克全氏、浦田俊太郎氏に感謝します。

参考文献

1. 佐藤友彦, 古賀和憲. キャスタブル・セラミックス応用の審美的歯冠修復. 東京: クインテッセンス出版, 1994.
2. Steger E. アナトミカル臼歯咬合面形成法. 東京: クインテッセンス出版, 1987.

第2章　ハンドメイドタイプによるオールセラミックスの概要とその臨床応用

3. Müterthies K. 金属焼付ポーセレン上顎前歯部の審美的表現法. 東京：クインテッセンス出版, 1989.
4. Rinn LA. —ポーセレンと硬質レジンによる多色積層—ポリクローム積層法. 東京：クインテッセンス出版, 1990.
5. Geller W, Sieber C ほか. ポーセレンワーク前歯部の審美と機能. 東京：クインテッセンス出版, 1993.
6. 川﨑従道. 光硬化性練和液を用いた多色盛盛法の標準化とその臨床応用(Ⅰ)—ジーセラオービットによる色調再現システムの実際—. QDT 1994；19(1)：61～85.
7. 山本尚吾. ダイコアに見る可能性—Desire of Soul. QDT 1994；19(12)：45～57.
8. 山本尚吾. 光硬化性練和液を用いた多色積層法の標準化とその臨床応用(Ⅲ). QDT 1994；19(3)：29～43.
9. 山本尚吾. キャスタブル・セラミックスの臨床技工の実際(第3回)—キャスタブル・セラミックス[ダイコア]の臨床応用—. QDT 1996；21(9)：73～82.
10. 山本尚吾. Genesis—歯冠色ワックスビルドアップによる歯冠色再現のトレーニング. 歯科技工 1996, 24(11), 1401～1409.
11. 桑田正博. The Harmonized Ceramic Graffiti—審美と機能の回復のためのセラミックレストレーション—. 東京：医歯薬出版, 1995.
12. Sieber C. 光学的可能性—インセラム スピネル／ルミナリー—. QDT 1995；20(5)：13～21.
13. 青嶋仁. CERAMICS EXAMPLE—自然感のある金属焼付ポーセレンの世界—. 東京：クインテッセンス出版, 1991.
14. 井川宗太郎. デンタルイマジネーション—その技とこころの記録—第2章 エナメル色傾斜積層法による天然歯色調表現. 東京：クインテッセンス出版, 1987.
15. 山本尚吾. 超微粒子セラミック"ビタ・オメガ900"—シェードの問題とポーセレンの物性を両立するシステム—. In：QDT別冊 Esthetic of Dental Technology. 東京：クインテッセンス出版, 1999：170～177.
16. 行田克則, 小田中康裕. 予知性の高い審美補綴物製作のための周囲組織との調和. In：QDT別冊 Esthetic of Dental Technology. 東京：クインテッセンス出版, 1999：100～117.
17. 山本尚吾. 補綴物製作における疑問点を探る Bianco e Rosso(1～9). QDT 1999；24(4～12).
18. 山﨑長郎. 審美修復治療. 複雑な補綴のマネジメント. 東京：クインテッセンス出版, 1999.
19. 六人部慶彦. 前歯部審美補綴のための歯周組織の基本的概念と臨床的意義. QDT 2000；25(2)：28～48.
20. 重村宏, 佐藤政志. 新適合論—クラウン・ブリッジにおける新しい概念の予感—. QDT 2002；27(1)：18～33, 27(2)：20～37.
21. 山本尚吾. 歯科技工学臨床研究講座. より自然により美しく(オールセラミックの光の行方), 東京：医歯薬出版, 1997.
22. Müterthies K. 金属焼付ポーセレン下顎前歯部の審美的表現法. 東京：クインテッセンス出版, 1988.
23. Müterthies K. 臼歯部の審美的表現法—自然感のある臼歯部のデモンストレーション. 東京：クインテッセンス出版, 1992.
24. 山本眞. ザ・メタルセラミックス. 東京：クインテッセンス出版, 1981.
25. Sieber C. セラミックスの極致・旅. 東京：クインテッセンス出版, 1995.
26. Korholz K-H. TiF(Totalprothetik in Funktion). Berlin：Quintessenz Verlags-GmbH, 1999.
27. 尾花甚一. 最新歯型彫刻—理論と実際—. 東京：医歯薬出版, 1976.
28. 上條雍彦. 日本人永久歯解剖学. 東京：東京アナトーム社, 1962.
29. 六人部慶彦, 片岡繁夫. Harmony with Nature—IPS Empress を用いた審美歯周補綴—. In：QDT別冊 Esthetic of Dental Technology. 東京：クインテッセンス出版, 1999.
30. 佐藤友彦. キャスタブル・セラミックを応用したリバース・スリークォーター・クラウンの症例. the Quintessence 1992；11(5)：53-64.
31. Schärer P, Sato T, Wohlwend A. A comparison of the marginal fit of three cast ceramic crown systems. J Prosthet Dent 1988；59：534～542.
32. 山本尚吾, 小峰太, 大谷一紀. オールセラミック・クラウンに入射した光の行方—In-Ceram アルミナの色調再現における蛍光性と光の拡散効果の重要性—. QDT 2002；27(7)：20～33.
33. 山本尚吾, 大谷一紀. Bianco e Rosso—歯牙のポジションと形態—. QDT 2002, 27(12)：24～33.
34. 大谷一紀. Emergence Profile(エマージェンスプロファイル). QDT 2003；28(4)：82～88.
35. 大谷一紀, 松村英雄, 沢本佳宏, 伊藤公一. Biologic Width(生物学的幅). QDT 2003；28(5)：58～63.
36. 大谷一紀, 山本尚吾. Bianco e Rosso—In-Ceram アルミナとスピネルにおける表面性状の考察と蛍光性の与えかた—. QDT 2003；28(7)：56～69.
37. Proos KA, Swain MV, Ironside J. Steven GP. Finite element analysis studies of a metal-ceramic crown on a first premolar tooth. Int J Prosthodont 2002；15(6)：521～527.
38. 今西仰, 中村隆志, 大山龍男, 中村俊雄, 髙島史男. 各種ニューセラミックスの機械的性質. 歯科審美 2001；13(2)：96～102.
39. 山本尚吾, 大谷一紀. オールセラミック修復における辺縁部の考察—適合および表面滑沢性の獲得—. In：QDT別冊 Esthetic of Dental Technology Part Ⅲ. 東京：クインテッセンス出版, 2004：34～51.
40. Belser U, Magne P. ボンディッド ポーセレン レストレイションズ—バイオミメティック・アプローチ—. 東京：クインテッセンス出版, 2002.
41. Philipp R. 天然歯の生物学的構造—金属焼付ポーセレンにより天然歯の審美性を再現するための基本知識—. QDT 1989；14(4)：3-6.
42. 山﨑長郎. 今日の支台築造とその仮題. 審美修復への応用. the Quintessence 2004；23(1)；38-44.
43. Magne P, Magne M, Belser U. The Esthetic Width inFixed Prosthodontics. JPD 1999：8, 2；106-118.

付録

オールセラミックスの適応にあたって

山﨑長郎
原宿デンタルオフィス

筆者が用いている症例の性格を分析するためのガイドライン

つい最近まで、どんな症例が難易度が低く、どのような症例の難易度が高いのか、あるいはその症例にとって何が必要なのかを分類した文献は皆無であった。

これは、審美修復を行うにあたっては、患者の歯の位置・歯周組織の状態・欠損の有無・修復歯数など(表1)、さまざまな見地から治療を考えなければならないため、画一的な症例の分類が困難であると考えられていたことに原因があると思われる。

しかしながら、筆者はつねづね、この分類がないまま治療計画を立案し、症例に対するディスカッションを行うことに疑問を感じていた。

そのような折、Dr. Kay により2002年に発表された「Classification of Altered Dental Esthetics」は、審美修復における難易度を4段階にクラス別に分類し、おのおのに必要とされる処置を示した今までにないものであった(表2)。

筆者はこの Class I～IVまでの4つの分類のうちの Class IIIまでに着目し、患者の口腔内の状況に応じた分類を"Type of patient(患者の種類)"として作成した(表3)。これを Dr.Kay による表1と組み合わせることで、症例の性格を把握することができるであろう。

さて、MI(Minimal Intervention)が叫ばれる昨今においては、生体に対し最小の侵襲で最大の効果を上げることが必要となる。現在の補綴治療においても、これがひとつのゴールデンルールといえるであろう。そのためには、表2、3に加え"Restorative design"として、適切なマテリアルの分類が必要になると思われる(表4)。これが加わることで、これらのガイドラインは、歯科技工士とコミュニケーションツールとしても大きな役割をもつものになるであろう。

より的確な修復を行うために、表4に挙げた分類が一口腔内で混在していることも多い。図1にメタルセラミックス、intact tooth、オールセラミックス、ポーセレンラミネートベニアが混在する顕著な例を提示する。

筆者のオールセラミックマテリアル選択基準

次に、表4に挙げた Restortive design の Division II；Full veneers の i) Metal ceramics および ii) All ceramics について、その選択基準を述べる。

筆者が、メタルセラミックスを選択する場合は、症例が以下の2つに該当する場合に限定されるといっても過言ではない。

①補綴物にソルダリング(連結)が必要となる症例
②一般的にエステティックゾーンと呼ばれる部位以外
(たとえば4～6のブリッジワーク)

②に関しては、エステティックゾーンの考え方が患者によって異なるためさまざまであるが、審美的な要求の強い患者を除いては、長年の信頼性を重視してメタルセラミックスを選択することが多い。

それ以外においては、より高い審美性が獲得できることからも、すべての症例にオールセラミックスを選択している。

特に近年の CAD/CAM によるオールセラミックスの臨床では、煩雑なロストワックスやポーセレンマージンを付与する必要がないことから、ラボサイドでの省力化が得られること、歯科技工士ごとのテクニックセンシティビティに大きな差がないことなどその恩恵は大きく、今後ますますの発展に期待が寄せられる。

オールセラミックスの適応にあたって

表1　Major Factors influencing Esthetic Result

　　歯の位置
　　（Tooth Position）
　　歯周組織の状態
　　（Hard & Soft Tissue）
　　欠損の有無
　　（Edentulous）
　　修復歯数
　　（Restorative Number）

表2　Kay's Classification of Altered Dental Esthetics（参考文献1．Kay HB より改変・引用）

Class I ; Intact Esthetic Framework
　　　　（改善の必要があまりない審美修復治療）
Class II ; Minor Alteration in Esthetic Framework
　　　　（多少の改善を必要とする審美修復治療）
Class III ; Significant Alteration in Esthetic Framework
　　　　（大幅な改善を伴う審美修復治療）
Class IV ; Orthogenetic Deformities
　　　　（顎顔面の改善を必要とする審美修復治療）

表3　Type of Patient

Type I ; Restorative Patient
Type II ;
　　ⅰ）Orthodontics-Restorative Patient
　　ⅱ）Periodontics-Restorative Patient
Type III ;
　　ⅰ）Implant-Restorative Patient
　　ⅱ）Orthodontics-Implant-Comlex Restorative Patient

表4　Restorative Design

Class I ; Adhesive composite resin
Class II ;
division I ; Partial Veneers
　　　ⅰ）Porcelain inlays & onlays
　　　ⅱ）Porcelain laminate veneers
division II ; Full Veneers
　　　ⅰ）All ceramics
　　　ⅱ）Metal ceramics

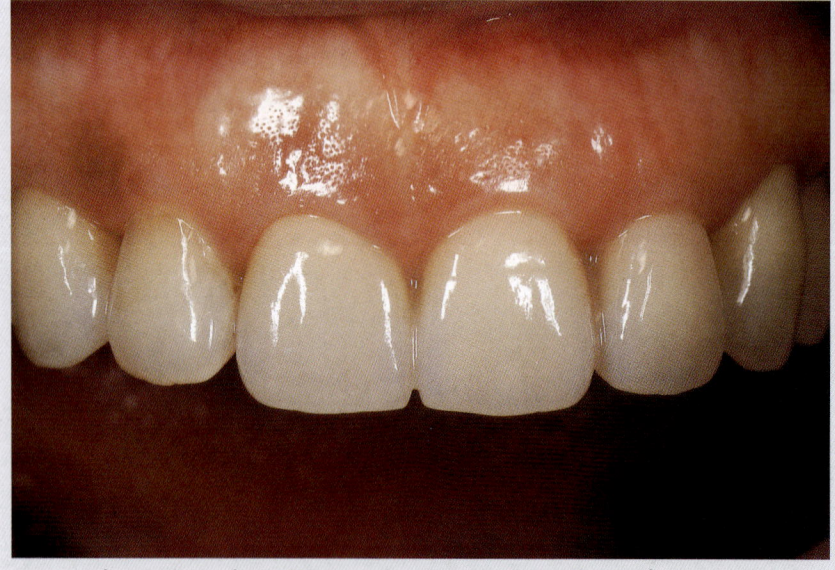

図1　メタルセラミックス、intact tooth、オールセラミックス、ポーセレンラミネートベニアが混在した現在の審美修復を現す症例。

参考文献
1. Kay HB. Classification of Altered Dental Esthetics. JPRD April 2002 ; 81-88.
2. 山﨑長郎．複雑な修復治療をマネージメントするためのクリニカルガイドライン．QDT 2004 ; 29(8) ; 31-51.
3. 山﨑長郎．審美修復治療—複雑な補綴のマネージメント．東京：クインテッセンス出版，1999.

第3章　オールセラミックスの将来展望

ジルコニアセラミックスで何が変わるのか　…140

歯科技工における（CAD‐）CAM　…148

第3章 オールセラミックスの将来展望

基礎研究・臨床経過の蓄積が待たれる
ジルコニアセラミックスで何が変わるのか

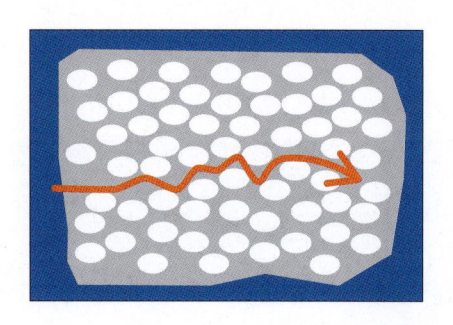

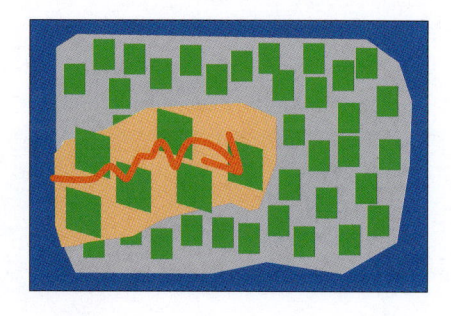

風間龍之輔

松本歯科大学 総合歯科医学研究所 健康増進口腔科学部門
長野県塩尻市広丘郷原1780

はじめに

近年の補綴治療では患者の審美的要求が高まり、メタルフリーをキーワードとして多くの歯冠色修復材料が開発・臨床応用されている。中でもセラミック材料のもつ生体親和性と審美性に対しての期待は非常に大きい。従来、単独歯冠修復に対して応用されてきたインレー・アンレー・クラウンおよびラミネートベニア修復物は良好な臨床成績が報告されてきたが[1-3]、セラミックス特有の脆性から適応症に限界があり、とくに物理的強度が必要とされる欠損補綴に対しては応用が躊躇されていた[4]。

しかし、一般工業界より研究開発が進められたファインセラミックスが歯科応用されるようになり、従来適応不可能であったブリッジフレームワークをはじめ、多岐にわたる歯科領域への応用が始まっている。中でも酸化ジルコニウムを主成分とするセラミックスは、従来のシリカおよびアルミナを主成分とするセラミックスと比較して強度と靱性にすぐれているため、現在もっとも注目を集めている材料である[4-6]。しかし、歯科応用されてからは歴史の浅い材料であり、とくに日本においては一部材料が薬事承認を受けたばかりの新しい材料である。

本稿では、欧米を中心に臨床応用が進められているジルコニアセラミックスの特性について解説する。

I. ジルコニアとは

ジルコニア(二酸化ジルコニウム、ZrO_2)はジルコニウムの酸化物である。バデレアイト(baddeleyite、天然産単斜晶ジルコニア)またはジルコン($ZrSiO_4$)を原料とする。常温では白色の固体であり、融点が2,700℃と高いため、耐熱性セラミック材料として利用されている。

純粋なジルコニアは高温から順に、立方晶(cubic)、正方晶(tetragonal)、単斜晶(monoclinic)の三つの結晶相を示す。常温では単斜晶で存在し、温度を上げていくと正方晶・立方晶へと結晶構造を転移する(図1)。この構造転移は昇温時に大きな収縮、降温時に大きな膨張を生じる体積変化をともなうため、焼結体は昇降温を繰り返すことにより自己破壊を起こす。とくに単斜晶から正方晶への相転移では、約4.6%の体積収縮がみられる。

図1　ZrO_2の結晶構造の変態。1,170℃付近で結晶相が単斜晶系から正方晶系に変わり、両者の密度の相違から約4.6%の急激な容積変化が起こる。一般的な高強度ジルコニアとは正方晶と単斜晶の混晶である。

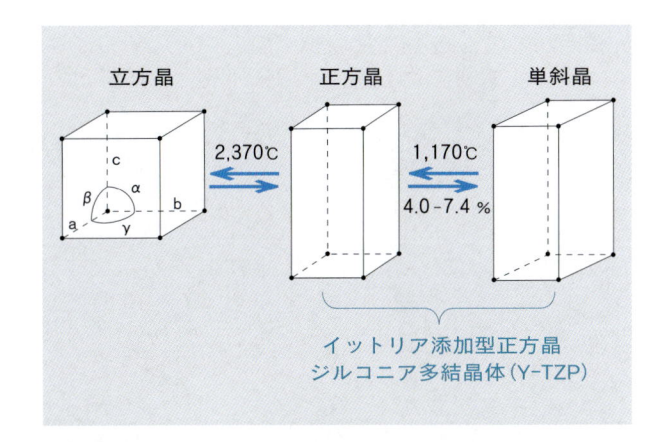

図2a、b　セラミック材料における亀裂の進展。a：アルミナ。b：ジルコニア。(Devigus A, Lombardi G. Shading Vita YZ Substructures : Influence on Value and Chroma, Part I. Int J Comput Dent 2004 ; 7 (3) : 293-301. より引用・改編)

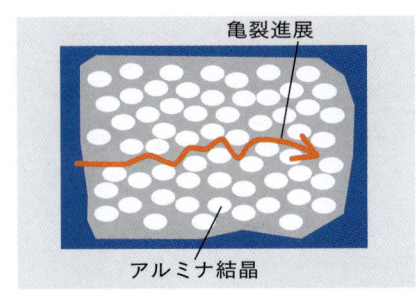

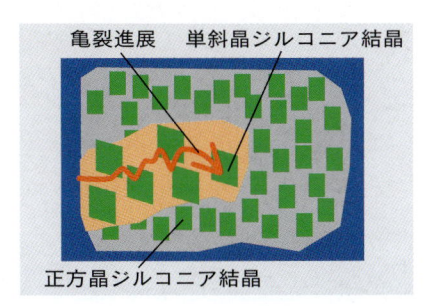

　そのため、純粋なジルコニアは実用的な材料として使用できない。しかし、ジルコニアのジルコニウムイオンの位置にカルシウム・マグネシウム・イットリウムなどの元素を置換固容させると、立方晶や準安定正方晶が生成して温度変化による構造相転移が起こらなくなるため、昇降温による破壊を抑制することができる。

　このような他元素添加ジルコニアを安定化ジルコニア(Stabilized Zirconia)とよび、添加元素を安定化剤とよぶ。安定化ジルコニアはジルコニアと比較して強度や靱性などの機械的特性にすぐれる。また、相転移を完全に抑制した完全安定化ジルコニア(FSZ = Fully Stabilized Zirconia)よりも、添加剤の量を減らしてわずかに転移できるようにした部分安定化ジルコニア(PSZ = Partially Stabilized Zirconia)のほうが機械的特性にすぐれることが知られている。

　歯科材料をはじめとする生体材料としての部分安定化ジルコニアは、3 mol%のイットリア(Y_2O_3)を添加することにより安定化を図ったものであり、イットリア添加型正方晶ジルコニア多結晶体(Y-TZP = Yttrium Tetragonal Zirconia Polycrystal。以下、本稿でのジルコニアはY-TZPのことを指す)とよばれている。ジルコニアは生体材料以外の用途として、ベアリングや粉砕用のボール・刃物・家庭電気部品など幅広く応用されている[7-9]。

　ジルコニアは、現在実用されているセラミック材料の中では室温での機械的強度がもっとも大きい値を示す。本材料の高い靱性と強度はマルテンサイト相変態とよばれるジルコニア結晶の特異な構造変化により説明されている。通常セラミック材は、破壊の初期に生じた亀裂がガラス基質中に存在するセラミック粒子の間を縫うように進展し、破壊に至る[6](図2a)。しかし、ジルコニアにおいて亀裂が生じた場合、亀裂先端に位置するジルコニア粒子が結晶構造を変化させ、結晶の相変態に際して体積膨張することにより亀裂を閉鎖させ、その進行を抑制する(図2b)。

　この結晶構造の変化を応用した強化機構は、金属における鋼の焼き入れとして知られており、それゆえ Ron Garvie らは本材料を「セラミックスチール」と称した[10]。

II. ジルコニアで製作可能な補綴物の種類

　酸化ジルコニウムは、すでに1970年代から整形外

第3章 オールセラミックスの将来展望

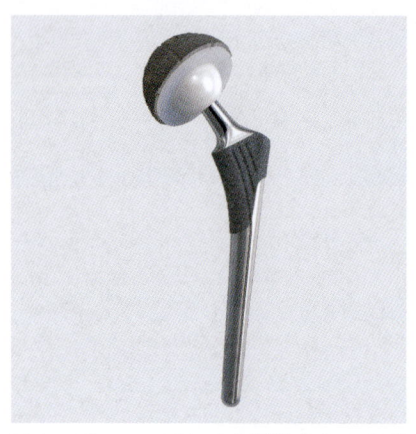

図3 ジルコニアにより製作された人工関節(人工股関節910PerFix、AMSカップおよびジルコニアボール、日本メディカルマテリアル)。

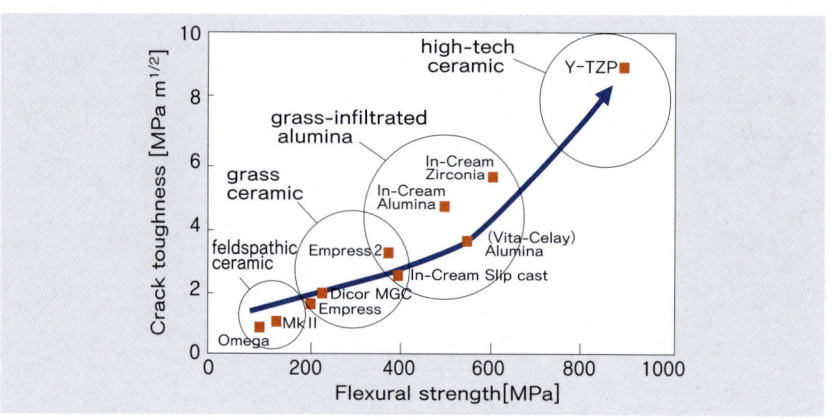

図4 歯科用セラミックス材料の比較。
(F. Filser et al, Reliability and Strength of All-Ceramic Dental Restorations Fabricated by Direct Ceramic Machining [DCM], Int J Comput Dent 2001; 4(2): 89-106. より引用・改編)

図5 歯科用ジルコニアセラミックスの分類。仮焼結型ジルコニアに対する加工システムの開発がもっとも盛んに行われている[15]。

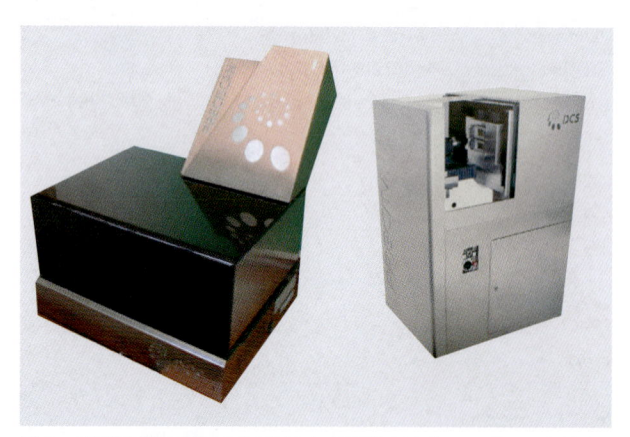

図6 DCS Precident システム(本邦では Smart Fit システム, サンスター)。チタン・ジルコニアなどのインゴットより補綴物を切削加工する。本システムで加工するジルコニア材料は完全焼結型であるため、加工後の焼結工程が不要である。

科領域において人工関節(図3)の再建に応用され良好な結果が得られているセラミックスであり、この分野での多数の報告により、すぐれた生体親和性と物理的強度が証明されている[11,12]。

本材料は高い破折強度に加え、その審美的な色調、生体親和性と低い熱伝導性から、歯科補綴材料、とくに固定性補綴修復に理想的な材料と考えられる[13-16]。

現在、以下に示す歯科補綴物(および関連歯科材料)を製作することが可能である。

1. クラウンブリッジフレームワーク
1) 応用法

従来クラウンブリッジフレームワークに対して応用されてきたセラミックスには、アルミナや二ケイ酸リチウムガラス含有セラミックスが挙げられる[17-19]。これらはいずれも前歯部1歯欠損程度を補綴する強度にとどまっている。そこで臼歯部および多数歯の欠損補綴に対して、より高強度を有するジルコニアの応用が始まっている[13,20,21](図4)。

クラウンおよびブリッジ修復物にジルコニアを用いる場合は、その硬さと色調から、最終的な歯冠形態の再現に用いるのではなく、フレームワークとして応用されている。本材料は現在のところ、既存のキャスタブルセラミックスのようにロストワックス法を適応することが不可能である。加工形式は使用する酸化ジルコニウムの焼結状態および酸化ジルコニウムの含有量により異なるが、CAD/CAMによ

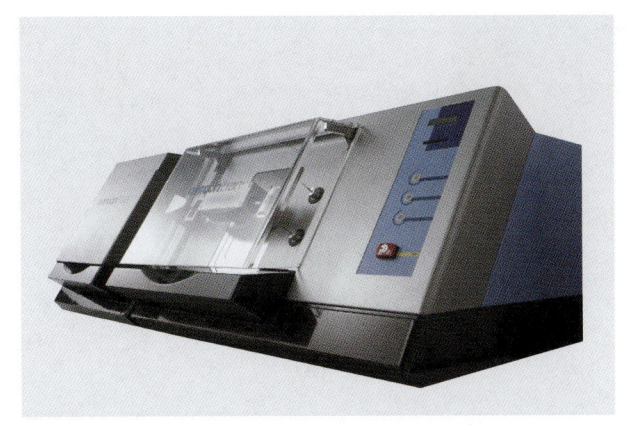

図7　Cerconシステム（デンツプライ三金）。本システムで加工するcercon baseは、2005年6月時点で唯一薬事承認済のジルコニア材料である。

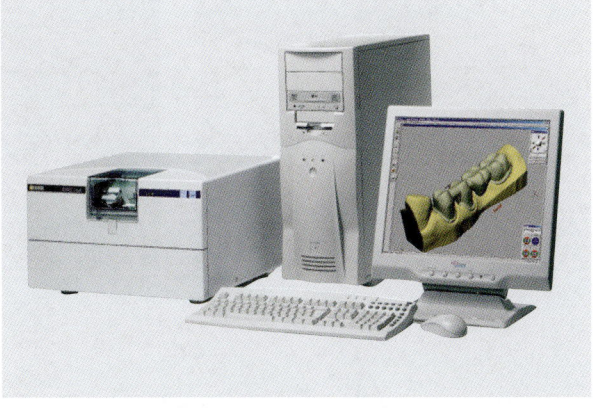

図8　Cerec inLabシステム（シロナデンタルシステムズ）。VITA In-Ceram Aluminaなど、既存のセラミック材料からジルコニア材料まで加工可能なシステムである。

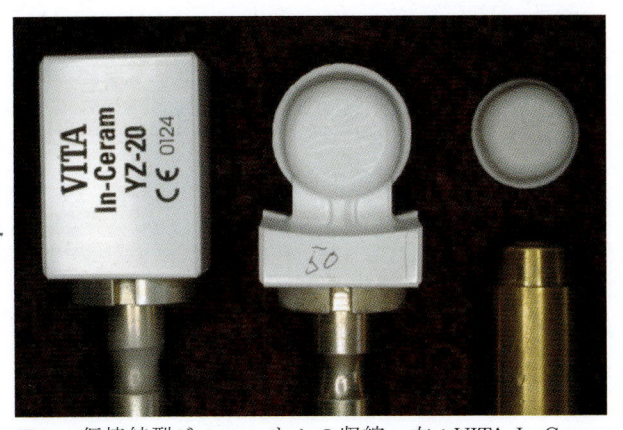

図9　仮焼結型ジルコニウムの収縮。左：VITA In-Ceram YZ CUBES。中：Cerec inLabシステムにより拡大切削されたコーピング。右：焼結後に収縮したコーピング。

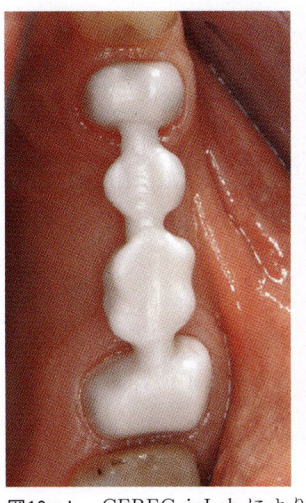

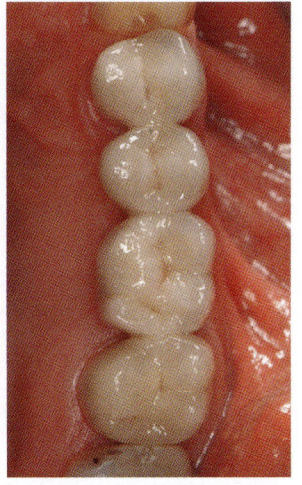

図10a、b　CEREC inLabにより加工された仮焼結型ジルコニア（VITA In-Ceram YZ CUBES）による4ユニットブリッジ（スイス・チューリヒ大学Mörmann教授の厚意による）。　a|b

るミリング加工や電鋳加工など、新しい製作工程を応用する必要がある[14,22]（図5）。

2）完全焼結体のジルコニア

完全焼結体のジルコニアは加工後の焼結工程が不要である。そのため実際の寸法でミリング加工を行うことができ、焼結による寸法変化の影響を受けない。しかし、最終的な硬度に至った材料を切削加工することになるため、加工に時間を要し、切削用のバー類の耐久性も低い[14,15]。また、切削加工時にフレームワークにマイクロクラックが発生するため強度低下を生じるとの報告もあり[23]、今後さらなる検討が必要と思われる。

本材料はジルコニア材料の中でも1,200MPaともっとも大きな曲げ強度を有することから、臼歯部を含むロングスパンブリッジも製作可能であり、もっとも適応範囲が広いといえる（図6）。

3）仮焼結体のジルコニア

仮焼結体のジルコニア（cercon base, VITA In-Ceram YZ CUBESなど）は、チョーク様に軟らかい状態でミリング加工を行うことが可能である。そのため加工時間が短縮可能であり、切削用のバー類の耐久性も高い（図7、8）。切削加工の終了したフレームワークはその後、焼結工程により本来の物性を獲得する。その焼結は1,350℃以上の高温で行うため、専用ファーネスが必要となる。またその際、およそ20％の線収縮が起こることから、ミリング加工時にあら

第3章　オールセラミックスの将来展望

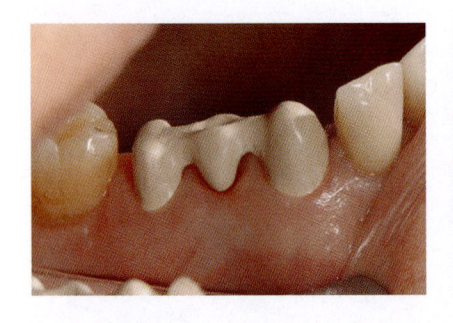

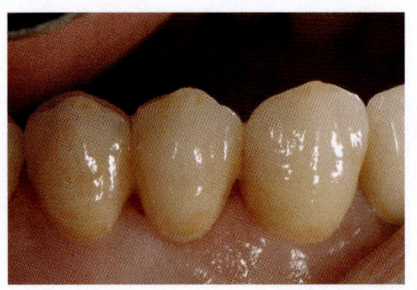

図11a、b　CEREC inLabにより加工されたVITA In-Ceram Zirconia(ガラス浸透型ジルコニア強化アルミナセラミックス)による3ユニットブリッジ(ドイツ・Kart Reichel氏の厚意による)。

a | b

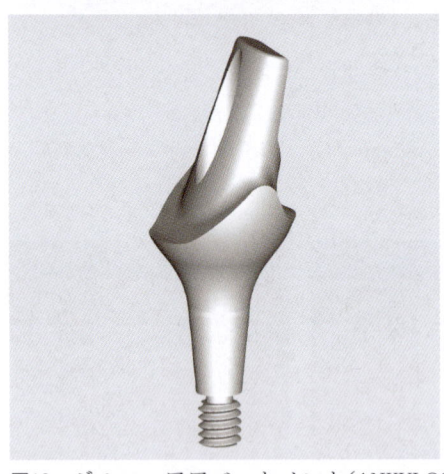

図12　ジルコニアアバットメント(ANKYLOSシステム, デンツプライ三金)。

かじめ収縮量を補償するよう実寸より大きく加工される(図9、10)。本材料は曲げ強度で900〜1,200MPaを示す。

4) ジルコニア30%の陶材

上記ジルコニア材料に先駆けて、ジルコニアを30%ほど含有する、酸化アルミニウムを主成分とするIn-Ceram Zirconia(VITA)が市販されている。本材料はCAD/CAMによる切削加工の他、従来のスリップキャスト(筆積み法)による製作が可能である。

製作されたフレームワークはチョーク様に軟らかく、多孔質の基材を成形後、ランタナムガラスを浸潤焼成することで最終的な強度と色調を付与する。本材料の焼成は1,200℃以下で行うため、既存のセラミックファーネスを使用可能である。しかし、酸化ジルコニウムの含有量が30%程度であるため、曲げ強度が600MPa程度にとどまっており、臼歯部1歯欠損程度が適応となる。

5) ブリッジ修復物

ジルコニアによるブリッジ修復物についての臨床経過報告はまだ少ない。Suarezらによる18症例のIn-Ceram Zirconia臼歯部ブリッジ修復(1歯欠損14症例、2歯欠損4症例)の3年経過報告では、上部陶材およびフレームの破折を認めなかったと報告されている[23](図11)。

2. インプラント

インプラント材料としては、生体親和性と物理的強度の観点よりチタンが多用されているが、セラミックスの応用についても1980年代より多くの検討がなされている[8]。

フィクスチャーとして、アルミナ多結晶体・結晶化ガラスなど多種の素材を、単体または金属材料表面に対してのコーティングにより応用する試みが数多く行われている。しかし、アルミナなど既存のセラミックスでは単独植立に際し、物理的強度の点から隣在歯との連結により適応されることが多く、単独植立のために高強度を有するジルコニアが検討されている[23]。ジルコニアと骨の結合性については、チタンと同様の生体内安定性を示し、脱落を認めないとする報告がなされている[8]。

アバットメントとしてのジルコニアの応用は、歯肉およびオールセラミック修復物への金属色の透過による審美障害の改善に適応される[26,27](図12)。また、チタンと比較して細菌の付着を抑制できることが報告されている[28,29]。

3. アタッチメント

従来、コンビネーション義歯の連結部に対しては、金属材料による既製アタッチメントやロストワックス法およびミリング法によるカスタムアタッチメントが応用されてきた。しかし、強度と靱性にすぐれ、

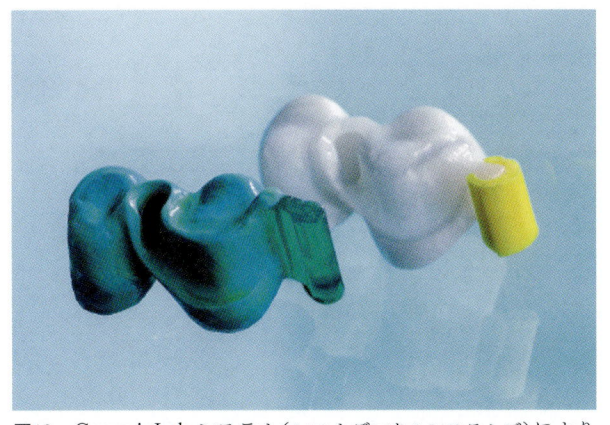

図13 Cerec inLab システム（シロナデンタルシステムズ）により製作されたジルコニア（VITA In-Ceram YZ CUBES）アタッチメント。

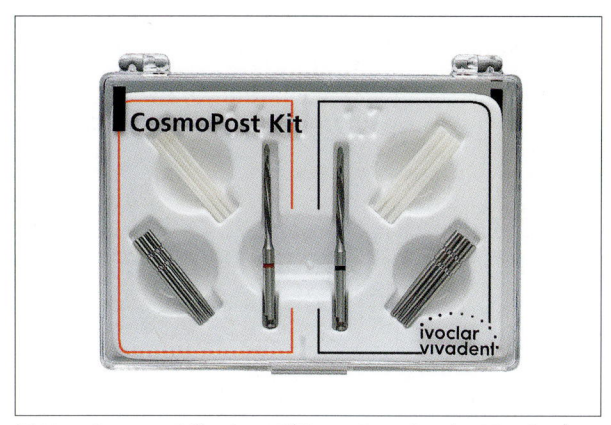

図14 ジルコニアポストコア（CosmoPost, Ivoclar Vivadent）。

かつミリング加工が可能な酸化ジルコニウムは、連結装置として繊細な構造に加工可能である。現在、可動性タイプからフリクションタイプまで多様な形態が検討されている[30]（図13）。

4．ポストコア

オールセラミック修復物により歯冠修復を行う場合、オールセラミック材料の光透過性により、コア材料の金属色が歯冠修復物および歯肉組織の最終的な審美性に影響を及ぼす。そのため、ポストコア材料の光線透過性および反射性が天然歯と近似したものを選択する必要がある。

ジルコニアをポストコア材料として応用する場合、弾性係数が約170GPaとステンレススチールに近い硬い素材であり、象牙質の弾性係数と異なるため、レジンセメントによる強固な接着により応力集中を緩和する必要がある[31,32]（図14）。

まとめ

以上、ジルコニアセラミックスの基本的な性質と歯科臨床応用について解説した。工業界においても重要な構造用材料として順調に研究開発が進み、本材料特有の課題が明らかになりつつある。歯科臨床においても非常に大きな期待がもたれる材料であるため、基礎研究および臨床経過報告の蓄積が急務であると考えられる。

注：本稿で紹介した薬事承認済みの歯科用ジルコニア材料は、cercon base, In-Ceram Zirconia および Ankylos CE アバットメントである（2005年6月現在）。

参考文献

1. Sjogren G, Molin M, van Dijken JW. A 10-year prospective evaluation of CAD/CAM-manufactured (Cerec) ceramic inlays cemented with a chemically cured or dual-cured resin composite. Int J Prosthodont 2004；17(2)：241-246.
2. Ritter AV, Nunes MF. Longevity of ceramic inlays/onlays: Part II. J Esthet Restor Dent 2003；15(1)：60-63.
3. Sieweke M, Salomon-Sieweke U, Zofel P, Stachniss V. Longevity of oroincisal ceramic veneers on canines — a retrospective study. J Adhes Dent 2000 Autumn；2(3)：229-234.
4. Fischer H, Weber M, Marx R. Lifetime prediction of all-ceramic bridges by computational methods. J Dent Res 2003；82(3)：238-242.
5. Luthy H, Filser F, Loeffel O, Schumacher M, Gauckler LJ, Hammerle CH. Strength and reliability of four-unit all-ceramic posterior bridges. Dent Mater 2005 [Epub ahead of print].
6. Suttor D, Bunke K, Hoescheler S, Hauptmann H, Hertlein G. LAVA — the system for all-ceramic ZrO_2 crown and bridge frameworks. Int J Comput Dent 2001；4(3)：195-206.
7. 堀三郎，編．強靱ジルコニア—タフなセラミックス．東京：内田老鶴圃，1990．
8. 作花済夫，編．ニューセラミックスの活躍 その科学と技術．東京：アグネ，1985．
9. 青木秀希，丹羽滋郎，編．バイオセラミックスの開発と臨床．クインテッセンス出版，1987．
10. Garvie R, Hannink R, Pascoe R: Ceramic Steel?. Nature 1975；258：703-704.
11. 大西啓靖．ジルコニアの整形外科的応用に関する研究—生体組織反応—．Orthopaedic Ceramic Implants 1983；3：87-94.
12. 宗宮正典．ジルコニア及び窒化珪素の組織親和性に関する研究．Orthopaedic Ceramic Implants 1983；3：95-98.

第3章　オールセラミックスの将来展望

13. Devigus A, Lombardi G. Shading Vita YZ Substructures. Influence on Value and Chroma, Part I, Int J Comput Dent 2004；7(3)：293-301.
14. Witkowski S. ヨーロッパの補綴を変えるCAD/CAMシステム―Looking for New Dental Technology―. QDT 2005；30(2)：151-155.
15. 小峰太. 審美修復材料としてのジルコニア. QDT 2005；30(2)：156-160.
16. Vollmann M. The innovative DeguDent all-ceramic system: benchmark for zirconia processing. Int J Comput Dent 2004；7(3)：279-291.
17. Seghi RR, Sorensen JA. Relative flexural strength of six new ceramic materials. Int J Prosthodont 1995；8(3)：239-246.
18. Olsson KG, Furst B, Andersson B, Carlsson GE. A long-term retrospective and clinical follow-up study of In-Ceram Alumina FPDs. Int J Prosthodont 2003；16(2)：150-156.
19. Esquivel-Upshaw JF, Anusavice KJ, Young H, Jones J, Gibbs C. Clinical performance of a lithia disilicate-based core ceramic for three-unit posterior FPDs. Int J Prosthodont 2004；17(4)：469-475.
20. Suarez MJ, Lozano JF, Paz Salido M, Martinez F. Three-year clinical evaluation of In-Ceram Zirconia posterior FPDs. Int J Prosthodont 2004；17(1)：35-38.
21. Tinschert J, Natt G, Mautsch W, Augthun M, Spiekermann H. Fracture resistance of lithium disilicate-, alumina-, and zirconia-based three-unit fixed partial dentures: a laboratory study. Int J Prosthodont. 2001；14(3)：231-238.
22. Hoffmann A. 歯科技工におけるトライアスロン―酸化ジルコニウム、電鋳、そしてプラズマパルス溶接―. QDT 2004；29(7)：887-899.
23. Kosmac T, Oblak C, Jevnikar P, Funduk N, Marion L. The effect of surface grinding and sandblasting on flexural strength and reliability of Y-TZP zirconia ceramic. Dent Mater 1999；15(6)：426-433.
23. Kohal RJ, Klaus G. A zirconia implant-crown system: a case report. Int J Periodontics Restorative Dent 2004；24(2)：147-153.
24. Schiroli G. Single-tooth implant restorations in the esthetic zone with PureForm ceramic crowns: 3 case reports. J Oral Implantol 2004；30(6)：358-363.
25. Kohal RJ, Weng D, Bachle M, Strub JR. Loaded custom-made zirconia and titanium implants show similar osseointegration: an animal experiment. J Periodontol 2004；75(9)：1262-1268.
26. Hegenbarth EA. セラミックアバットメントとオールセラミッククラウン―審美的インプラント修復への新しい道. QDT 2005；30(4)：417-428.
27. Stachlla G. Cerconテクニックで製作するカスタムアバットメント. QDT 2004；29(7)：923-926.
28. Scarano A, Piattelli M, Caputi S, Favero GA, Piattelli A. Bacterial adhesion on commercially pure titanium and zirconium oxide disks: an in vivo human study. J Periodontol 2004；75(2)：292-296.
29. Rimondini L, Cerroni L, Carrassi A, Torricelli P. Bacterial colonization of zirconia ceramic surfaces: an in vitro and in vivo study. Int J Oral Maxillofac Implants 2002；17(6)：793-798.
30. Langschwager A. アタッチメントで連結したロングスパンのcerconブリッジ. QDT 2004；29(7)：913-920.
31. Michalakis KX, Hirayama H, Sfolkos J, Sfolkos K. Light transmission of posts and cores used for the anterior esthetic region. Int J Periodontics Restorative Dent 2004；24(5)：462-469.
32. Sahmali S, Demirel F, Saygili G. Comparison of in vitro tensile bond strengths of luting cements to metallic and tooth-colored posts. Int J Periodontics Restorative Dent 2004；24(3)：256-263.

DENTSPLY SANKIN

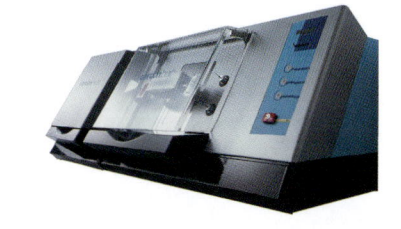

口元に白い輝きを
cercon smart ceramics®

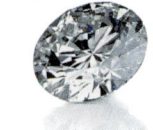

待望のハイクオリティセラミックス"ジルコニア"をマテリアルに採用
真の美しさと品質で、どんな表情にも輝きを

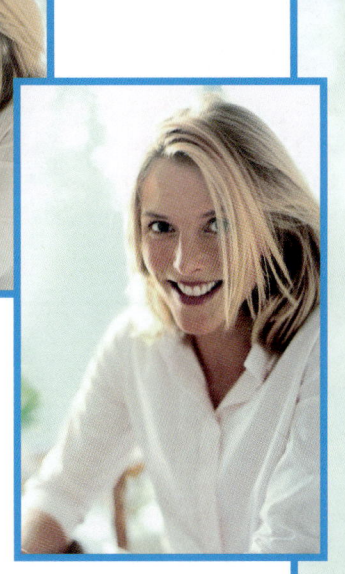

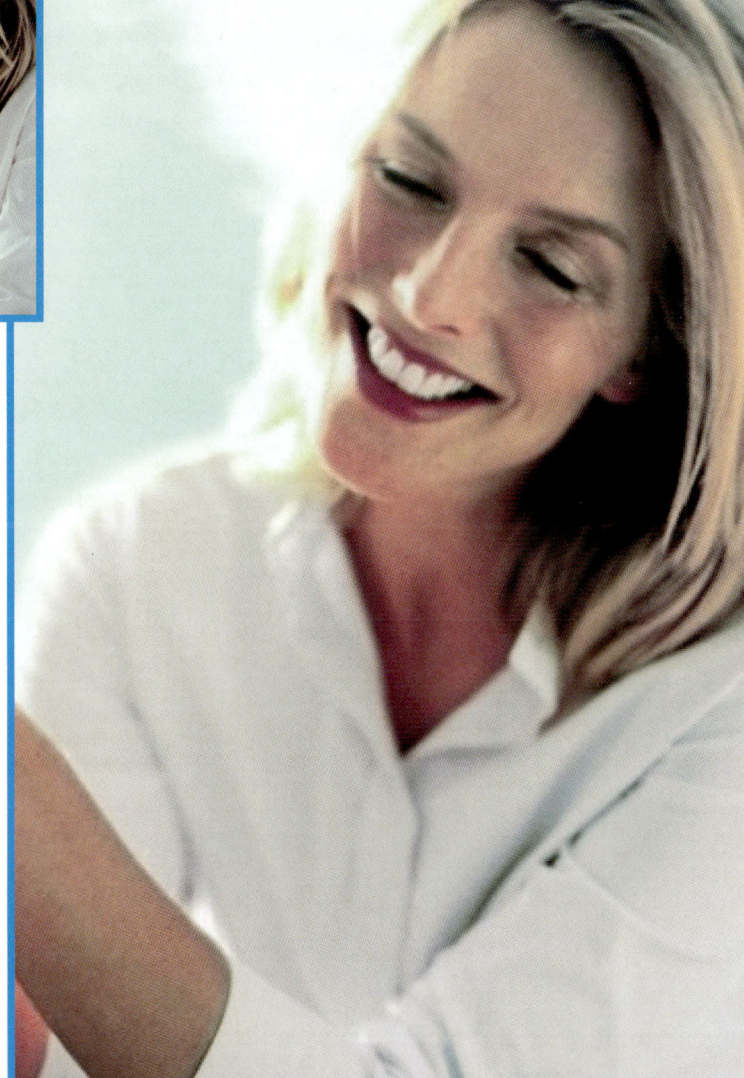

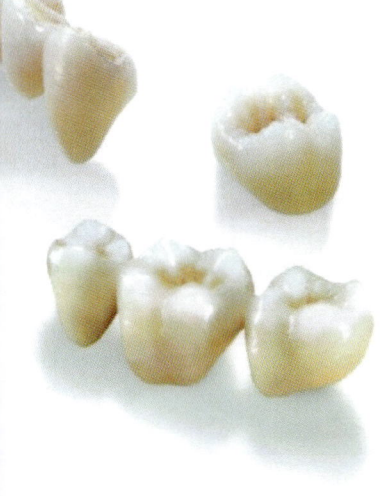

品　　名：セルコンスマートセラミックス
造　　元：
DeguDent
A Dentsply International Company

販売元

デンツプライ三金株式会社
〒324-0036　栃木県大田原市下石上1382番11

東京本社／〒106-0041　東京都港区麻布台1-8-10

札　幌／TEL.011(222)4101　FAX.011(222)2344	名古屋／TEL.052(452)2151　FAX.052(452)2155
仙　台／TEL.022(373)5700　FAX.022(373)5133	大　阪／TEL.06(6386)9350　FAX.06(6386)9374
東　京／TEL.03(5114)1002　FAX.03(5114)1036	福　岡／TEL.092(411)6326　FAX.092(472)3880
関　東／TEL.03(5114)1003　FAX.03(5114)1036	

第3章　オールセラミックスの将来展望

ヨーロッパにおける CAD/CAM の現状（翻訳論文）
歯科技工における(CAD-)CAM

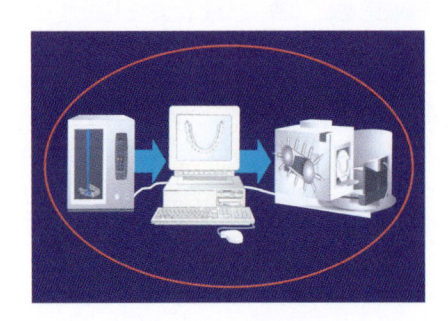

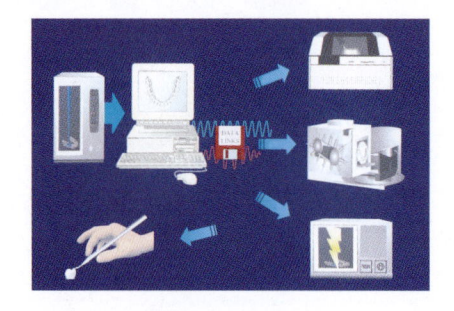

Siegbert Witkowski[*1]
[*1]University Hospital Freiburg, School of Dentistry
Hugstetter Strasse 55, 79106 Freiburg, Germany

翻訳：小峰 太[*2]／白土壽香[*2]
[*2]日本大学 歯学部 歯科補綴学教室Ⅲ講座
[*1, *2]千代田区神田駿河台1-8-13

はじめに

1980年代初めから、高品質および均質でかつ規格化された製作工程、そして製作費の削減を目的とし、いくつかの研究グループが歯科技工領域において従来の製作方法の自動化を試みていた。ここ数年前まで研究・開発の進行は非常に遅かったが、1990年代のコンピュータプロセッサーの発達が三次元のスキャニングおよびCAD技術の急速な発達をもたらした。歯科業界におけるCAD/CAMシステムの数は、ここ2、3年で増加した（表1）[1-3]。

それらCAD/CAMシステムのなかには市場に出ているものもあれば、まだ準備段階のものや限定された技工所のみで試験されているものもある。本来、CADを有さないシステムはCAD/CAMとは異なるがCAMシステムのみの製品もある。本論文では、歯科技工における(CAD-)/CAMシステムに関して総括・解説する。

歯科技工におけるCAMシステムは三次元的なスキャニング後、歯科材料で加工されるフレームのワックスアップあるいは補綴物の最終形態を製作する役目を果たす（Cercon：Procera Implant Bridge［formerly All-In-One］, Nobel Biocare, Gothenburg, Sweden：ZirkonZahn：Wol-Ceram）。この種のコンピュータ支援機器は、どのように数字上でコントロールされるのか（外部か内部か）により、Computer Numeric-Controlled（CNC）あるいは CAM と区別される。

機械で補綴物を製作する際の基本的なゴールは、現在のところ全工程の単なる工程のひとつと考えられている。主な問題はもはやスキャンやデザイン（CAD）の過程に関してではなく、仮想3D像を歯科材料へ変換する方法であり、特に精度および経済面に関する点である。これには手作業での精度の調整といった長時間の後処理が必要とならない機械加工が求められてくる。手作業による後処理の必要性は、(CAD-)/CAMシステムおよび使用材料で変わってくる。

もっとも一般的な方法として、補綴物はダイヤモンドバーあるいはカーバイドバーでブロックから切り出される（図1）[4]。ブロックには加工前の状態の材料が使用され、システムにより異なるサイズのセ

ヨーロッパにおける CAD/CAM の現状（翻訳論文）
歯科技工における（CAD-)/CAM

表1　（CAD-)/CAM システムと製造会社

製品名	製造会社	Web site
ce.novation	inocemic, Hermsdorf, Germany	www.inocermic.de
Cercon	Degudent, Frankfurt, Germany	www.degudent.de
Cerec 3D	Sirona, Bensheim, Germany	www.sirona.de
Cerec InLab	Sirona, Bensheim, Germany	www.sirona.de
Decim	Cad.esthetics, Skellefteá, Sweden	www.decim.com
DigDent	Girrbach, Pforzheim, Germany	www.hintel.de
etkon	etkon, Gräfelfingen, Germany	www.etkon.de
Everest	KaVo, Leutkirch, Germany	www.kavo-everest.com
Evolution 4D	D4D Technologies, Richardson, TX, USA	www.d4dtech.com
GN-1	GC International, Tokyo, Japan	www.gcdental.co.jp
Lava	3M ESPE, Seefeld, Germany	www.3mespe.de
Medifacturing	Bego Medical, Bremen, Germany	www.bego-medical.de
Precident DCS	DCS, Allschwil, Switzerland	www.dcs-dental.com
Perfactory	DeltaMed, Friedberg, Germany	www.deltamed.de
Procera	Nobel Biocare, Gothenburg, Sweden	www.nobelbiocare.com
Pro 50	Cynovad, Montreal, Canada	www.cynovad.com
Wol-Ceram	Wol-Dent, Ludwigshafen, Germany	www.wolzdental.com
Xawex	Xawex, Fällanden, Switzerland	www.xawex.ch
ZFN-CAM	ZFN, Warin, Germany	www.Zfn.com
ZirkonZahn	Steger, Brunneck, Italy	www.zirkonzahn.com

図1　支台歯形成のデザインと最小のバーの大きさが互いに適合しなければならない。もし、切端部分の支台歯形成がバーより細いと適切な形態の切削は不可能である。

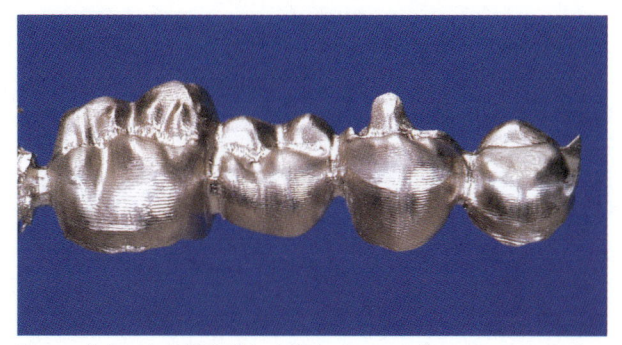

図2　チタンから削り出しされたフレーム（Pro 50、Cynovad）。

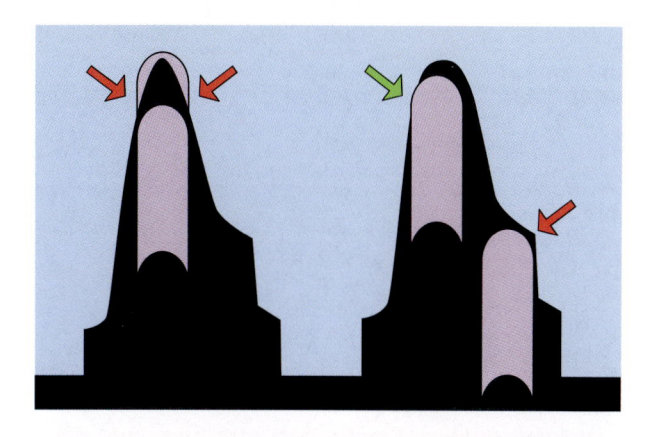

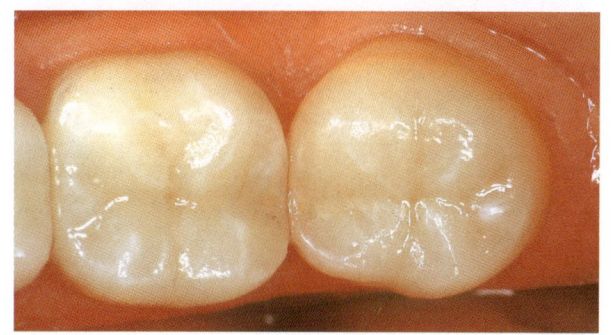

図3　Cerec 3Dで製作された部分被覆冠で修復された第1、2大臼歯（歯科医師：Dr. C.F.J. Stappert）。シリケートセラミック修復物が支台歯に接着された。

ラミックス、合金およびチタンが提供されている。補綴物内面の適合は、システムにおける各材料に対する切削器具の最小直径に依存する。これらの切削器具には、今なお多くの症例に対して直径が大き

く、さらにもろい部分の加工は不可能という問題がある。ほとんどのCAD/CAMシステムでは、クラウンおよびブリッジ症例に限定されているが、いくつかのシステムではシリケートセラミックス／チタ

第3章 オールセラミックスの将来展望

表2 (CAD-)/CAM システムを用いた材料と適応症の概要

適応症および材料	チタン	貴金属合金	シリケートセラミックス	In-Ceram Spinell[1] Alumina[1] Zirconia[1] (Vita)	高密度焼結型酸化アルミニウムセラミックス	酸化ジルコニウムセラミックス	アクリリック
■外装用フレーム■ 単冠	DCS[1] Decim DigiDent etkon Everest GN-1 Medifacturing Procera[1] Pro 50	DigiDent Medifacturing Pro 50	Cerec3D DCS Decim DigiDent Everest GN-1 InLab Medifacturing[5] Pro 50	DCS Decim DigiDent etkon GN-1 InLab Medifacturing[5] Wol-Ceram Pro 50	Procera[1] ce.novation	Cercon[1,3] ce.novation DCS[1,2,3] Decim[4] DigiDent[1,3,4] etkon[3,4,6] Everest[3,4] InLab[3] Lava[3] Medifacturing[5] Procera[3] Pro 50[4] Xawax[3] ZirkonZahn[3]	DCS (DCS) Decim DigiDent (Everest) GN-1 etkon
■固定性ブリッジ■	DCS Decim DigiDent etkon Everest Medifacturing Procera[1] Pro 50	DigiDent Medifacturing Pro 50		DCS DigiDent etkon InLab Medifacturing[5] Wol-Ceram Pro 50	Procera[1] ce.novation	Cercon[1,3] ce.novation DCS[1,2,3] Decim[4] DigiDent[1,3,4] etkon[3,4,6] Everest[3,4] InLab[3] Lava[3] Medifacturing[5] Procera[3] Pro 50[4] Xawax[3] ZirkonZahn[3]	DCS (DCS) DigiDent (Everest) etkon
■咬合面形態付与■ 単冠	Decim DigiDent Everest GN-1 Procera Pro 50	DigiDent Medifacturing Pro 50	Cerec3D[1] DigiDent Everest GN-1 InLab Medifacturing[5] Pro 50				
■固定性ブリッジ■	Decim DigiDent Everest Pro 50	DigiDent Medifacturing Pro 50					

*製品と技術の進歩により、この表のデータは変化する。[1]臨床成績報告済み。[2]高密度焼結型酸化アルミニウムセラミックス。[3]グリーンステージの状態でミリング。[4]焼結後の状態でミリング。[5]Sirona と提携。[6]Procera と提携。

ンおよび貴・非金属合金を応用した咬合面形態の付与が可能である(図2、3)。

すべてのシステムにおいて、いまだにある程度手作業による最終調整が必要である。CNC ミリングテクニックで、インプラントに直接ワンピースのインプラント支持のチタンフレームを製作できるシステムがある(Procera Implant Bridge)。このシステムでは、フレームのワックスアップがスキャニングされ、

表3 熱膨張係数(CTE)によるフレームおよび外装用陶材の分類

CTE(10'/K)	セラミックの種類[1]	製品[2]
7.0-8.5	ジャケットクラウン用外装セラミックス	Vita Alpha, VitaVM7, All Ceramic, AllCeram, Creation AV, GC Initial AL, Novelrondo
	高密度焼結型酸化アルミニウムセラミックス	Procera AllCeram, CerAdapt
	ガラス浸透型酸化アルミニウムセラミックス	In-Ceram Alumina, Spinell, Zirconia
	二ケイ酸リチウムガラス含有セラミックスおよび外装用陶材	Empress 2, Optec 3G
8.5-11.0	酸化ジルコニウムフレーム用外装用陶材	Triceram, Duceratin, Cercon Ceram S, Lava Ceram, Vita VM9, Creation ZI, MagiCCristallon, Eris, Nobelrondo, GC Initial ZR, Ceramco PF2
	酸化ジルコニニウムセラミックス	Cercon, DCS, Lava, cad. esthetics, ZS-Everest, Hint-Els, Zirkon, Xavex, ZirkonZahn About 24 Veneering ceramics, including:
11.0-13.5	メタルセラミック用外装用セラミック	Creation, Omega, IPS dSign, Imagine Reflex, Vintage Halo, Vita VM13
13.5-15.0	加圧成型セラミックス	Authenic, Vision Esthetic, Evopress, GC Initial MC
15.0-16.5	貴金属用外装用陶材	Duceragold, Evolution, Response, GC Initial LF
16.5-17.5	リューサイト強化型ガラスセラミックス	Empress 1, Opetec OPC, Pro CAD

*[1] 同一グループ内の材料はほとんど互換性がある。 *[2] 製品名はメーカーごとに商標登録されている。選出した商品をリストアップする。リストは完全ではない。

その後、作業模型上でスキャンされたインプラントに適合される[5]。Precident DCSシステムでは、最終修復材料に加えてキャスタブルアクリリックからプロビジョナルレストレーション用のフレームの削り出しが可能である。Pro 50システムは、CADデータに基づいた鋳造用のワックスパターンを提供できる機械である。さらに光造形法により、アクリリック模型やスプリントの製作が可能である[6]。

(CAD-)/CAM技術の歯科における使用材料の範囲拡大は、歯科技工領域でのCAD/CAM技術使用方法に多大な影響を与える。本論文では、現在の(CAD-)/CAMシステムの概要と実用方法の基準について記載する。

I. (CAD-)/CAM技術における歯科用材料

歯科用(CAD-)/CAM技術において、複数の歯科材料の使用が主な目的の一つである。システムにより、フレーム材料およびそれに付随する外装用材料が決められている(表2、3)。製作システム(CAM)や使用材料に関係なく、CADプログラムでは最終形態のデザインおよび決定がなされる。

実際の対象物の3Dイメージへの変換は、使用機器・切削器具および提供される材料により決定される。システムの導入や品質確保には、提供される歯科材料の確実さが確立される必要がある。ある特定のシステムユーザーには、その会社から発売されている材料のみを使用させるために、機械・材料は連携されたシステムとリンクされている。そのようなシステムでは、会社のテストをパスした材料を加工することができる。スキャナ・CAD・CAMおよび材料は"パッケージ"製品としてのみ使用できる。

一方で、あるシステムでは顧客制としてユニット単位か基本的な料金単位で、ユーザーがライセンスを有することで固有の材料を使用することができる。したがって、臨床試験の行われた材料の臨床応用が増加する。さらに、いくつかのシステムでは、数年前に新材料が発表されたにもかかわらず、現在でも発売されていないものがある。CAM技術が適応範囲を広げたため、酸化ジルコニウムセラミックスのような材料が紹介されてきている(表4)。

Precident DCSとDigiDentのCAD/CAMシステムは、広い範囲の材料(チタン・合金・アクリリック

第3章　オールセラミックスの将来展望

表4　歯科材料と加工方法

材料	従来の加工法	CAMによる加工法
アクリリック	ロストワックス法 あるいは築造法	光造形法
シリケートセラミックス	築造法	ブロックからの削り出し
In-Ceram アルミナ	スラリー沈殿法 （スリップキャスト法）	ブロックからの削り出し 電気泳動析出法
In-Ceram ジルコニア	なし	ブロックからの削り出し 電気泳動析出法
Y-TZP ジルコニアセラミックス	なし	ブロックからの削り出し 電気泳動析出法
貴金属合金	ロストワックス法と 鋳造法	ブロックからの削り出し 選択的レーザー焼結法
チタン	ロストワックス法と 鋳造法	ブロックからの削り出し 選択的レーザー焼結法
ワックス	築造法	ワックスプロッタ法

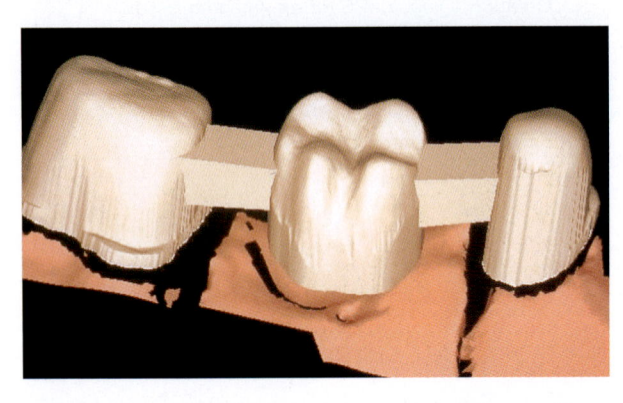

図4　CADプログラムで表示された3ユニットブリッジ（Precident DCS）。デザインされる前に作業模型の表面情報がスキャン（DC scan）される。

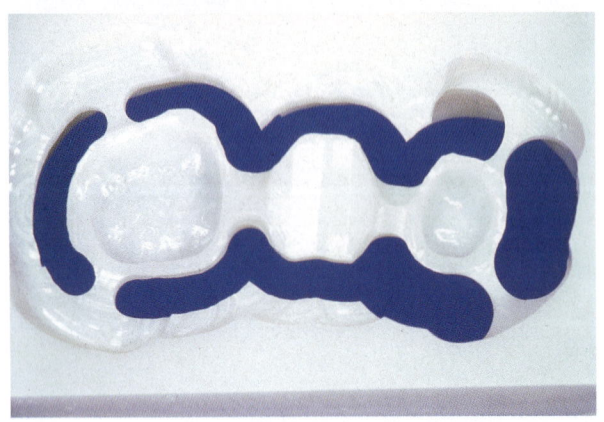

図5　ダイヤモンドで数時間切削後の最終的状態。材料は完全焼結型ジルコニウム（DC Zirkon）。

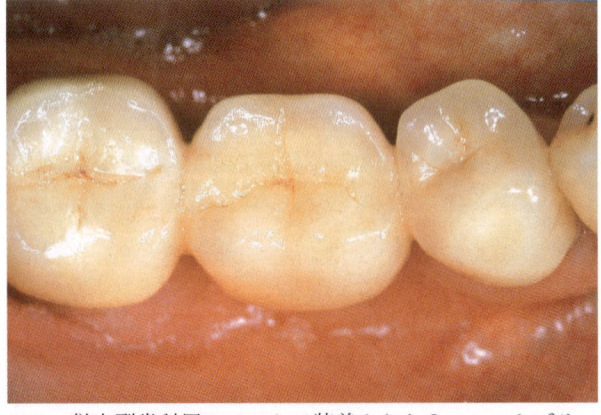

図6　従来型歯科用セメントで装着された3ユニットブリッジ。外装用セラミックスはVita VM9（VITA Zahnfabrik）。

およびセラミックス）が使用可能なため、特記に値する。（CAD-)/CAMシステムで応用可能な材料は以下のとおりである。
① シリケートセラミックス
② ガラス浸透型酸化アルミニウムセラミックス
③ 高密度焼結型酸化アルミニウムセラミックス
④ 酸化ジルコニウムセラミックス（グリーンステージ・未焼結型および完全焼結型）

⑤ 貴金属合金・非金属合金・強化型アクリリックおよびキャスタブルアクリリック

　酸化ジルコニウムセラミックスは、さまざまなフレーム材として歯科領域に登場してきた。クラウン・インプラントアバットメントおよび支台築造用ポストの臨床研究が現在進行中である[7,8]。酸化ジルコニウムセラミックスをブリッジのフレームとして用いた症例に対して、接着性セメントとリン酸亜

図7　酸化ジルコニウムセラミックス。グリーンステージ(Cercon base)：乾燥状態でのミリング後(左)。未焼結型(In-Ceram YZ cubes)：冷却水下でのダイヤモンドによるグラインディング(中)。完全焼結型(DC-Zirkon)：冷却水下でのダイヤモンドによるグラインディング(右)。

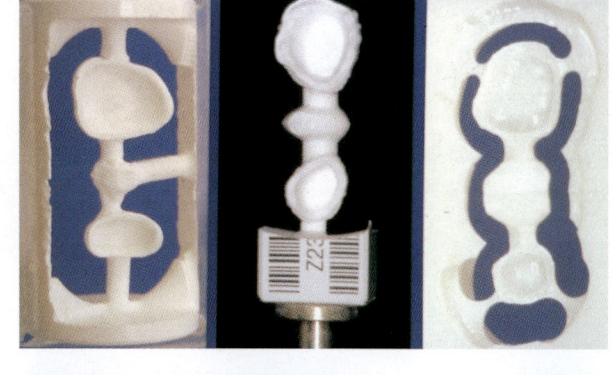

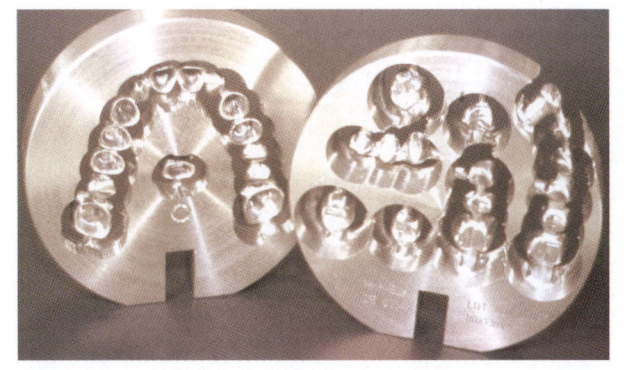

図8　ミリングやグラインディングのために、あるシステムではブロックとして一塊に加工された材料が用意されている(Hint-ELs-Archives)。DigiDent システムのチタンブロックは大型や彎曲したブリッジにも応用可能である。

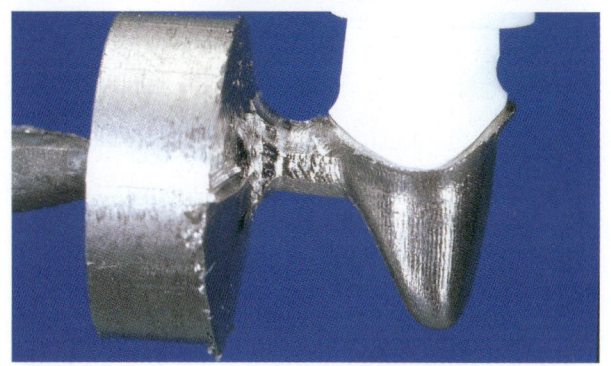

図9　システムによってはスティック状の形態のブロックが用意されている(Pro 50)。作業模型上にミリング後のチタンコーピングを示す。

鉛セメントとを用い装着材料の比較を行った短期間の臨床研究が報告されている[9]。この研究のブリッジには、臼歯部での1歯あるいは2歯ポンティックが含まれている(図4〜6)。

酸化ジルコニウムセラミックスを用いたクラウン・ブリッジのフレームは、グリーンステージ(乾燥状態でカーバイドバーにより切削)、[10] 未焼結型ステージ(冷却水下でダイヤモンドにより切削)および完全焼結型ステージ(冷却水下でダイヤモンドにより切削)をミリングすることで製作される(図7)。グリーンステージおよび未焼結型ステージのフレームは、ミリング後、特別なファーネスで焼結される(約1,500℃)。このコンセプトを利用するにはファーネスを購入する必要がある。グリーンステージに属する酸化ジルコニウムセラミックスは、VITA シェードによってフレームに色づけすることができる。

In-vitro での研究では、シンタリング工程の前に酸化リキッドで色付けを行っても、材料の物理学的性質には変化がないことが示されている[11]。ミリングとグラインディング状態により、酸化ジルコニウムセラミックスは以下のように分類される。

①グリーンステージでのミリング：Cercon base, Cercon：Lava Frame, Lava：Hint-ELs Zirkon TZP-G, DigiDent：ZirkonZahn, Steger：Xavex G 100 Zirkon, etkon

②未焼結型ステージでのグラインディング：In-Ceram YZ Cubes, Cerec InLab：ZS-Blanks, Everest：Hint-ELs Zirkon TZP-W, DigiDent：DC-Shrink, Precident DCS

③完全焼結型ステージでのグラインディング：DC-Zirkon, Precident DCS：Z-Blanks, Everest：Zirkon TM, Pro 50, Cynovad：Hint-ELs Zirkon TZP-HIP, DigiDent：HIP Zirkon, etkon

最近では、外装材料とフレームとの接着、支台歯と種々の装着材料との接着、フレームの寸法精度およびグラインディング時に生じる微小亀裂など、

第3章　オールセラミックスの将来展望

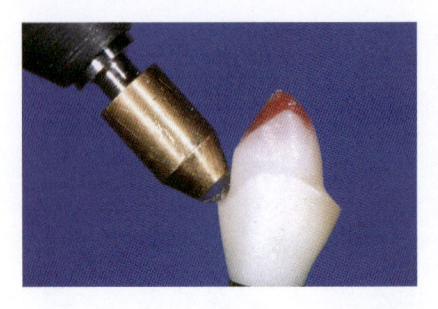

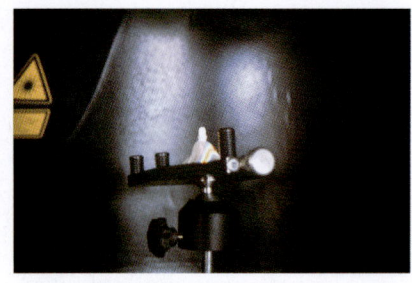

図10　スキャニングは、ボール(先端の丸い)ペンを使用し機械的に行われる(Procera, Nobel Biocare)。
図11　スキャニングは、物体の表面への着色された光の投射やオプトエレクトロ的獲得により行われる(Pro 50)。波長または反射光が分析される。
10│11

本材料の基礎的問題に関する研究が進められている[12-16]。(CAD-)/CAMシステムによっては、異なる材料の使用や咬合面形態の付与が可能である。提供されている材料のブロックのサイズにより、ブリッジのサイズが制限を受ける(図8、9)。

材料の臨床的長期成績を評価することは非常に重要である。さらに、オールセラミック修復に使用される材料の相違が支台歯形成のデザインや接着技法に及ぼす影響も研究される必要がある[17, 18]。これらの条件はオールセラミック修復物の今後に影響を及ぼす可能性がある。

次に示す因子が歯科用材料の成績を左右する。
①適応症(咬合状態・インレー・コーピング・ブリッジ)
②臨床研究
③支台歯形成および接着操作
④ブリッジのサイズ
⑤支台歯辺縁形態のデザイン
⑥材料の最小厚み(コア材、連結部)
⑦切削時間
⑧切削器具の消耗度合い
⑨後処理の必要性(シンタリング、前装、グレージング)と適合性
⑩経済性

II. 表面の三次元スキャニング

表面の三次元(3D)スキャニング(記録)とデジタルデータへの変換は、コンピュータ画面上で仮想補綴物を設計するためのデジタル(仮想)表面やモデルの構築に欠かすことができない。最終目標は、十分な測定ポイント数(点の集団)を有するドットマトリクス(デジタル表面)の創出とオリジナル作業模型の無散布イメージの提供である。

支台歯の3Dイメージの品質は、機械加工された最終補綴物の内面およびマージンの適合性を左右する一因である。ドットマトリクスの三つのすべての次元(x、y、z)において良質で均一な品質がつねに得られる場合に限り、CAD/CAMシステムの全工程で一貫した結果を得ることが可能であり、測定ポイント数がドットマトリクスの品質や精度の目安とはならない。最近では、使用する歯科用デジタル3Dスキャニング装置(デジタイザ)により三つのグループに分類される。

1. メカニカルスキャナ

これらのシステムは表面の検出および記録にボール(Procera)・針・またはピンを使用する。後者二つは表面のアンダーカットの再現が不可能である。さらに、これらのシステムはデジタイザのサイズによって制限がある(図10)。特徴は、時間がかかる方法であることと、ドットマトリクスの不規則なデータ分布である。

2. 口腔内スキャナ

Cerecシステムでは、支台歯と隣接歯の解剖学的構造のイメージを3Dドットマトリクスとして記録し、転送することが可能である。Cerec 3の改良版では、支台歯の複数のイメージを組み合わせたり、一つのデジタル表面として合成したりすることも可能である[19]。

通常、この数値照合プロセスにはデータの損失が伴い、測定物や測定装置のポジションを座標(x、y、z)の中である測定点から基準点に関連のない点へ

図12 フルカバレッジ大臼歯の仮想デザイン。
図13 メタルセラミック修復のためのフレームは、仮想ワックスアップのデジタルカットバックによってなされた。

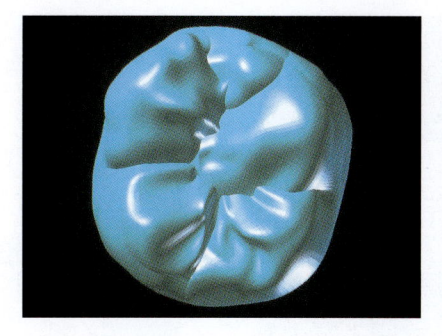

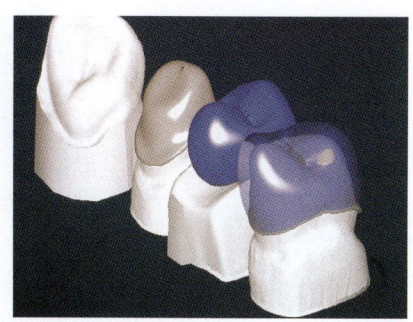

移動した場合は、広範囲の数値計算がドットマトリクスの製作に必要となる。これらの問題を克服し、Cerec 3システムは単独歯だけでなく隣接する数歯まで読み取り、1枚の画像として合成することも可能とした。

最近では、口腔内カメラを内蔵した第二世代システム（Evolution 4D）が紹介されている。

3．光学スキャナ

表面の光学読み取りは、白色光・着色光・あるいはレーザー光線投影により可能となる[20]。得られたデータは線・像・あるいは点として変換された後、ドットマトリクスを製作する。アンダーカットも含め測定物の全周を測定するために、測定物や装置を傾けたり、回転したりする必要がある。そのため、測定物は異なる線・像・あるいは点（測定値）が相互に基準点により数的に関係づけられ（すなわち、単独の測定値が相互に結合する）、正確なマトリクスが製作されるようにマウントしなければならない（図11）。

Procera[21]・Cerec[22]・およびDigiDent[20]システムのスキャナの品質は、数々の研究で評価されている。歯科用に提供されたシステムでは、主に取り扱い、計測時間、形成ラインの検出方法、および適応可能な補綴物の種類などに違いがある。スキャナの主な性能基準を以下に示す。

①適応症（歯型・窩洞・ブリッジ）
①形成ラインの認識
②アンダーカットの認識
③歯型の読み取りに必要な時間
③全歯列の読み取りに必要な時間
④寸法精度
⑤歯型や模型の取付け装置
⑥軸の数
⑦電荷結合素子（CCD）カメラの解像度
⑧送信データの形式

III．コンピュータ画像作成ソフトウェア

コンピュータ画面上で歯科修復物の設計ができるソフトウェアは、数種市販されている。モデリング（設計）は3Dソフトウェア上で行われ、設計された歯科修復物はすでにデジタル化されたドットマトリクス、例えば支台歯・上部構造・あるいは天然歯などに適合される。補綴物の咬合面形態の付与も可能である。

現在のソフトウェアプログラムは、性能、操作性の良さ（取り扱い）、適応可能な補綴物の種類など、プログラムによりかなりの相違がある。これらプログラムは、役割を伴う知識データベースに基づいたCAD技術と与えられた状況下での設計を担う規格で行われる。操作する歯科技工士は、コンピュータによる設計を管理し、修正を行う必要がある。

わずかなシステムに限り、デジタル化された対合歯との咬合関係を設計することが可能であり、現在、最新のプログラムが開発されている（ADG Weigel, Frankfult, Germany：Medical Solutions, Essen, Germany）。大部分のシステムはチェックバイトをデジタル化し、咬合関係を再現する（Pro 50、DigiDent、Cerec 3）。画面上で咬合関係を構築するもっとも簡単な方法は、ハンドメイドのワックスアップや

第3章　オールセラミックスの将来展望

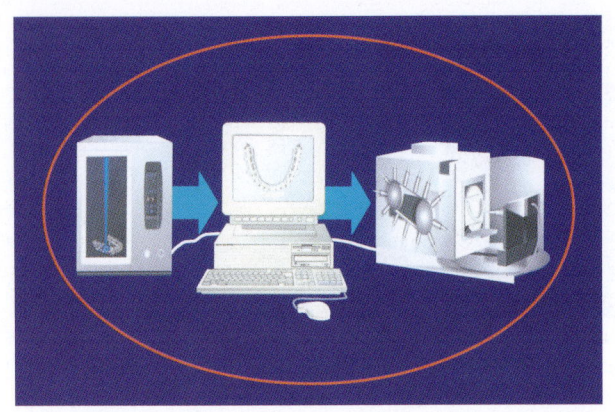

図14　閉鎖的な CAD/CAM システムでは、スキャナ・CAD ソフトウェア・CAM ハードウェアおよび材料はリンクしており、互いに調整されている。このようなシステムの部品は交換することはできない。

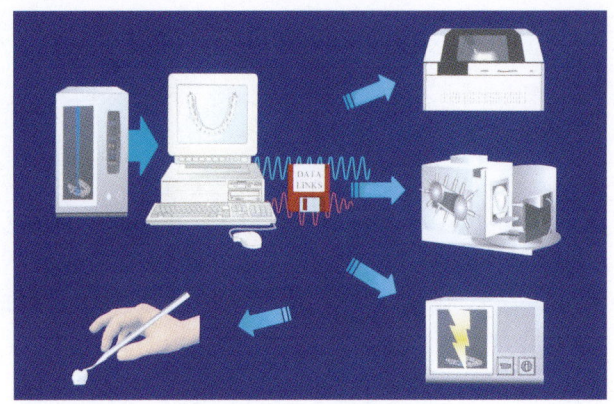

図15　開放的なコンセプトの CAD/CAM システムでは、構成パーツは自由に交換することができる。CAD/CAM の前進的情報は必須である。構成パーツ間の情報伝達は、産業的に互換性のある情報形態を使用することによって行われる。

診断用模型を読み込み（Cerec 3・etkon・Everest・Pro 50・DigiDent）、得られた画像を仮想歯型に取り組む方法である。大部分のシステムでは、咬合はデータバンクから設計された歯列を選択し仮想歯列に組み込むことにより、画面上に自由に設計される。

Precident DCS・etkon および Cynovad システムでは、ワックスアップや診断用模型を仮想歯型に重ね合わせ、画面上に視覚化することが可能である。これはフレームに十分な外装用陶材の厚みを確保するため、個々の外形を設計する際に必要である。歯科技工士はこの工程中にフレームの修正を頻繁に行わなければならない。最新システムでは、仮想グラフィックスの操作中・変更中の画面でデータのリアルタイムでの処理が可能である（図12、13）。

設計が完了すると、製作された3Dボリュームモデルは機械で読み込み可能なデータに変換され、特定のデータフォーマット（伝達手段）に保存され、製作機器（CAM）に転送される。特有の CAD システムの場合には、ユーザーはそのシステムのソフトウェアもしくはデータフォーマットを使用する必要がある。閉塞的なデータシステム、すなわち、スキャナ・CAD・CAM のような全構成物で成り立つ歯科用 CAD/CAM システムの大部分は、製造会社ごとの特定のデータフォーマットによってリンクされている。コードシステムを用いるという意味では補綴物の製作に使用される材料もこの複合体の一部である（図14）。

CAD/CAM システムのような構成物はメーカーでテストされ、最適な方法で適用されている。オーナーもしくはオペレーターは、システムの進歩には責任はなく、そのシステムのメーカーは起動のためのトレーニング・サポート・サービス・アップデート、および修復材料の選出などを提供する。さらに、ユーザーは問題が生じた場合、ホットラインを使用することもできる。長期的な、もしくは日々のこの作業効果や経費は、CAD/CAM システムにより大きく異なる。

第二に、さらに最近リリースされた CAD/CAM システムのグループでは、歯型の3Dボリュームモデルをニュートラルデータフォーマットで CAD から CAM に転送を行う。この伝達手段は工業的に互換性のあるフォーマット（例えば、Stereolithography Language：STL）であり、異なるプロダクションセンターと CAM システムでも自由に選択することが可能である（図15）。

以下の会社はオープンデータ交換で動作し、プロダクションセンターの使用が可能な CAD/CAM システムを提供する。① BEGO Medica[1-3]、② Cad.esthetics、② etkon、③ ZFN-CAM、④ Workstation（Medical Solutions, Essen, Germany）[2]。

これらのシステムは、スキャナとソフトウェアはデータ交換に互換性のあるフォーマット（STL）を

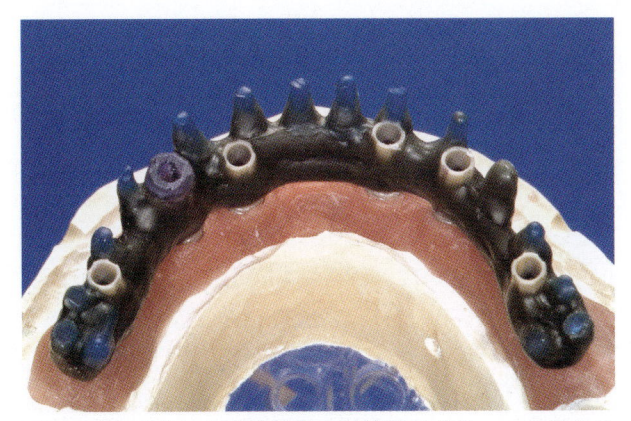

図16 インプラント支持義歯の保持用スクリューためのフレームのワックスアップは六つのBrånemark IMPLANT (Novel Biocare)に付与された。

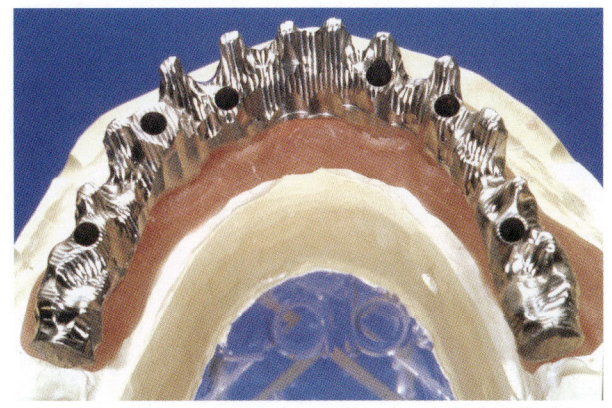

図17 プロダクションセンターでミリング後の作業模型上のチタンフレーム(Procera Implant Bridge)。

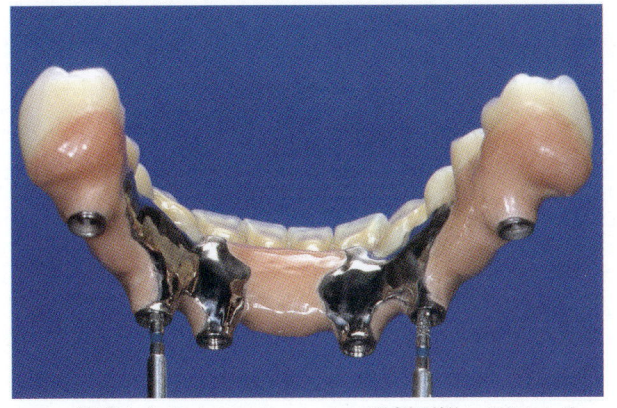

図18 築盛されたチタンフレームの舌側面観。CNCミリングユニットは、インプラントのベースとスクリューヘッドを構築する。フラットな外形にするためにフレームにおいて築盛されていない舌側部がある。

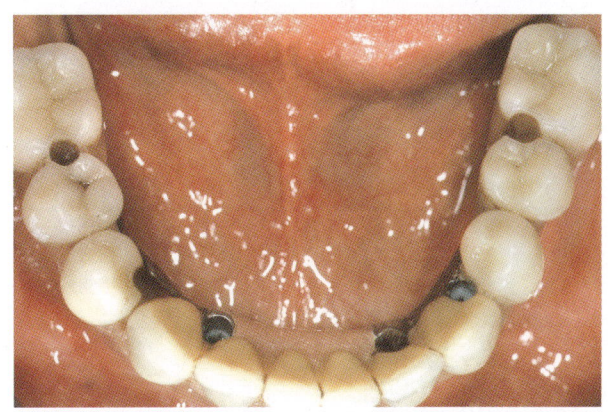

図19 レジン人工歯で外装された最終補綴物(インプラント支持全部床義歯)は、Brånemark implantの外部ヘックスへ直接連結した。スクリューのアクセスホールはコンポジットレジンで封鎖された(歯科医師：Dr P. Marquardt)。

使用し、プロダクションセンターはこの伝達手段からすべての3Dボリュームモデルを専門的に受け入れる。自身の施設からのサービス提供に加えて、etkonシステムはProceraプロダクションセンターとも提携している。同様に、BEGOシステム(Medifacturing)も加工にはSironaセンター(infiniDent, Bensheim, Germany)を使用する。

Sironaが新しい独自のスキャナ(inEos)を発表して以来、購入者はCerec inLab修復物の加工にinfiniDent centerの使用が可能となった。セラミックスのミリング後にシンタリング工程が必要ならば、同様にセンターで行うことができる。この場合、シンタリング後に手作業による調整が行われる。さらに、このシステムの顧客は貴金属および非金属合金で製作したフレームのレーザーシンタリングを行う際は、BEGOへ3Dデータを送信することも可能である。会社間のさらなる提携は計画中である。

将来、歯科技工所はデジタルワークステーションを用いたこの手段の応用が可能となる[2,24]。自由な形でのCAD/CAMシステムの構成要素の選出と合成は、この技術の熟達した専門知識をともなった場合のみ可能となる。歯科材料と利用可能な最善の機械加工の組み合わせを判断することは、非常に難しいものである。歯科用CADの主な性能基準を以下に示す。

①形成ラインの自動追跡

②画面上での形成ラインの修正

③適応症(咬合・インレー・コーピング・ブリッジ)

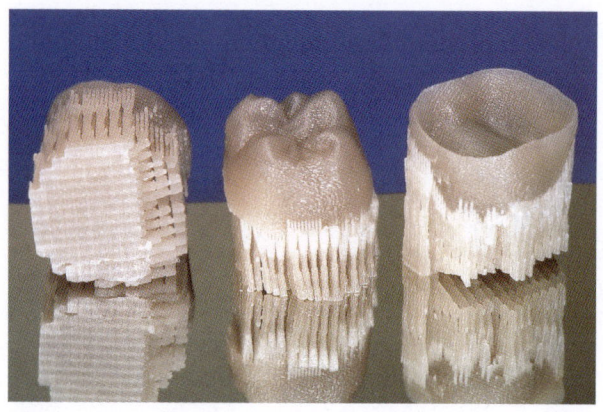

第3章 オールセラミックスの将来展望

図20　フルクラウンのワックスパタンは3Dデータデザインに基づいたワックスプロッター(Pro Wax)により製作された。クラウンの外形は、同様の位置に位置づけできるよう支持構造に構築された。

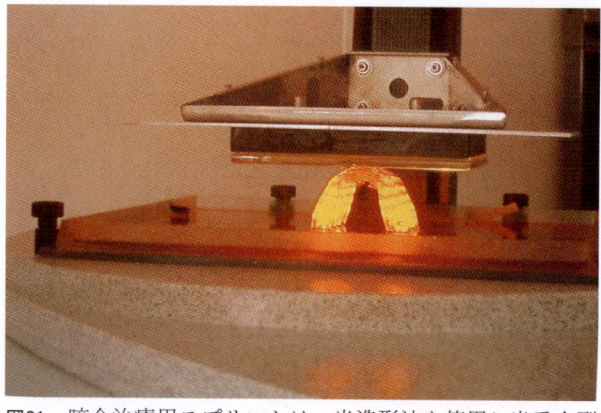

図21　咬合治療用スプリントは、光造形法を使用し光重合型レジンで構築された。

④画面での対合歯
⑤中心咬合と関節との顎関係
⑥フレーム設計のためのワックスアップの換算
⑦セメント間隙
⑧アンダーカットのブロックアウト
⑨連結部の寸法と位置
⑩ポンティックの寸法と位置
⑪フレームの(最小)厚み
⑫デジタル付属品と構成要素
⑬マージンの設計
⑭スキャナとCADソフトウェアの同時作業
⑮製図のリアルタイム作業
⑯仮想通信とデジタルサポート
⑰データ変換に使用されるフォーマット

IV. ハードウェア(CAM)

　デジタル3Dモデルの構築のための製造機器は、歯科技工所に設置するか、あるいは費用的に問題がある場合は専門のプロダクションセンター(BEGO Medical・Decim・etkon・Nobel Biocare・infiniDent Cynovad・Inocermic)を利用する。歯科補綴物もしくは機械加工したフレームのような補綴物のパーツを製作するCAMテクノロジーは、使用技術により後述する三つに分類することができる。

1．固体ブロックの減法技法

　単冠やブリッジのフレームを製作する際にもっとも広く適用されているCAMテクノロジーは、前もって工業的に製作された種々の材料の固体ブロックを材料とし削り出していく方法である[4,25]。

　システム間の大きな相違は、適応可能な材料ブロックのサイズである。五つの自由度を有する改良型CNCミリング・グリンディングマシーン[5]は、6個のインプラント体(Procera Implant Bridge)のフレームまで製作可能である。二つの独自のスキャン手順(フレームのワックスアップと作業模型の複製)の情報は、合成されてミリングマシンで調整される。模型とワックスアップのスキャニングとチタンフレームのミリングは、スウェーデンのGothenburgにあるプロダクションセンターで行われる(図16〜19)。

　Procera All Titanシステム[26](Nobel Biocare)では、単冠の製作するにあたり内面形成に放電加工・外形形成にミリングの組み合わせを適用している。咬合面形態を含むフルクラウンはミリング・グリンディングテクニックから成るいくつかのシステムにより、チタン・シリケートセラミックス・および貴金属・非金属合金から製作される。GN−1システム(GC)はクラウンの咬合面形態の加工および種々の材料の適応が可能である[27]。

2．歯型に材料を塗布する付加的技法

　以下の三つのシステムは、フレーム材料を支台歯模型上に直接塗布するものである。

　Procera AllCeramシステムは、3Dデータを基に

図22 完全焼結型酸化ジルコニウムセラミックスを研削により製作された、無調整なミリング後の単冠コーピング。この結果を得るために、ダイヤモンドの半分が2時間のマシニング工程で消費される。

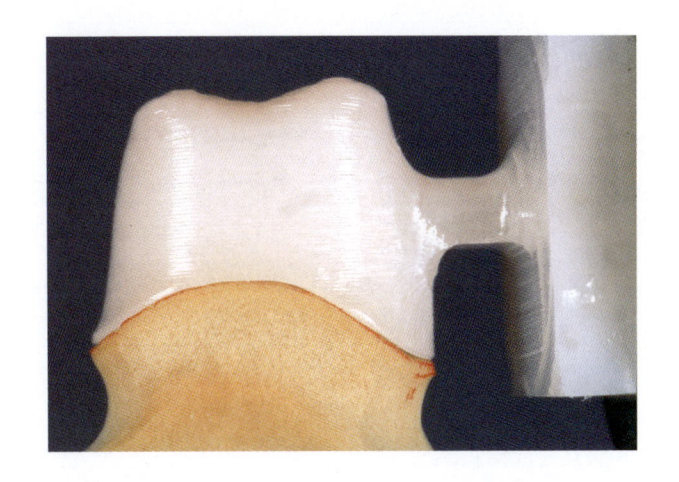

純酸化アルミニウムフレームパウダーの焼結収縮量を考慮し、大きめに製作された金属歯型上にパウダーを盛り上げる。パウダーを圧力下で緻密化した後、金属歯型から外し焼結され(1,550℃)、正しいサイズのコーピングが製作される。コーピング外形はシンタリング前に金属歯型上で、コンピュータベースのミリング作業が行われる[28]。

このグループの二つめのシステム EPC 2019 (Wol-Ceram System, Wol-Dent)[29] は、マスター模型の歯型上に直接酸化セラミックパウダー(In-Ceram Alumina および Zirconia・Vita Zahnfabrik)でフレームを製作する。単冠およびブリッジのフレームは、セラミック材料(スラリーステージ)と電気泳動析出法により2～3分で歯型上に製作される。オーバーマージンとなる余剰なセラミックスは術者が調整を行い、補綴物の豊隆は CAM 過程で形作られる。その後、模型からコーピングを取り除き、ガラス浸透(1,140℃)が行われる。

固体直接型製作法は、プロダクションセンター(ce. Novation)で純アルミナおよび酸化ジルコニウムセラミックスのクラウンおよびブリッジのフレームを製作する。調剤されたスーパーファインナノセラミックパウダーは、直径100nmをはるかに下回る粒子から構成される。この技術により、フレームは高強度と信頼できるシンタリング収縮を実現する[36]。

このグループのすべての製作技術はごく最近になってから歯科業界に実用化され、さらなる発展が必要とされている。その可能性は未知のものである。

3．Solid free 型製作法

工業技術の Solid free 型製作法の活用により、高速プロトタイピング(RP)の分野において補綴物は、シングルパーツや最大100個までの小シリーズを製作する3Dデータを基に製作されるようになった[30,31]。歯科用にこの技術が応用された最初のシステムは、"インクジェット"の原理と同様の方法で作動するワックスプロッタ法であった。機器は、合金やチタンでの鋳造用のフレームおよびワックスフルクラウンを構築する(Solid free 型)。Wax Pro システム(Cynovad)では、3Dデータを転送するプロダクションセンターでサービスとして提供している[2,32]。コンピュータ工程を管理している技工所に直接インストールすることも可能である(図20)。従来のワックスアップ法の代わりに RP システムを用いたデジタル法で物理的模型を製作する能力は、義耳の製作にも応用されている[33]。

このグループの第二の技術である光造形法[31]は、鋳造法のパターンをも提供する。しかしながら、これらのパターンはアクリリックで製作されている。機器(Perfactory, DeltaMed)により、オクルーザルスプリントも生体親和性アクリリックで製作可能である[34](図21)。最近、この技術は歯科用インプラントの植立位置のガイド用のサージカルテンプレート(カスタムドリルガイド)の製作で紹介された。ソフトウェア(SurgiGuide・Materialise・Leuven・Belgium)は、歯槽骨および口腔内に装着された義歯やブリッジのコンピュータ断層画像を基にし、骨に埋入される位置を考慮したテンプレート(例えばエックス線撮

第3章　オールセラミックスの将来展望

影テンプレート)の3Dイメージを設計する[6]。この概念により、Nobel Biocareはブリッジや総義歯を用いたインプラントのイミディエートローディングのコンセプトを発展させた。この"teeth-on-4"のコンセプトでは、インプラントの植立位置は、上部構造体製作用の作業模型上および歯槽骨での最終的な位置上で製作されたテンプレートを用いて計画される。その結果、インプラントの埋入前にブリッジや総義歯を製作することや、最終補綴物がインプラント植立と同時に装着可能となる[35]。

選択的レーザーシンタリング(SLS)法は、チタン・高・非金属合金を用いたパウダーベッドの中で最終補綴材料のためのSolid free formのパーツを確立した。この技術では、熱可溶性の粉末材料は続けて何層にも築盛され、レーザーで選択的にシンタリングされる[23,30,31]。パウダー土台はシンタリング後に減少し、新しいパウダー層が土台に均一に広げられ、再びレーザーでシンタリングされる。システムは技工所で設計され(CAD)、センター(Medifacturing)で加工されたシングルユニットやブリッジのコーピングを提供する。

固体ブロックからミリング・グラインディングで減じていく製造法と、模型上に塗布していく付加的製作法とに関して、歯型との適合性の比較を行った結果、歯科技工士による最終調整後には両方の技術ともに良好な結果をもたらした[37]。今のところ、Solid free form製作技術に関するデータは報告されていない。ダイヤモンドによる焼結酸化ジルコニウムの機械加工はもっとも難しい作業である。機械加工時間、ダイヤモンドの耐久性・精度・および総費用の間でもっとも妥当な方法は、おのおののシステムで考えなければならない。正確な適合性を得るためにおのおののシステムおよび材料における手作業による最終調整に要する時間は、今のところ客観的に評価されていない。Besimoら[38]はDC-Zirkon材料(Precident DCSシステム)の精密修正に要する時間は鋳造金属修復に要する時間と同等であると報告した(図22)。CAMシステムの主な性能基準を以下に示す。

①財政投資(技工所 vs ステーション)
②適応(咬合・インレー・コーピング・ブリッジ)
③材料の種類・臨床経験・費用・および有用性
④道具類の費用
⑤軸の数
⑥材料(ブリッジ)のサイズ
⑦機械加工後のマージン部および内面の適合精度
⑧各材料における加工時間／個
⑨ユニットの数次第の長時間のミリング
⑩各材料で使用できるバーの最小サイズ
⑪手作業による最終調整に必要な時間
⑫機械のツールの数
⑬配置場所の必要条件
⑭CAMを操作するのに使用されているフォーマット
⑮各歯科補綴物での機械の設定に要する時間

V. 考察

CAD/CAM技術の大きな利点として、ブリッジのフレームに高強度セラミックスが利用できることが挙げられる。フレーム材料としての高強度酸化ジルコニウムセラミックスの使用は、ロングスパン構造も含めブリッジのすべての寸法が製作可能である。従来の合着方法も可能であるとされ、この材料の組み合わせはメタルセラミック修復の代用となりえる。そして、セメンテーションに接着という概念を使いたくない、もしくは使えないという臨床家にとって、使い勝手の良いオールセラミック修復を提供する[18]。

これら新しい材料の臨床的価値は、特にロングスパンのブリッジにおいて、まだ完全なものではないため、さらなる臨床経過例が必要である。特定のシステムの加工費用・所要機械加工時間および技工時間の評価は必要である。つまり、全ユーザーが材料費用も含め製造鎖の評価をしなければならない。

より大きな症例の場合、ワックスアップの作業の代わりにCADデザインを使うことにより時間の短縮が図れる。いくつかのシステムは比較的短期間、低コストで良好な適合をもつフレームを提供する。主に、オールセラミック修復物を製作するシステムにおける機能と生産の増加は従来のメタルセラミック修復の応用範囲の減少につながりうることが明らかとされている。さらに、再製作および再加工にか

かかる費用を考慮する必要がある。場合によっては、再製作が必要な症例には最初の補綴物に使用された材料は使うべきではない。プロダクションセンターでの再製作物は追加費用もかかる可能性がある。

歯科技術でのCAD/CAMの将来性はワークステーションを用いたオープンデータ変換という新しい概念にある[24]。日常でこれらの概念を適応するために必要な専門的な知識と設備は、平均的な技工所では現在利用可能なものではなく、習得あるいは購入する必要がある。歯科技工所における、ワークステーションの長所は柔軟性・主体性およびさまざまな新しい技術の導入の可能性を増加する。ワークステーション概念の使用は、局部床義歯(RPD)のような適応にも興味深いものとなるであろう。Williamら[39]は、補綴的咬合平面の上下の範囲を映像化することが可能なスキャニングとソフトウェアを発表した。さらに、アンダーカットのブロックアウトや局部床義歯のフレームのためのリリーフ部位が必要な部位を示すことが可能であった。

CADで設計された3Dモデルの加工のために、Femtosecond laserのような新しい技術は、シンタリングされた酸化ジルコニウムのような歯科材料のレーザーカットのために導入された。プロッタシステムによりフレーム上にトランスルーセント外装用陶材を築盛した後、陶材を焼結するためのレーザー技術の使用に対する研究もされている。この概念はセラミック外装複合体が築盛後にレーザーにより焼結される、いわゆるダイレクトシェルプロダクションキャスティングの業界で用いられている。これらは、歯科技工の領域での主な問題は新技術の応用のみならず、経済的および現実的な方法という点で使用することであるということを示す二つの例である。

結論

(CAD-)/CAMのパフォーマンスの質はシステムによりかなり異なる。システムが長い間発売直前の状態にとどまっている場合、これは技術的なプロジェクトに携わる複雑さ、困難さを物語っている。

各システムは他のシステムと比較してそれぞれ利点と強みを有している。システムのパフォーマンス基準は他のシステムとの比較において評価されなければならない。個人の歯科技工所は自分の要求に合った適応症・材料・品質および経済性をもつコンセプトおよび(CAD-)/CAMシステムを見いださなければならない。

将来的には、プロダクションセンターがさらに登場してくる可能性がある。この方法で製作された補綴物の価格は下がり続ける。一般的な歯科技工所は(CAD-)/CAM技術での競争でなく企業センターの競争になる。

*本論文はQDT Chicago 2005に掲載された。

参考文献

1. Giordano R. CAD/CAM: An overview of machines and materials. J Dent Technol 2003；20：20-30.
2. Witkowski S, Bannuscher R. 3D-workstation for designing dental restorations. Presented at the 51st Annual Meeting of the American Academy of Fixed Prosthodontics, Chicago, 21-23 Feb 2002.
3. Tinschert J, Natt G, Hassenpflug S, Spiekermann H. Status of current CAD/CAM technology in dental medicine. Int J Comput Dent 2004；7：25-45.
4. Witkowski S. (CAD-)/CAM in der Zahntechnik: Buyer's Guide 2003. Zahntech Mag 2002；6：696-709.
5. Jemt T, Bäck T, Petersson A. Precision of CNC-milled titanium frameworks for implant treatment in the edentulous jaw. Int J Prosthodont 1999；12：209-215.
6. Sarment DP, Sukovic P, Clinthorne N. Accuracy of implant placement with a stereolithographic surgical guide. Int J Maxillofac Implants 2003；18：571-577.
7. Glauser R, Sailer I, Wohlwend A, Studer S, Schibli M, Schärer P. Experimental zirconia abutments for implant-supported single-tooth restorations in esthetically demanding regions: 4-year results of a prospective clinical study. Int J Prosthodont 2004；17：285-290.
8. Meyenberg KH, Lüthy H, Schärer P. Zirconia posts: A new all-ceramic concept for non-vital abutment teeth. J Esthet Dent 1995；7：73-80.
9. Sailer I, Lüthy H, Feher M, Schumacher M, Schärer P, Hämmerle CHF. 3-year clinical results of zirconia posterior fixed partial dentures made by direct ceramic machining(DCM)[abstract 74]. J Dent Res 2003；82：21.
10. Filser F, Kocher P, Lüthy H, Schärer P, Gauckler L. All-ceramic dental bridges by direct ceramic machining(DCM). In: Sedel L, Rey C(eds). Bioceramics, vol 10. Oxford: Pergamon Press/Elsevier Science, 1997：433-436.
11. Erdelt K, Beuer F, Schweiger J, Eichberger M, Gernet W. Die Biegefestigkeit von weißkörpergefrästem Zirkoniumdioxid. Quintessenz Zahntech 2004；30：942-956.
12. Tinschert J, Zwez D, Marx R, Anusavice KJ. Structural reliability of alumina-, feldspar-, leucite-, mica- and zirconia-based ceramics. J Dent 2000；28：529-535.
13. Tinschert J, Natt G, Mautsch W, Augthun M, Spiekermann H. Fracture resistance of lithium disilicate-, alumina-, and zirconia-based three-unit fixed partial dentures: A laboratory study. Int J Prosthodont 2001；14：231-238.

第3章 オールセラミックスの将来展望

14. Tinschert J, Natt G, Mautsch W, Spiekermann H, Anusavice KJ. Marginal fit of alumina-and zirconia-based fixed partial dentures produced by a CAD/CAM system. Oper Dent 2001；26：367-374.
15. Al-Dohan HM, Yaman P, Dennison JB, Razzoog ME, Lang BR. Shear strength of core-veneer interface in bi-layered ceramics. J Prosthet Dent 2004；91：349-355.
16. Wegner SM, Kern M. Long-term resin bond strength to zirconia ceramic. J Adhes Dent 2000；2：139-147.
17. Attia A, Kern M, Khamis A. Fracture strength of all-ceramic crowns luted with two bonding procedures [abstract 999]. J Dent Res 2001；80：651.
18. McLaren EA, Terry DA. CAD/CAM systems, materials, and clinical guidelines for all-ceramic crowns and fixed partial dentures. Compend Contin Educ Dent 2002；23：637-646.
19. Mörmann HW, Bindl A. All-ceramic, chair-side computer-aided design/computer-aided machining restorations. Dent Clin North Am 2002；46：405-426.
20. Luthardt R, Sandkuhl O, Herold V, Walter M-H. Accuracy of mechanical digitizing with a CAD/CAM system for fixed restorations. Int J Prosthodont 2001；14：146-151.
21. Persson M, Andersson M, Bergman B. The accuracy of a high-precision digitizer for CAD/CAM of crowns. J Prosthet Dent 1995；74：223-229.
22. Pfeiffer J. Dental CAD/CAM technologies: The optical impression (II). Int J Comput Dent 1999；2：65-72.
23. Strietzel R. FutureDent — Preisgünstiger Zahnersatz mit Hilfe eines CAD/CAM-Systems. Quintessenz Zahntech 2001；27：970-978.
24. Witkowski S. Computer Integrated Manufacturing (CIM) als Konzept für das zahntechnische Labor. Quintessenz Zahntech 2002；28：374-386.
25. Andersson M, Bergman B, Bessing C, Ericson G, Lundquist P, Nilson H. Clinical results with titanium crowns fabricated with machine duplication and spark erosion. Acta Odontol Scand 1989；47：279-286.
26. Andersson B, Ödman P, Lindvall AM, Brånemark P-I. Five-year prospective study of prosthodontic and surgical single-tooth implant treatment in general practices and at a specialist clinic. Int J Prosthodont 1998；11：351-355.
27. Hikita K, Uchiyama Y, Iiyama K, Duret F. Function and clinical application of dental CAD/CAM "GN-1." Int J Comput Dent 2002；5：11-23.
28. Andersson M, Odén A. A new all-ceramic crown. Acta Odontol Scand 1993；51：59-64.
29. Wolz S. Das Wol-Ceram-EPC-CAM-System. Teil 2. Dent Labor 2002；49：1637-1641.
30. Wohler T. Wohlers report 2004. Rapid prototyping and tooling: State of the art of the industry. Fort Collins, CO：Wohlers Associates, 2003.
31. Gebhardt A. Rapid Prototyping. München: Hanser Verlag, 2000.
32. Witkowski S. Das Pro 50 CAD/CAM-System mit Produktionszentren für Fräs-, Schleif- und Gusstechnik. Quintessenz Zahntech 2002；28：958-971.
33. Sykes LM, Parrott AM, Owen CP, Snaddon DR. Applications of rapid prototyping technology in maxillofacial prosthetics. Int J Prosthodont 2004；17：454-459.
34. Witkowski S, Lange R. Stereolithographie als generatives Verfahren in der Zahntechnik. Schweiz Monatsschr Zahnmed 2003；113：869-878.
35. van Steenberghe D, Naert I, Andersson M, Brajnovic I, van Cleynenbreugel J, Suetens P. A custom template and definitive prosthesis allowing immediate implant loading in the maxilla: A clinical report. Int J Maxillofac Implants 2002；17：663-670.
36. Brick EM, Rudolph H, Luthardt RG, Johannes M, Sandkuhl O. Einsatz von Nanokeramik für Kronengerüste. ZWR 2003；112：93-96.
37. Apholt W, Bindl A, Mörmann WH. Marginal and internal fit of CAD/CAM ceramic molar crown copings [abstract 994]. J Dent Res 2001；80：651.
38. Besimo CE, Spielmann HP, Rohner HP. Computer-assisted generation of all-ceramic crowns and fixed partial dentures. Int J Comput Dent 2001；4：243-262.
39. Williams R, Bibb, R, Eggbeer D. CAD/CAM in the fabrication of removable partial denture frameworks. Quintessence Dent Technol 2004；2：268-276.

QDT 別冊
Quintessence of Dental Technology
EXTRA ISSUE

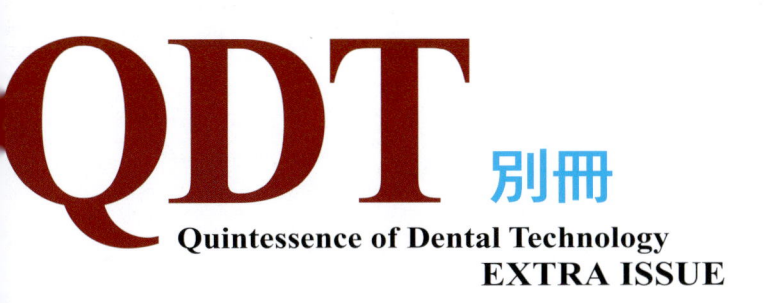

インプラント上部構造の現在 PART 4
—クラウン・ブリッジタイプを中心に—

編集委員：小濱忠一、重村　宏、萩原芳幸、山口芳正

CONTENTS

第一部　総論　インプラント上部構造を成功に導くためのガイドライン
インプラント修復を成功に導くための診断用ワックスアップとテンプレートの重要性
アバットメントと上部構造の現状
インプラント上部構造模型法でのアバットメントの処理　―直接法か間接法か―

第二部　症例に応じた上部構造製作
歯槽粘膜の薄い下顎臼歯部欠損への審美的対応
Straumann（ITI）インプラントを使用した上部構造製作
前歯部に適したインプラントと上部構造のありかた
包括的歯科臨床とインプラントの位置づけ　―診査・診断を重視した上部構造製作―
審美領域におけるインプラント治療の応用
前歯部3歯欠損におけるインプラントのポジショニングと上部構造への配慮
リカバリーに成功した前歯単独欠損症例
Straumannインプラントの基本と審美症例
インプラント周囲の軟組織誘導形成
インプラント修復によるコンプレックスケースのマネージメント

2005年現在、高度なインプラント治療の達成基準には、通常のクラウン・ブリッジ補綴のような審美性が求められることもあり、歯周組織との調和への挑戦が始まっている。そこで本別冊では、「サージカルテンプレートの使用法」、「アバットメントの選択」をテーマに、著名補綴臨床家および歯科技工士により「クラウン・ブリッジタイプ」のインプラント補綴とその上部構造をメインに据え、解説している。

●サイズ：A4判　●156ページ　●定価：4,410円（本体4,200円・税5%）

クインテッセンス出版株式会社
〒113-0033　東京都文京区本郷3丁目2番6号　クイントハウスビル

Quintessence of Dental Technology　別冊／2005
システム別にみる CAD/CAM・オールセラミック修復

2005年10月10日　第1版第1刷発行

監　　修	山﨑　長郎
発 行 人	佐々木　一高
発 行 所	クインテッセンス出版株式会社
	東京都文京区本郷3丁目2番6号　〒113‑0033
	クイントハウスビル　電話(03)5842‑2270(代表)
	(03)5842‑2272(営業部)
	(03)5842‑2277(QDT編集部)
	web page address　　http://www.quint-j.co.jp/
印刷・製本	サン美術印刷株式会社

©2005　クインテッセンス出版株式会社　　　　禁無断転載・複写
Printed in Japan　　　　　　　　　　　　落丁本・乱丁本はお取り替えします
　　　　　　　　　　　　　　　　　　　　ISBN4‑87417‑873‑1　C3047

定価は表紙に表示してあります